臨床疫学

EBM実践のための必須知識
第3版

訳 福井次矢
聖路加国際大学 学長
京都大学 名誉教授

Clinical Epidemiology
The Essentials

Fifth Edition

Robert H. Fletcher, MD, MSc
Professor Emeritus
Department of Population Medicine
Harvard Medical School
Boston, Massachusetts

Adjunct Professor
Departments of Epidemiology and Social Medicine
The University of North Carolina at Chapel Hill
Chapel Hill, North Carolina

Suzanne W. Fletcher, MD, MSc
Professor Emerita
Department of Population Medicine
Harvard Medical School
Boston, Massachusetts

Adjunct Professor
Departments of Epidemiology and Social Medicine
The University of North Carolina at Chapel Hill
Chapel Hill, North Carolina

Grant S. Fletcher, MD, MPH
Assistant Professor of Medicine
The University of Washington School of Medicine
Seattle, Washington

メディカル・サイエンス・インターナショナル

Authorized translation of the original English edition,
"Clinical Epidemiology: The Essentials", Fifth Edition
by Robert H. Fletcher, Suzanne W. Fletcher, Grant S. Fletcher

Copyright © 2014 by Wolters Kluwer
All rights reserved.

This translation is published by arrangement with Wolters Kluwer, Two Commerce Square,
2001 Market Street, Philadelphia, PA 19103 U.S.A.
Wolters Kluwer did not participate in the translation of this title.

© Third Japanese Edition 2016 by Medical Sciences International, Ltd., Tokyo

Printed and Bound in Japan

訳者序文

　本書はFletcher博士夫妻とその息子さんによる『Clinical Epidemiology : The Essentials』第5版の翻訳書である．本書は，現在までに出版されている臨床疫学Clinical Epidemiologyの教科書としては最も優れたものであり，おそらく医学生，医師にとって必読の書といってもよいであろう．
　臨床疫学は，いまや医療の実践にあたり根幹を成す考え方・手順であるEvidence-based Medicine(EBM)の学問的基盤であり，本書では「EBMとは，臨床疫学の患者ケアへの応用を意味する」と紹介されている．
　EBMとは「入手可能で最良な研究結果（＝質の高いエビデンス）を知った上で，理に適った医療を行うための一連の行動指針」である．その手順は，
1. 臨床上の疑問点の定式化
2. 疑問点を解決するのに役立つと思われる文献の効率的な検索
3. 得られた文献の信頼性評価
4. 研究結果の患者への適用性判断

という4つのステップからなる．EBMという言葉が医学雑誌に初めて登場したのは1991年であり，カナダのマクマスター大学内科・臨床疫学部門のGordon H. Guyatt教授が，ACP Journal Clubという内科医のための生涯学習雑誌に書いた，たった1ページの論文のタイトルとして用いられた（たまたまその数年後，私がマクマスター大学を訪れた際，Guyatt教授がその論文のコピーを誇らしげに取り出し，私に手渡されたものである）．翌1992年以降，世界中の多くの学術雑誌でEBMが取り上げられ，わが国でも，1990年代後半までには，多くの医師がEBMの重要性を認識するところとなった．そして，わが国の医療にEBMを定着させた決定的な医療政策が，1999年以降の厚生労働省による研究費助成を受けた学会主導の『エビデンスに基づいた診療ガイドライン』作成であったと思われる．

　そもそも臨床疫学とは，Society of Clinical Investigationの会長であったJohn Paulが，1938年の会長講演で初めて用いた言葉で，「人間の病気が起こりやすい状況について研究する科学」という意味で用いられた．その後，医学は化学や物理学に基盤をおく分子生物学の方向に驚異的な発展を遂げたが，その一方で，1968年には，エール大学のAlvan R. Feinsteinが「患者集団での診断，予後，治療などに関するデータを定量的に解析して，適切な臨床判断を可能とする学問」としての臨床疫学を確立するに至った．
　1970年代には，マクマスター大学のDavid L. SackettやRobert H. Fletcher, Suzanne W. Fletcherらが，臨床疫学をプライマリ・ケアの一部門としての一般内科学において主要な研究分野・手法と位置づけるうえで貢献した．彼らは，臨床疫学を「疫学的手法を応用して，医師の診療行為や検査・治療法などの有効性と効率性を評価する学問」と定義し，公衆衛生学の集団基盤的方法と臨床医学の個々の患者の特性に基づく予防医学とを融合し，個人についての研究が患者集団の研究と関連づけられることになった．
　1980年代には，臨床疫学の優れた教科書が何冊も著されたが，その中でも，1982年に初版が出た本書が簡潔明瞭な記述に特に優れ，臨床疫学の最もスタンダードな教科書として北米では高く評価され，多くの医学生が読むところとなった．1987年に，私がノースカロライナ大学のFletcher夫妻を訪ねた折りに，学生のための臨床疫学のシラバスを頂いた．それを私に手渡す時に，「臨床疫学のコースは，その大部分を臨床医が教えるべきである．そうしなければ，臨床医には不必要な学問だとのメッセージを伝えることになる」と言われたことが忘れられない．その後，Fletcher夫妻はハーバード大学に移られ，医学生とレジデント，フェローに臨床疫学を教え，最近では，かなりの時間をノースカロライナで悠々自適に過ごされて

いるとのことである。

　本書の原著(第5版)は2013年に発刊され，2色刷から4色刷りになった．多くの章で加筆・改変が行われ，第4版で2章分が割かれていた『リスク』はさらに大幅に加筆され，第5版では第4章，第5章，第6章の3章が当てられた．第4版の第12章『システマティック・レビュー』は発展的に解消され，第5版では，第13章『エビデンスの要約』と改変された．また，各章で挙げられた事例の多くが新たなものに差し替えられた．ますます，スタンダードな臨床疫学の教科書として，内容が精緻かつ読みやすいものになったという印象である．

　この日本語版第3版は，旧版を翻訳くださった吉原幸治郎，鐘ヶ江寿美子，山本和利，内山伸，小野宏，堀之内秀仁，髙橋理の諸先生方の文章を下敷きに翻訳を進めた．諸先生方には，心から感謝申し上げる．当初より，本書を出版する意義をご理解いただいている(株)メディカル・サイエンス・インターナショナルの若松博社長以下，編集スタッフの皆様のご尽力により，ここに本書を上梓できる運びとなった．最終的な翻訳の責任は私にあり，読者の方々が不明な点や誤りに気づかれたなら，ご指摘いただければ幸甚である．

2016年5月

福井次矢

原著序文

　本書は，臨床決断に必要な情報について深く理解したいと思っている臨床家—医師，看護師，医師助手，心理士，獣医師，患者のケアに関わるその他の者—のために書かれている。疫学や公衆衛生学分野の学生にとっても，多くの優れた疫学の教科書の副読本として本書が役立つことと思う。

　現代の医師が身につけている能力を最大限発揮するためには，臨床疫学の基本を理解することが不可欠であるが，それにはいくつもの理由がある。

　第一に，臨床家は日々，患者をケアするうえで，数えきれないほど多くの決断を下していて，そのうちのかなりのものは危険を伴う。入手可能な最良の根拠(the best available evidence)に基づいてそのような決断を下すことが臨床家の責務ではあるが，根拠は膨大で常に変化しつつあり，困難な職務である。最大限単純化して，根拠に基づいたガイドラインやレビュー記事，教科書などに記載されている入念に作成された推奨に則るケアを提供すれば職務を果たすことはできるが，最良の患者ケアとはそれをはるかに超えたものである。そうでなければ，技師がプロトコルに則って行うだけで十分であろう。根拠は互いに矛盾し，"どっちつかず"の決断に至ることもある。根拠に説得力がないこともあるが，決断は下さなくてはならない。推奨は，患者集団中の平均的な者には当てはまるが，眼前の患者には具体的な病気や行動，意向に配慮して微調整しなくてはならない。専門家に相談しても意見が一致せず，直接患者に責任を持つ臨床家が板挟みになることもある。特別な利害関係—収入や名声に影響が出る営利企業や臨床家による助言—が，根拠のまとめ方に影響を与えることがある。このような理由から，臨床家は医療の専門職に求められる責任を果たすため，根拠を自分自身で評価，検討できなくてはならない。

　第二に，臨床疫学は，今や世界中で，患者ケアの有効性を高めるための学問の中心を占めている。研究者としてのキャリアを選択した臨床家は，研究方法に関する正規の卒後訓練を疫学部門で受けることが多い。臨床研究の助成金の付与は，主として，本書に記載された原理に則って決定される。医学雑誌のピアレビュー，研究報告を掲載するかどうかの決定や，掲載するに相応しい内容とするために必要な訂正を判断する審査委員会で用いられる言語が，臨床疫学である。各施設で行われている"ジャーナルクラブ"では，現在，複数の雑誌の内容を調べるというよりも，重要論文の内容を慎重に評価することに重点が置かれている。米国国立医学図書館では，MEDLINEの検索用語にrandomized controlled trialやmeta-analysisなどの研究方法を採用している。つまり，臨床医学と疫学は共同戦線を張りつつある。"不和を癒す(Healing the schism)"とは，Kerr Whiteの言である。

　第三に，患者のケアは面白くなくてはならない。単に他人の言うことに従うだけで，その背後に何があるかを知らないのでは，面白くない。膨大な医学文献の渉猟は，数種類の医学雑誌を調べる場合でさえ，どの論文が科学的に優れていて臨床と関連があるのか，あるいはそうでないのかを直ちに見分ける方法を知らければ，消耗するだけである。正しい決断かどうか，その理由を知らずに，危険を伴う決断を下すことには気力が萎える。臨床家が専門職の楽しさを享受するためには，根拠について自分自身で考える能力に自信が伴っていなければならず，そのことは，当該の根拠について検索や分野・質ごとの分類を，すでに他の者が行っている場合にも当てはまる。自分の専門領域かどうか(専門領域以外のあらゆる事柄について，所詮我々は誰もが非専門家なのだから)に拘らず，臨床上の根拠に関する討論に自信を持って参加できるのは楽しいことである。

　本書では概念を説明する場合に，医療が，実際の患者での実践的決断に深く根ざしていることから，仮想の事例ではなく実際の患者ケアや臨床研

究からの事例を用いた。重要な臨床上の疑問や研究が急速に展開しているため，その変化を反映して，事例を最新のものに差し替え，その一方で，患者ケアの時代を超えた側面や古典的研究については引き続き同じ事例を用いた。

　臨床疫学が医学界で確固とした地位を占めるにつれて，読者は入門書レベルを超えた内容を期待するようになった。その結果，今版には新たなトピックを加えた。例えば，比較有効性，実用臨床試験，非劣性試験，患者レベルメタ分析，根拠に基づいた推奨の強さ(grading)に関する最新の考え方などである。また，リスク，交絡，効果修飾について，より詳細に述べた。

　コンピュータの強力な支援のもと，現今の研究デザインと分析によって，臨床上の疑問について，数年前には想像さえできなかった高いレベルの妥当性と普遍性を有する答えを出すことが可能となった。しかしながら，これは複雑性という代償を伴い，実際のデータや意味から読者を遠ざけるものである。高度に専門分化した研究科学者が，特定の専門用語の異なる意味について討論したり，我々がいかに内容に踏み込もうとしてもブラックボックスのように理解が難しい新たな研究デザインや統計分析法を採用するよう助言したりする場面で，臨床家の多くは当惑することがある。そのような状況下で，臨床研究の基本にスタンスを置くことが，とりわけ重要である。おそらく読者の皆さんは，この分野について，入門的な教科書から得られる内容以上のものをさらに学びたいと思われるであろうと考え，まさにそのことを試みた。

　臨床疫学は，今や，根拠に基づく医療というより大きな動きの中心を占めていると見なされている。これは，臨床研究結果の妥当性や普遍性の判断に加えて，研究によって答えることのできる疑問を挙げること，入手できる根拠を検索すること，見出した根拠を患者ケアに最大限活用することなどの重要性が認識されたためである。我々は以前から変わることなくこれらの重要性を認識しており，今版では，これまで以上にこの点を強調した。

　読者の皆さんが本書を読み進む中で，我々が本書の執筆時に感じたような喜びと学びを経験されるよう期待する。

Robert H. Fletcher
Suzanne W. Fletcher
Grant S. Fletcher

謝　辞

　我々は幸運なことに，臨床疫学の創始者たちから臨床疫学を学んだ．Kerr White は，Bob と Suzanne がジョンズ-ホプキンス大学の大学院生だった当時のメンターであり，彼から，"害とコストとの関係における医学的介入の益"が重要なことを学んだ．Alvan Feinstein は，若手の臨床医であり研究者であった頃に，"臨床研究の構造"と臨床実践の偉大さについて教授してくれた．Archie Cochrane は，Grant がまだ幼かった頃モントリオールの我が家に泊まって，"効果と効率"の重要性に目を開かせてくれた．David Sackett は，臨床疫学とは"臨床医学の基礎科学"であると主張し，世の人々の理解を促した．他の多くの人々が彼らに続いた．我々は以下の人々に特別の謝意を表する．ともに仕事をした ACP Journal Club の初代編集者 Brian Haynes，Cochrane Collaboration を興した Ian Chalmers，Rocky Mountain Evidence-Based Healthcare Workshop のリーダー Andy Oxman，International Clinical Epidemiology Network（INCLEN）創設時のリーダーの 1 人である Peter Tugwell，ノースカロライナ大学で臨床医学と公衆衛生との仲立ちのためにともに働いた，長年の同僚である Russ Harris．このような優秀な人々とその同僚が，臨床医学に革命をもたらし，臨床医学における根拠を新たなレベルに引き上げる，わくわくするような知的環境を作った．

　すべての師からと同様に，我々はまた，臨床観察と研究の妥当性を自ら判断できるようになりたいと欲する学生から，そしてあらゆる年代のあらゆる専門分野の臨床医から，多くのことを学んだ．Bob と Suzanne は，本書の必要性を最初に教えてくれたマギル大学の医学生たち，ノースカロライナ大学とハーバード大学の医学生たち，Robert Wood Johnson Clinical Scholars プログラム，INCLEN，Harvard General medicine Fellowship のフェローたち，また総合ヘルスシステムの研究施設共同企業体である Cancer Research Network の CRN 奨学生たち，Rocky Mountain Evidence-Based Healthcare Workshop への参加者たちに感謝している．彼らは皆，かつての我々の学生であり，現在の同僚で，多くの者が教壇に立ち，我々とともに研究を行っている．Grant はこれら多くの人々に会い，現在ではハーバービュー病院とワシントン大学で患者ケアについて医学生やレジデントに教えながら，彼らから学んでいる．

　Journal of General Internal Medicine と Annals of Internal Medicine の編集者をしている間，Bob と Suzanne は同僚の編集者や World Association of Medical Editors（WAME）のメンバーから，読者が論文が発するメッセージを容易に理解できるよう，研究論文を完璧で明瞭に，バランスよく作成する方法を学んだ．臨床医と患者のための電子情報源である UpToDate の同僚とともに，現場で入手可能な最良の根拠を更新し，患者ケアを行いながら簡単にアクセスできる臨床上の疑問を作成し，そしてその根拠を学者や研究者だけでなく臨床専従の医師にとっても理解可能とする方法を開発してきた．

　Ed Wagner は，本書執筆の最初の段階での同僚である．彼とともに，ノースカロライナ大学医学部における臨床疫学コースを開発し，そのための本書初版を共同執筆した．後日このコースは，Grant が自宅では学び得なかった臨床疫学の入門部分を埋める，この分野への第一歩となった．Ed は第 3 版まで共著者となってくれたが，その後，シアトルにある Group Health Research Institute やその他の組織の責任ある立場へと異動した．幸運なことに，Grant が執筆陣に加わり，現行の診療，特に重症患者のケアへの臨床疫学の応用について専門家として貢献している．

　我々のワープロ原稿と手書きの図を魅力的で現代的な教科書に高めてくれた，Lippincott Williams & Wilkins の皆さんに謝意を表する．本書の

準備の間，専門的かつ個人的な配慮をしてくれたCatherine Noonanは，一貫して我々を導いてくれた。Jonathan Dimesはイラストの準備に，我々と緊密に共働してくれた。本プロジェクトの原稿整理の段階で，Jeri Litteralが協力してくれた。

世界中の読者から励ましのコメントや実際的な提案をいただいたことに，深く感謝している。初版が発行されて30年を迎え，第5版を準備するという困難を乗り越えるうえで，彼らが我々を支えてくれた。

目 次

第 1 章	序　論	1
第 2 章	頻　度	19
第 3 章	異　常	35
第 4 章	リスク：基本原理	55
第 5 章	リスク：疾病への曝露	67
第 6 章	リスク：疾病から曝露へ	87
第 7 章	予　後	101
第 8 章	診　断	117
第 9 章	治　療	143
第 10 章	予　防	167
第 11 章	偶然性	193
第 12 章	原　因	213
第 13 章	エビデンスの要約	229
第 14 章	知識管理	247
	復習問題の解答	261
	推奨文献	277
	索　引	281

第 1 章

序 論

"害とコストを考慮した医学的介入の益"について，我々は研究すべきである。
—Kerr L. White, 1992

KEY WORD

臨床疫学	生物科学	選択バイアス
臨床科学	変数	測定バイアス
集団科学	独立変数	交絡
疫学	従属変数	偶然性
根拠に基づく医療	外的変数	ランダム変動
ヘルスサービス研究	共変量	内的妥当性
費用効果分析	母集団	外的妥当性
決断分析	サンプル（抽出標本）	普遍性
定量的決断科学	推論	協働臨床決断
社会科学	バイアス	

EXAMPLE

51歳の男性が，彼自身は"消化不良"だと思った胸痛を訴えて，あなたの外来を受診した。2週間前―その時まで，体調は良好であったが―，満腹するまで食事をした後に坂道を登っている時，前胸部の圧迫感を感じた。2～3分間の安静で症状は消失した。それ以降，同様の症状が労作時，ときに安静時にも数回起こった。タバコを1日に1箱吸っていたが3年前に止めた。血圧が"やや高い"といわれている。その他には特に健康上の問題はなく，薬物も服用していないが，健康，特に心臓病を心配しているという。6か月前に失職し，現在は保険に入っていない。身体診察と安静時心電図では，血圧が150/96 mmHgと高いこと以外には異常を認めない。

この患者は多くの疑問を抱いているはずである。自分は病気なのだろうか？ 自分が病気を有する可能性はどれくらいあるのか？ もし病気を有するとすれば，原因はなんだろうか？ 有効な治療法はあるのだろうか？ 治療にかかる費用はどれくらいなのか？

この患者の主治医としてあなたも，疾病の可能性に関する知識は多く持っているとしても，患者と同じような疑問を抱くことになる。単に診断結果を説明して患者を安心させるだけでは済まないような，直ちに治療しなくてはならないほど重大な病気が存在する確率は高いのだろうか？ 狭心症，食道痙攣，筋肉痛，不安などの胸痛を起こしうる疾患について，様々な検査でそれらをうまく鑑別できるのだろうか？ 例えば，運動負荷試験は，冠動脈疾患の診断を確定したり除外したりするのにどれくらい役立つのだろうか？ 冠動脈疾患が見つかったとして，患者の胸痛はどれくらい

続くと考えられるのだろうか？ うっ血性心不全，心筋梗塞，他臓器の動脈硬化症といった合併症の生じる可能性はどれくらいだろうか？ この疾患によって患者の寿命は縮まるのだろうか？ 喫煙や高血圧などの冠動脈疾患のリスク要因を減らすことで死亡リスクを減らすことができるだろうか？ その他のリスク要因を有するか検査するべきだろうか？ 薬物で胸痛をコントロールできるとすると，冠動脈血行再建術は将来の心筋梗塞や冠動脈死を予防することでさらなる益をもたらすのだろうか？ 患者は無職で保険に入っていないため，安価な検査や治療を行った場合，高価な検査や治療と同等の効果が得られるだろうか？

臨床上の疑問と臨床疫学

上記の例で患者と医師が直面している種類の疑問は，ほとんどの診療場面で直面するものである。"異常"の意味は？ 診断検査はどれくらい正確なのか？ 当該病態の頻度は？ 当該疾患のリスク要因と，その決定方法は？ 当該病態は多くの場合，悪化するのか，同じ状態にとどまるのか，回復するのか（予後）？ 治療によって，患者は本当に良くなるのか，または検査結果だけが良くなるのか？ 疾患を予防する方法はあるのか？ 疾患や病態の背後にある原因は何か？ 最も効率的に医学的ケアを提供するにはどうすればよいのか？ 本書で扱うのは，これらの臨床上の疑問とそれらへの回答を提供する疫学的方法論である。上記の臨床上の疑問を表1-1にまとめた。それらは本書の各章のトピックでもある。

医師は，これらの種類の疑問に対し，可能な限り正しい答えを出さなくてはならない。そのためには，医師個人の経験，同僚からのアドバイス，疾患生物学の知識に基づく推論など，様々な情報源を用いる。多くの場合，最も信頼できる情報源は，眼前の患者でこれから何が起こるのか予測する目的で行われる過去の似通った患者を観察するタイプの臨床研究である。そのような観察を行うために用いられる方法によって，結果が妥当か，患者に役立つ結論なのかが決まる。

健康アウトカム

臨床医学で最も重要な事象は，症状（不快感や不満足感），機能障害，疾病，死亡といった，患者の健康アウトカムである。患者の立場で考える（patient-centered）これらのアウトカムは，"5Ds"と称されることがある（表1-2）。これらの健康事象は患者にとって最大の関心事である。医師は，患者の診療にあたって，これらのアウトカムを理解し，予測し，説明し，変えようと努めるべきである。5Dsに関する研究は，生身の人間で

表1-1　臨床上の問題と疑問[a]

問題	疑問
頻度（第2章）	疾患の頻度は？
異常（第3章）	患者は異常なのか正常なのか？
リスク（第5章，第6章）	疾患のリスクを高くする要因は何か？
予後（第7章）	疾患を有する場合，何が起こるのか？
診断（第8章）	疾患を診断するために用いられる検査の正確度は？
治療（第9章）	治療は疾患の経過を変えるのか？
予防（第10章）	健康な人々に介入することで，疾患の発生を妨げることができるのか？ 早期発見と早期治療で，疾患の経過が変わるのか？
原因（第12章）	どのような状態が疾患に至るのか？ 疾患の根源はどこにあるのか？

[a]「リスク：基本原理」（第4章），「偶然性」（第11章），「エビデンスの要約」（第13章），「知識管理」（第14章）の各章では，これらの問題すべて

表1-2　疾患のアウトカム（5Ds）[a]

死亡 (Death)	時宜を得ない死亡は悪いアウトカム
疾病 (Disease)[b]	様々な症状，身体徴候，検査異常
不快 (Discomfort)	疼痛，嘔気，呼吸困難，瘙痒感，耳鳴りなどの自覚症状
機能障害 (Disability)	自宅や職場，娯楽などでの日常的活動を継続することができなくなること
不満足 (Dissatisfaction)	悲しみや怒りなど，病気とそのケアに対する情緒反応

[a]疾患の（患者個人および社会に対する）経済的コストは，疾患の結果の重要な要素であることから，このリストに窮乏（Destitution）を加えて，6Dsとしてもよい
[b]あるいは病気（Illness）

のみ直接行うことが可能で、体液伝達物質、組織培養、細胞膜や遺伝子配列といった人体の一部、あるいは動物を対象にできるものではない。臨床疫学とは、生身の人間での5Dsを研究する時に用いられる科学である。

現代の臨床医学では、血漿グルコースや血尿、トロポニンなどの検査をオーダーし治療の対象とすることがあまりにも多く、臨床上、検査結果は重要な事象ではないことを銘記することは容易でない。したがって、異常な検査結果を正常に戻せば患者を救ったと思いがちである。このことは、厳密な方法で行われた研究によって、検査結果と5Dsの1つが関連していることが示されている場合にのみ当てはまる。

医師は、正式な訓練の過程で、疾患生物学をわき目もふらず学び、細胞レベルよりも微細な事象から疾患とその結果に至る一連の段階を考えるようになる。そのために、糖尿病患者で血糖レベルを下げれば、心疾患を予防できると考えるのは理に適っているように思われる。しかしながら、生物学的メカニズムは臨床医学上重要ではあるが、生物学的メカニズムと患者アウトカムが関連していることを立証する強い証拠（エビデンス）がない限り、生物学的メカニズムを患者アウトカムにとって代わって用いることはできない（実際、複数の異なる薬物についての研究結果によると、2型糖尿病患者の血糖値を積極的に下げても心疾患の予防に繋がらない可能性がある）。薬物を用いた介入は、通常、1つではなく複数の臨床効果がもたらされるため、新薬について、患者の健康アウトカムの改善を実証することはとりわけ重要である。

臨床医学の科学的基礎

臨床疫学は、医師が患者の診療のよりどころとする基礎科学の1つである。他の科学—概要を図1-1に示す—も、患者ケアには不可欠である。科学は互いに重なり合うものが多い。

臨床疫学（clinical epidemiology）とは、似通った患者群における臨床事象（5Ds）を数え、正確な予測が可能な科学的に厳密な方法を用いて、個々の患者での予測を行う科学である。臨床疫学の目的は、系統的誤差と偶然性によって犯す誤りを避けることによって正しい結論を導く臨床観察の方法を開発し応用することである。これは、患者のケアに当たって良い決断を下すうえで医師が必要とする類の情報を得るための重要な方法である。

"臨床疫学"という用語は、2つの親学問である臨床医学と疫学に由来する。臨床上の疑問への回答を示し、入手可能な最良の根拠に基づいて臨床決断を下すよう導くことを目的としていることから"臨床"である。患者のための最良のケアは何かという疑問に答えるために用いられる方法の多くが疫学者によって開発されてきたこと、そして個々の患者のケアは当該患者がその一員となる大きな患者集団に照らし合わせて判断されるということから"疫学"である。

臨床科学（clinical science）は個々の患者の診療

EXAMPLE

米国では、2型糖尿病患者が猛烈な勢いで増えている。糖尿病患者が心疾患で死亡するリスクは糖尿病を有さない人々の2～4倍であり、糖尿病患者の死亡原因の約70%は心血管疾患である。糖尿病コントロールのための新たな薬物群であるチアゾリジンジオンは、筋肉と脂肪、肝臓におけるインスリン感受性を高める。いくつかの研究により、これらの薬物はヘモグロビンA_{1c}レベルを下げることが実証された。そのような薬の1つであるロシグリタゾンの製造販売が1999年に認可された。しかしながら、その後何年にもわたって行われた追跡研究により、驚くべき結果が得られた。複数の研究グループが、この薬を処方された患者では心筋梗塞や心不全、脳卒中、心血管疾患、あるいはすべての原因による死亡率が高いことを報告し、心疾患発症の頻度が下がるのではなく、上がることが示されたのである[1～3]。この薬物がグルコースとヘモグロビンA_{1c}に好ましい効果をもたらすことを示した多くの研究は、当初、心血管疾患に対する長期的影響を調べる目的で計画されていなかったため、ほとんどの追跡調査研究は科学的厳密性に欠ける試験ではあった。それでもやはり、悪影響をもたらすのではないかという懸念は払拭できず、2010年には、米国食品医薬品局（FDA）がロシグリタゾンの使用を制限し、欧州では販売が禁止された。

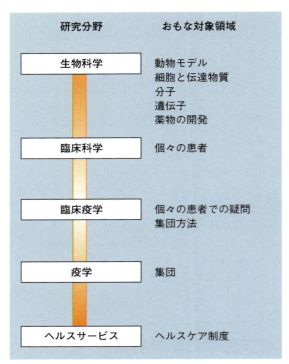

図1-1　健康科学とそれらの相補的関係

に関わる疑問や対応方法をもたらす。解剖学や生理学のような生物科学は，臨床的決断を導くうえで信頼できる情報を提供するという意味で"臨床的"である。例えば，人体解剖の知識は，多くの症状について診断や治療の決定上，有用である。

集団科学（population science）は，多数の人間集団を対象とする研究分野である。**疫学**（epidemiology）は，当該疾患を有する自然集団との関連で，ある集団における健康関連事象を算出することにより，"人間集団での疾患発生を研究する[4]"学問である。このような研究の結果の多くは，個々の患者の診療に直接応用することができる。例えば喫煙や運動不足など，病気発症のリスクを高める生活習慣を避けるためのアドバイスは，このような研究で得られた結果に基づく。また受動喫煙の有害性やその他の環境的，職業的なリスクを示した疫学的研究は，公衆衛生分野での勧告の基盤になっている。臨床疫学は，患者のケアに有用な，集団科学の下位分野の1つである。

医師は以前から，ある程度は，研究の結果を根拠（エビデンス）にして診療に当たっていたが，いくつかの理由から，以前に比べると現在では臨床エビデンス（clinical evidence）を理解する重要性がより高まってきた。今や，膨大な量の情報に目を通さなくてはならない。診断的および治療的介入は著しく有効かもしれないが，同時にリスクとコストを伴うため，診断や治療の選択には一か八かという側面がある。最良の臨床研究はより堅固な結果をもたらすことから，臨床決断のよりどころとして，より強固な基盤となりうる。とはいうものの，臨床研究の信頼性は現在でも研究ごとに大きく異なり，医師はエビデンスの強弱を見分ける方法論を身につけなくてはならない。

根拠に基づく医療（evidence-based medicine：EBM）は，最近になって用いられるようになった用語で，臨床疫学の患者ケアへの応用を意味する。これには，"回答可能な"具体的な臨床上の疑問の定式化，それらの疑問に関する入手可能な最良の臨床エビデンスの検索，当該エビデンスの妥当性についての判断，そして論文の批判的吟味と医師の経験や患者に特有の状況・価値観との統合が含まれる[5]。本書ではEBMのいくつかの側面，特に臨床上の疑問に関するエビデンスの批判的吟味を扱う。

実際の臨床場面では，他の種類の"エビデンス"が競合的に医師の注意を引きつけ，臨床決断に影響を与えることがある。表1-3に，何年か前に提唱され現在でも的を射ている，それらのいくつかをEBMをもじって示した。医師は誰でも，研修中に少なくともそれらの1つは目にしたことがあ

表1-3　臨床決断に影響を及ぼす要因：根拠に基づく医療（EBM）以外のもの

権威に基づく医療	経験が根拠に優ると信じている年長の医師
情熱に基づく医療	根拠に代わって声の大きさと甲高さ
雄弁（優雅さ）に基づく医療	身なりのよさと言葉による雄弁さ
摂理に基づく医療	最良の決断は全能の神の手に委ねること
自信の欠如に基づく医療	あらゆる医学的決断に及び腰
神経過敏に基づく医療	医療訴訟に対する恐れから過剰検査や過剰治療に走る
自信に基づく医療	空威張り，虚勢

Isaacs D, Fitzgerald D. Seven alternatives to evidence-based medicine. BMJ 1999；319：1618 より改変

ろう。もう1つの要因は，大変重要なもので滑稽味を欠いているが，レベルIVのエビデンスと記されているものである[6]。医師は自分が診た診療の結果がひどく悪かった患者をよく覚えていて，そのような経験の後のほうが，質の高い研究論文を読んだ後よりも，診療内容を変える可能性が高い。EBMに比べて妥当性の劣る代替法が，情緒レベルでは強い説得力を持つことがあり，医療における不確実性を扱ううえでは便利な方法かもしれないが，質の高い研究エビデンスにとって代わるものではない。

ヘルスサービス研究(health services research)は，非生物学的要因(医療従事者と医療施設，ケアの組織化と報酬，医師の信念と患者の協力など)がどのように患者の健康に影響を及ぼすのかについて研究する分野である。このような研究によって，例えば，診療内容が地域によってかなり異なる(それに見合っただけの患者の健康の違いはない)ことが明らかになってきた。すなわち，ある外科的治療について，それを頻繁に行っている病院のほうがそうでない病院に比べて患者の予後が良好である，あるいは，アスピリンを心筋梗塞後に服用するとその後の心血管事故が25%減ることが判明しているにも拘わらず，急性心筋梗塞の後，アスピリンがあまり使われていない。この種類の研究は，最良の診療行為に関する知識を医師が実際の臨床場面で用いるよう促す。

患者ケアに影響をもたらす，他の種類のヘルスサービス研究がある。死亡あるいは罹患の予防といった望ましいアウトカムを達成するのに要する経済的コストを記述する**費用効果分析**(cost-effectiveness analysis)，そして臨床決断と選択の結果について合理的な説明を与える**決断分析**(decision analysis)は**定量的決断科学**(quantitative decision making)を構成する。**社会科学**(social science)は，社会的環境が健康に関連する行動やヘルスサービスの利用にどのような影響を与えるのかを記述する。

健康な状態から病気に至る，一連の生物学的現象を研究する**生物科学**(biological science)は，ヒトでの臨床的現象発現の仕組みを知るうえで強力な手段である。歴史的には，臨床医学において科学的手法を確立できたのは，主として生物科学の進歩によるものであり，現在でも中心的な役割を果たしている。解剖学は，神経絞扼症候群とその原因，症状，治療法を解き明かす。生理学と生化学は，糖尿病性ケトアシドーシスの治療方法を導き出す。また，分子遺伝学は，頻度の高い冠動脈疾患やがんのような疾患から，フェニルケトン尿症や囊胞性線維症のようなまれな先天性代謝異常まで予測することを可能とした。

しかしながら，疾患の生物学の理解自体は，正常な人でどのような事象が起こるのかを予測するよりどころとしては適切でないことが少なくない。人の健康や疾患には，あまりにも多くの別の要因が関与している。1つには，疾患発生の機序の解明が不十分である。例えば，糖尿病患者での血糖はデンプンのような多糖類(ジャガイモやパスタ)よりも，ショ糖(砂糖)のような単糖類の摂取に強く影響されるという考えは，それらの食物の血糖に及ぼす効果に関する研究により否定された。また，遺伝子異常の発現は，食事と感染性微生物や化学物質への曝露などの複雑な身体的，社会的環境によってしばしば影響を受けることが明らかになりつつある。例えば，グルコース-6-リン酸脱水素酵素(G6PD)は溶血を引き起こすオキシダント傷害から赤血球を守る酵素である。G6DP欠乏症は，人で最も頻度の高い酵素欠乏症であり，X染色体関連G6DP遺伝子のある種の突然変異で起こる。しかし，G6DP欠乏症の頻度の高い遺伝子変異を有する男性は，通常，無症状であり，ある種の薬物や感染症といった環境オキシダントのストレスに曝された場合にのみ溶血と黄疸をきたす。最後に，2型糖尿病患者でのロシグリタゾンを用いた治療の例で述べたように，薬物は，疾患生物学に基づいた予測を超えて，患者の健康に様々な影響をもたらす。したがって，疾患生物学の知識に基づいて，患者で何が起こりうるのかについての仮説—しばしば非常に良い仮説—を立てることができる。しかし，そのような仮説は，臨床上の事実として受け入れられる以前に，健康な人を対象とした堅固な(科学的に厳密な方法による)研究によって検証される必要がある。

要約すると，臨床疫学は臨床医学の基盤をなす多くの科学の1つである。うまくゆけば，様々な健康関連科学は，互いに補完するものである。一分野での発見は他の分野で確かめられ，他の分野の発見は元の分野での新たな仮説形成に繋がる。

> **EXAMPLE**
>
> 1980年代のサンフランシスコで,男性同性愛者に,かつては重症免疫不全患者にのみ観察されていた,珍しい感染症とがんが発生していることに医師たちが気づいた。新たな症候群は"後天性免疫不全症(AIDS)"と名づけられた。疫学者により,患者は男性も女性も冒す,性行為だけでなく注射針の共用や血液製剤によって広まる伝染性疾患に罹っていることがわかった。基礎科学者により,ヒト免疫不全ウイルス(HIV)が同定され,このウイルスの構造と代謝のみを標的とした薬物が開発された。通常,生物学的機序に基づいて開発される見込みのある薬物の有効性は臨床試験で検証された。HIV感染患者のケアに当たる新たな臨床専門分野が確立された。公衆衛生分野の専門家は,安全なセックスとHIV感染予防のプログラムを推進した。このように,臨床医,疫学者,基礎医学者,公衆衛生分野の専門家すべてが,この新たな疾患の制御に貢献したのであり,とりわけ先進諸国では,HIV感染患者の生存率と生活の質(QOL)が著しく改善した。

基本原理

臨床疫学の目的は,妥当な決定とより良い患者ケアに繋がる臨床上の観察と解釈の方法を育むことである。臨床上の疑問に対する最も信頼できる回答は,いくつかの基本原理に基づいてなされる。これらのうち2つ—臨床観察は患者と医師が直面している疑問に関するものでなくてはならないこと,そして結果には患者中心の健康アウトカム(5Ds)が含まれていなくてはならないこと—についてはすでに述べてきたところである。それら以外の基本原理について,次に述べる。

変数

研究者は,患者の属性や臨床事象を**変数**(variable:変化し,かつ測定可能な事柄)と呼ぶ。典型的な研究では,主要な変数が3種類ある。1つは原因とみなされている事象あるいは予測変数であり,**独立変数**(independent variable)とも呼ばれる。もう1つは結果と考えられる事象あるいはアウトカム変数であり,**従属変数**(dependent variable)とも呼ばれる。さらに,その他の変数が研究全体の一部をなしていて,独立変数と従属変数の関係に影響を与えることがある。この変数は,研究の主要な疑問とは異質なものではあるが,研究で扱う現象の一部である可能性が非常に高いもので,**外的変数**〔extraneous variable,または**共変量**(covariate)〕と呼ばれる。

数値と確率

臨床科学は他の科学と同様,定量的測定に依存するところが大きい。医学においても,印象や直感,信念は重要ではあるが,それらの重要性は数値情報という確かな基盤に付加される場合に限られる。数値情報という基盤があって初めて,確認作業が容易となり,医師同士や医師患者間での正確なコミュニケーション,誤差の評価などが可能になる。疾患や死亡,自覚症状,機能障害などの臨床アウトカムは数量化が可能で,数値として表される。

ほとんどの臨床場面では,個々の患者にとって,診断,予後,治療結果は不確実である。1人の患者にとっては,特定の臨床アウトカムを経験するかしないかのどちらかであり,予測が的中することはまれである。したがって,予測は確率として表現されなくてはならない。個々の患者での確率は,過去の同様な疾患を有する患者集団のデータに基づくことで最も正確に推定される。例えば,喫煙は中年成人の死亡率を2倍に増やし,血液のトロポニン検査は突発性の胸痛を訴える患者の中で心筋梗塞患者の99%を検出し,腹部大動脈瘤の手術については,緊急的修復術が必要な患者では40〜80%が死亡するのに対して,予定手術を受ける患者では2〜6%が手術後30日以内に死亡する。

母集団と抽出標本

母集団(population)とは,ある特定の地域(例えばノースカロライナ州)に住む人々やある特性(例えば年齢が65歳以上,あるいは甲状腺腫瘤を有する)を有するすべての人々のことである。原因を

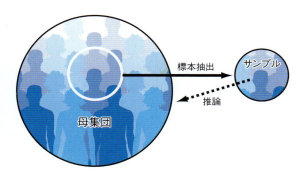

図1-2　母集団と抽出標本（サンプル）

突き止めようとする疫学研究では，ある地域の人々全員が母集団として設定される。一方，臨床研究における母集団には，市中肺炎や大動脈狭窄症といった臨床的特性を有する患者全員が含まれる。このように，一般人の集団，入院中の患者集団，もしくはある特定の疾患を有する患者集団などのことをいう。

臨床研究は，通常，**抽出標本**（sample，**サンプル**），つまり当該母集団中の部分集団を対象に行われる。研究者の関心は，当該母集団に向けられているが，実地上の理由から，サンプルとなった人々の特性を記述することにより予測をする（図1-2）。そうして，特性が母集団と類似しているサンプルのデータに基づいて論理的に判断を下すという，**推論**（inference）を行う。

その際，サンプルがどの程度正確に母集団を代表するものなのか，つまり正当な代替集団となるか否かは，サンプルがどのような方法で抽出されたかによって決まる。すなわち，母集団のメンバー全員が同じ（既知の）確率で抽出されるような方法を用いれば，少なくとも長期的にかつ大規模なサンプルについては，母集団と非常に似通ったサンプルを作りだすことが可能である。日常的に行われている例としては，国勢調査に基づいて抽出した世帯を対象にした世論調査がある。臨床研究では，大規模かつ多数の専門診療科に属する全患者の中から，一人ひとりが選択される確率が同一になるようにコンピュータを用いて代表標本を抽出することが多い。一方，無計画に，あるいは簡便な方法（例えば，研究をしやすい患者を選択する，あるいはデータ収集期間中にたまたまクリニックを訪れた患者を選択する）で作られたサンプルは母集団を正確には反映しなかったり，誤っ

た結果を招いたりする。

バイアス（系統的誤差）

バイアス（bias）とは，"真の値から系統的に乖離した結果を生じさせるような，推論のあらゆる段階におけるプロセス"をいう[7]。"真実とは（ランダムではなく）系統的に異なる結果や結論を導くような，研究の着想とデザイン―あるいはデータの収集，分析，解釈，出版，考察―における過誤"である[8]。

EXAMPLE

鼠径ヘルニアに対して腹腔鏡的閉鎖術を受けた患者では，従来の開腹による閉鎖術に比べて術後の疼痛が少なく治療期間が短いようにみえる。慎重な医師は「腹腔鏡手術は本当に従来の方法よりも優れているのだろうか？　あるいは情報を収集する過程でのバイアスによって，そのように見えているだけではないだろうか？」という疑問を抱く。腹腔鏡的ヘルニア閉鎖術は，患者の年齢や全身状態から言って，より健康で組織修復力の強い者に対して勧められる可能性がある。また，外科医も患者もその手技が新しく手術瘢痕が小さいことから痛みも少ないと思い込み，そのために患者は痛みを訴えることも少なくなり，外科医も痛みに対してあまり質問もせず，カルテにも記載しない可能性もある。さらに，腹腔鏡手術を受けた患者は，開腹手術を受けた患者に比べて早めの職場復帰を勧められるとも考えられる。これらのいずれかが本当だとすれば，腹腔鏡手術が優れているという結果は，この手技を行ううえで患者がどのように選ばれたか，患者がどのように症状を訴えたか，術後の回復について患者がどのような説明を受けたか，などの系統的誤差による可能性がある。第5章で述べるように，これらのバイアスを回避する方法がある。実際にこれらのバイアスを排除した研究によって，腹腔鏡手術を受けた患者では術後（手術直後のみではあるが）の痛みが少なく，仕事への復帰も数日早かった。しかし，腹腔鏡手術にはより長い時間がかかり，いくつかの研究ではより重篤な合併症が起こり，特に

高齢患者では，鼠径ヘルニア再発率が高かった[9,10]。まとめると，厳密に行われた研究によると，どちらの術式が優れているのかは明確ではない。

患者の観察は（診療目的であれ，研究目的であれ），とりわけバイアスの影響を受けやすい。そのプロセスは全くの千差万別と言ってよい。研究の対象者として，人は非常に気ままに振る舞い，必ずしも厳密な科学的回答を出すために必要な行動をとるとは限らない。研究者がそのような人を対象として実験を行う場合，実験室の中で行う研究と同じように考えるとひどい誤りを犯すことになる。研究への参加を拒否する者もいれば，研究から脱落したり，研究とは別の治療法を選択したりする者もいる。さらに，医師は自分の行う治療が成功すると信じる傾向がある（そう信じない医師を求める患者はほとんどいないだろう）。医師のこのような態度は，診療上は非常に重要ではあるが，臨床観察に特にバイアスが入りやすくなってしまう。

これまで多くのバイアスが定義されてきたが[11]，ほとんどのバイアスは以下の3つの大きなカテゴリーに分類される（表1-4）。

選択バイアス

選択バイアス（selection bias）は，研究対象となっている主要な要因とは別の要因で，研究結果に影響を及ぼす要因が，比較される患者集団間で異なっている時に生じるバイアスである。患者集団は，年齢，性別，疾患の重症度，他の疾患の有無，受けた治療内容など，多くの点で異なることが多い。特定の要因（例えば，治療や疾患の原因）が異なる2群を比較した場合，アウトカムに影響を及ぼす他の要因に違いがあれば，その比較にはバイアスがかかり，比較しようとする要因そのものによる影響についてはなんの結論も導き出せない。例えば，ヘルニア根治手術の例では，腹腔鏡手術を受けた患者が開腹手術を受けた患者に比べて健康状態が良好であったとしたなら，選択バイアスがあったということになる。

測定バイアス

測定バイアス（measurement bias）は，用いる測定方法が異なるため系統的に誤った結果を導く時に起こる。

EXAMPLE

血圧値は，心血管疾患の非常に優れた予測因子である。しかし，多くの研究により，血圧測定は，見た目ほど単純ではないことがわかっている[12]。正確に測定するためには，過剰体重や肥満の患者にはサイズの大きいカフを用いて，上腕部が右房レベルより下になるような姿勢を患者に取ってもらって，患者が腕を上げる必要がないようにし，静かな環境下で，複数回測定する，といった適切な手順を踏まなくてはならない。これらの手順のどれかが正しく行われなければ，結果としての測定値は人為的に系統的に高くなりやすい。系統的に高い血圧値をもたらすもう1つの要因が，医師が測った時に起こるもので，しばしば"白衣高血圧"と呼ばれ（図1-3），医師を受診する時の不安が原因と考えられている。しかしながら，カフを1秒間に2ないし3mm以上早くしぼませる医師は，収縮期血圧を過小評価し，拡張期血圧を過大評価しやすい。またいくつかの研究では，正常との境界に近い高血圧患者の血圧値を正常と記録しやすい傾向が医師にあることが示されている。したがって，血圧測定における系統的誤差は，患者の診療時に，過大評価も過小評価も引き起こしうることになる。通常の診療現場における血圧測定に基づく臨床研究は，慎重に標準化された測定手順が採用されなければ，誤った結果をもたらす可能性がある。これらのバイアスを避ける目的で，人の耳や手に頼らなくてもよい血圧測定器具が開発された。

表1-4 臨床観察におけるバイアス

選択バイアス	研究対象となっているものとは転帰の決定要因が異なる患者群を比較する場合に生じるバイアス
測定バイアス	患者群によって測定方法が異なる場合に生じるバイアス
交絡バイアス	2つの要因に関連があるために，一方の効果が他方の効果とまぎらわしかったり，一方が他方にゆがめられる場合に生じるバイアス

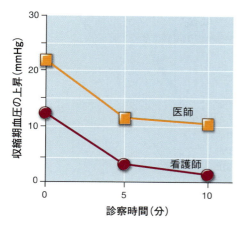

図1-3　白衣高血圧
顔馴染みでない医師あるいは看護師が血圧を測っている時の継続的動脈内血圧モニターによる収縮期血圧の上昇。
(Mancia G, Parati G, Pomidossi G, et al. Alerting reaction and rise in blood pressure during measurement by physician and nurse. Hypertension 1987；9：209-215 より許可を得て引用)

交絡

　交絡(confounding)は，行動や薬物摂取のように，ある要因が病気の本質的な原因であるか否かを知ろうとする際に生じる。検討の対象となっている要因がアウトカムに影響を与える他の要因と相関ないしは同時に変動する("travel together")場合，当該要因の効果が他の要因の効果と混同されたり歪曲されたりすることがある。

EXAMPLE

　ビタミンAやC, Eなどの抗酸化サプリメントは，一般の人々がよく使っている。抗酸化剤を自己判断で服用している人々を対象とした実験研究によると，抗酸化剤は心血管疾患とある種のがんを予防することを示唆する結果が得られた。しかしながら，交絡因子を避けるよう慎重に行われたランダム化比較試験を何度行っても，抗酸化剤の効果はほとんど認められなかった[13,14]。実際，それらの研究結果を統合すると，抗酸化剤の使用，特に高用量の使用は，死亡率の低下ではなく上昇と関連していた。初期の結果と，後に慎重に行われた対照比較試験の結果との相反する結論

はどのようにすれば折り合いをつけることができるのだろうか？　ここでは図1-4に示すような交絡が起こったと考えられる。自ら進んで抗酸化剤を服用する人々は，服用しない人々に比べて，抗酸化剤服用以外の健康に好ましい影響をもたらす行動—より運動し，体重に気をつけ，野菜をより多く摂取し，喫煙しないなど—を行う可能性が高く，介入(抗酸化剤の服用)を無作為に割り付けるタイプの研究以外の研究で死亡率が低くなったのは，抗酸化剤服用によるものではなく，これらその他の行動によるものであったと考えられる。

　臨床研究，特にある期間にわたって人を観察する研究では，データ解析時に(第5章参照)，交絡する可能性のある要因に関する"調整"が必ず試みられる。多くの健康アウトカムは，年齢や性別，人種などによる違いがあるため，これらの変数についてはほぼ間違いなく交絡の調整が行われる。人の行動(例えば，抗酸化剤の服用)が対象となる研究は，人の行動は複雑で，行動に影響を与えるすべての要因について解析するのは困難なため，交絡の影響を非常に受けやすい。

　ある変数が交絡因子であるためには，疾患の原因のひとつ，ないしは検討対象となっている他の状態である必要はない。手元にある特定のデータセットでは，本質的な関連性はなくても，選択バイアスや偶然性のために，単に当該状態に関連することがある。単なるデータ上の関連性であれ本質的な関連性であれ，結果は同じである。つまり，本当はそうでないのに，検討対象となった要因が真に独立した原因であるという誤った印象を与えてしまう。

　選択バイアスと交絡バイアスは関連している。しかし，それらは臨床研究では異なる段階で問題となるため，別々に論じられる。選択バイアスは研究のために患者を抽出する段階の問題であり，研究をデザインするうえで重要である。交絡バイアスは，観察の終了後，データの分析段階で問題となる。

　研究の中には，複数の異なる種類のバイアスが同時に問題となるものがある。

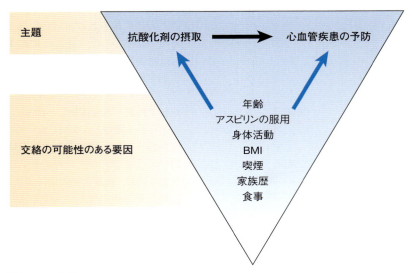

図1-4　交絡
抗酸化剤摂取と心血管リスクの相関には，抗酸化剤の服用と心血管疾患の発症の双方に関連する患者の特性や行動が交絡している可能性がある。

EXAMPLE

　妊娠中のカフェイン摂取が胎児に悪影響を及ぼすのではないかとの懸念が表明されたことがある。ある妊婦には高濃度のカフェインを飲んでもらい，他の妊婦には飲んでもらわないよう割り付けをして，カフェインが胎児にとって危険かを決めようとする実験は非倫理的なため，通常，妊娠中のカフェイン摂取量の違いで妊娠中にどのようなことが起こるのかについて研究が行われる。しかしながら，それらの研究の多くで，いくつかのバイアスが指摘された[15]。ほとんどの研究では，カフェイン摂取については自己申告であり測定バイアスが入った可能性がある。測定バイアスの一種である，悪いアウトカムが起こった人々とそのようなアウトカムが起こらなかった人々との間で記憶の思い起こし方（想起）に違いが起こる想起バイアス(recall bias)を示した研究がある。カフェイン摂取と流産について，流産後に面接すると双方に関連があり，流産前に面接すると関連がなかった[16]。もしカフェイン研究の対象者となった者のうち，ある者は妊娠初期の診察時（このような女性は特に健康意識が高い傾向がある）に募られ，ある者は妊娠最終期に募られたということであれば，この登録方法の違いが，結果を台無しにするような選択バイアスを引き起こす可能性がある。最後に，コーヒーを大量に飲む人では喫煙，低所得，アルコール摂取，健康意識の欠如が優位に認められることがわかっていて，これらの要因はすべて，カフェインと胎児での悪いアウトカムとの関係に交絡する。

　バイアスが入った可能性があることが，実際にその研究にバイアスが入った，あるいはバイアスが入ったとしても，結果に大きな影響を与えていることを意味するわけではない。研究者や読者がバイアスを効果的に扱うためには，まず始めにバイアスが入りうる場所と見つける方法，そしてどのように対処すべきかを学ぶ必要がある。また，そのバイアスが実際に存在し，どの程度大きな影響を及ぼしているのかを判断し，その影響が臨床的に意味のある方法で導き出された研究結果に手を加えるほど重要であるか否かを決定する必要がある。

偶然性

　通常，疾患についての観察は，対象患者全員に

ついて行うのは不可能なため，選択された患者集団を対象に行われる．バイアスが入ることなく選択された患者集団（サンプル）についての結果は，真実をほぼ反映するものである．しかしながら，これらのサンプルがバイアスなく選択されていても，**偶然性**（chance）によって，母集団の状況を正確に反映しないことがある．しかし，同じ母集団から選ばれたそのような患者サンプルについて繰り返し観察することにより，結果は真の値から離れるのではなく，近づいていく．バイアスが関与せず，偶然性のみによって生じるサンプル集団の測定値のばらつきを**ランダム変動**（random variation）という．

コインを100回爪ではじいた際に，必ずしも表が50回出るとは限らないことの説明として，偶然性は我々にとって馴染み深いものである．ランダム変動と同じ効果が，前述した鼠径ヘルニアに対する腹腔鏡手術と開腹手術の比較の際にも生じる．2つの治療法の比較研究で，すべてのバイアスが排除されていると仮定し，さらに引き起こされる痛みの強さについては2つの手術は同様で，患者の10％で起こると仮定する．少人数の患者を対象とした研究では，単なる偶然によって開腹手術より腹腔鏡手術のほうが有効であるという結論が簡単に導き出されてしまう．

偶然性は臨床観察のあらゆる場面で生じる．鼠径ヘルニアの2つの治療法を比較する場合でも，対象患者の選択，治療群の選択，痛みや職場復帰の評価の際に偶然性による変動が起こる．

バイアスがある一方向に結果をゆがめるのに比べ，ランダム変動は真の値に対して大きい値と小さい値が同じ頻度で生じる．その結果，バイアスのかかっていない多数のサンプル集団を観察した平均値は母集団の真の値に近づくが，少数のサンプル集団ではそうならない．鼠径ヘルニア手術の例では，多数の研究の結果を統合すると，手術直後の数日間は，内視鏡手術を受けた患者で痛みがより少なかった．

統計学を用いれば，偶然性（ランダム変動）が臨床研究の結果に影響を及ぼす程度を評価することができる．また，統計学の知識を身につけることによって，研究デザインや分析を改善でき，偶然性の関与を抑えることができる．しかし，ランダム変動を完全になくしてしまうことはできないため，臨床観察の結果を評価する際には，偶然性について必ず考慮しなくてはならない．臨床観察における偶然性の役割については第11章で詳述する．

バイアスと偶然性の効果は累積的である

バイアスと偶然性という2つの誤差の原因は，互いに相容れない関係ではなく，多くの場合，両者は同時に存在している．この2つの関係を図1-5に示した．例として，ある1人の患者の拡張期血圧測定を取り上げる．図中のそれぞれの点は患者の血圧値を示す．この患者での真の拡張期血圧値は動脈内カニューレで測定された80 mmHgであるが，この方法は日常的に血圧を測定する方法としては用いることができない．通常，血圧はカフ付き水銀血圧計による間接的血圧測定法で測定される．以前に挙げた例で述べたように，単純な計測機器では誤差を生じやすく，真の値から外れやすい．図では，水銀血圧計による測定値はすべて真の値より右方向へずれている．水銀血圧計による測定値が高い方に偏位する原因はいくつかあり，例えば，カフの大きさが不適当，患者の不安感，"白衣高血圧"などである．個々の患者での測定値もまた，水銀血圧計での拡張期血圧測定値が平均値の90 mmHgの分布していることから明らかなように，ランダム変動による誤差を生じやすい．

偶然性とバイアスを区別するおもな理由は，対処法が異なるためである．理論上，バイアスは臨

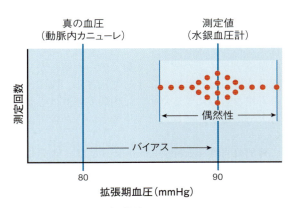

図1-5 バイアスと偶然性
動脈内カニューレによる真の血圧と水銀血圧計による測定値．

床研究を適切に行えば予防することができ，データ分析時には修正することもできる。バイアスが排除されない場合，炯眼を有する読者であればそれに気づくことが多い。本書の大部分は，どのようにしてバイアスを認識し，回避し，また最小限度にとどめるかについての説明に費やされている。一方，偶然性は除外することはできないが，適切な研究デザインによってその影響を少なくし，残っている効果を統計学的手法によって評価することは可能である。どれだけ統計学的手法を駆使しても，データの中の未知のバイアスを修正することはできない。したがって，根本的に誤っている研究結果に対して不当に高い評価を与えないためにも，研究デザインが稚拙なためにバイアスが入りやすいデータには，統計学を応用するべきではないと言う統計学者もいる。

内的妥当性と外的妥当性

サンプル集団の観察に基づいて母集団について推論する場合，2つの基本的な疑問について確認しておく必要がある。第一に，研究の結果はサンプル集団に対して正確なものなのか？ 第二に，もしそうだとすれば，そのサンプル集団は，診察対象となる患者や目の前の特定の患者といった，医師の関心を引く患者集団をかなりよく代表しているのか（図1-6）？

内的妥当性（internal validity）とは，研究の対象となった患者集団にとって，研究結果がどれだけ正確であるか，その度合いをいう。これは，研究対象となった患者集団にのみ適用され，それ以外の患者集団には適用されないという意味で，"内的"である。臨床研究の内的妥当性は，前述した様々なバイアスやランダム変動の影響を受けやすい研究デザインやデータ収集，データ解析がどれだけうまく行われたかによって決まる。臨床研究を有用なものにするためには内的妥当性は必要不可欠であるが，それだけで十分というわけではない。

外的妥当性（external validity）とは，研究結果が，当該研究が行われた状況以外の状況に当てはまる度合いをいう。これは**普遍性**（generalizability）ともいう。医師にとって，外的妥当性とは"研究結果が正しいと仮定して，その結果が自分の患者に適用できるか？"という疑問に対する答えで

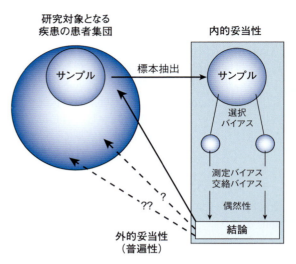

図1-6 内的妥当性と外的妥当性

ある。普遍性とは，研究対象となった患者集団が他の患者集団と同等であると仮定することの妥当性を意味する。

内的妥当性を有するあらゆる研究の結果は，当該研究で対象となった患者と非常に似た患者に敷衍できる。しかしながら，内的妥当性を有する非の打ち所がない研究であっても，その研究結果を研究対象となった患者集団とはまったく異なる患者集団に対して適用するのは誤りである。

EXAMPLE

おもに若い女性でみられる摂食障害である神経性食欲不振症の長期的な死亡率はどのくらいだろうか？ 42の研究結果を統合すると，その死亡率は30年間で15%であった[17]。しかし，他の臨床研究がそうであるように，これらの研究は重症者が多く紹介される地域の医療センターからの報告であった。ある特定の人口中に発生した神経性食欲不振症患者全員を対象とした研究では，全く異なる結果が得られている。1935～89年までの期間中，ミネソタ州ロチェスターで本症を発症したすべての神経性食欲不振症患者について，メイヨークリニックの研究者がデータを収集した[18]（図1-7）。その結果，あらゆる原因による死亡率は，30年間で7%であり，前述した研

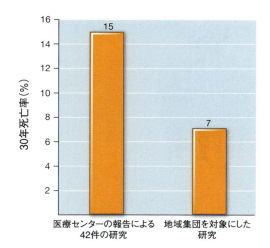

図1-7 選択バイアス
動脈内カニューレによる真の血圧と水銀血圧計による測定値。神経性食欲不振症患者の 30 年間の全死亡率。おもに医療センターから報告された 42 の臨床研究をまとめた結果と，ある地域の集団に発生したすべての神経性食欲不振症患者を対象にした研究の比較。(Sullivan PF. Mortality in anorexia nervosa. Am J Psychiatry 1995；152：1073-1074., Korndorfer SR, Lucas AR, Suman VJ, Crowson CS et al. Long-term survival of patients with anorexia nervosa：A population-based study in Rochester, Minn. Mayo Clinic Proceedings 2003；78：278-284 より)

究結果の半分であった。これらの患者と同年齢，同性別の，神経性食欲不振症を有さない人々での予測死亡率は，ほとんど同じ 6％であった。したがって，神経性食欲不振症で死亡する患者がいることは事実であるが，これまでに行われたほとんどの研究は，おそらく比較的重症な患者についての経験に基づいていたため，リスクをかなり過大評価していたことになる。

たとえ高い内的妥当性を有する臨床観察であっても，その結果の普遍性についての個人的判断は，理性的研究者の間でも見解が分かれることがある。このような状況は，厳密な方法で行われた研究の結果を，研究対象となった患者集団よりも高齢の患者，異なる性別の患者，あるいは重症度がより高い患者に適用してもよいかを，医師が決めなくてはならない時にしばしば起こる。若くて健康な男性で有効な治療は，高齢で重症な患者では益よりも害をもたらすかもしれない。

普遍性が 1 つの研究で十分に検討しつくされることはほとんどない。たとえある限定された地域の人々であっても，他の母集団の偏ったサンプルでしかない。つまり，病院の患者はその地域住民の偏ったサンプルであり，地域住民は州民の，州民は国民の偏ったサンプルである。普遍性について研究者ができる最大のことは，内的妥当性を確実に保証し，研究テーマに適当な対象集団を選定し，注意深く対象患者について記録し，他の患者集団に普遍化されることはほとんどない患者集団を研究対象としないことである。そのうえで，普遍性の拡大は，他の研究，他の状況下での研究が行われるのを待つことになる。

情報と決断

本書の主題は，臨床情報の質とその正確な解釈である。決断を下すことは別の問題である。なるほど優れた決断は正確な情報に基づくものの，決断には価値判断，互いに競合するリスクと利益の重みづけなど，ずっと多くの問題を含む。

近年，臨床における意思決定はそれ自身，重要な専門分野となってきた。この分野には，どのようにして医師が意思決定を行うのか，どのようにして決定プロセスにバイアスが入るのか，どのようにして改善できるのか，などの質的研究がある。そして，決断のプロセスを明示して，その要素やそれらに割り当てられた様々な確率と価値の結果を検証できる決断分析，費用便益分析，費用効果分析などの定量的研究もこの分野に含まれる。

臨床上の決断を下すのは患者と医師である。両者が互いの役割が相補的であることを認識したうえで共に臨床決断を下すことが望ましく，このプロセスは**協働臨床決断**(shared decision making)と呼ばれる。患者は独自の経験と選好を有し，医療で為し遂げてほしいことを知っているという意味で専門家である。彼らは，自分自身の状況に関する情報を得る(例えば，インターネットから)ことはできても，信頼できる情報とそうでないものを区別する方法についての素養は持ち合わせていない。医師は，患者の目標が達成できるのか，どのくらいの確率で達成できるのか，そしてどのようにすれば達成できるのかなどについての専門家である。そのためには，医師は多くのエビデンスと，臨床疫学の基本原理に則って，強いエビデンスと弱いエビデンスを区別できる能力に頼ること

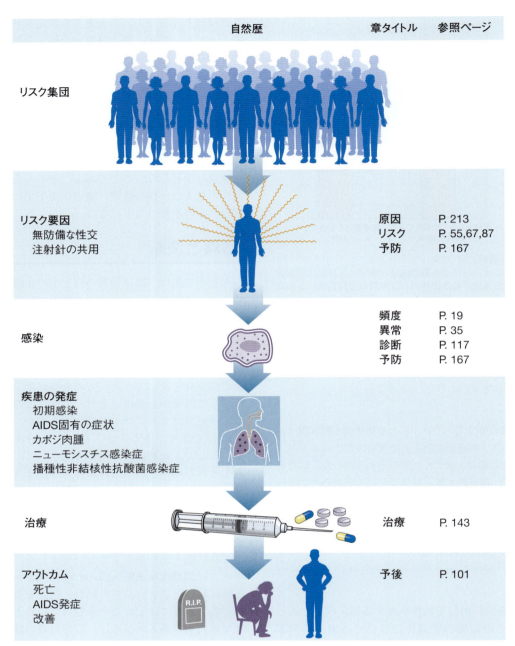

図1-8 ヒト免疫不全ウイルス（HIV）感染症の自然歴に関連した本書の構成
第11章（偶然性），第13章（エビデンスの要約），第14章（知識管理）では，疾患の自然歴の各段階に関する横断的な事項を述べている。

になる。もちろん医師はまた，どのように病気が発症するのかや，気管挿管や四肢切断などがどのような結果をもたらすのか，患者がほとんど経験することのない事柄を患者に伝えることができ

る。このチームの中で医師が役割を果たすためには，臨床関連情報の解釈面での専門家でなくてはならない。
　複数のケアの中からどれかを選択する場面で

は，患者の選好と信頼できるエビデンスが基盤となる。例えば，ある心臓弁膜症患者は，外科的手術では短期的には苦痛や死亡の可能性があっても，長期的な健康状態の可能性があることから外科的手術を望むかもしれない。文献の批判的な読み方とコミュニケーション技法を身につけた医師は，手術の有効性やリスクの大きさ，そしてそれらがどの程度の確実性をもって示されてきたのか，などについて患者の理解を促すよう手助けできる。

本書には，診断的検査の評価法など，決断分析のいくつかの項目が含まれている。しかしながら，本書では，医療における意思決定自体については深入りしないこととする。なぜなら，決断は，決断を下すために用いられる情報以上のものではありえず，臨床情報の収集と解析に関する重要事項を述べるだけで，本書の内容としては十分と考えたからである。

本書の構成

臨床医学の教科書のほとんどは，診断，臨床経過，治療といった伝統的な臨床上の疑問に対する回答の形で，各疾患に関する情報を記述している。一方，ほとんどの疫学の教科書は，臨床試験，調査，症例対照研究といった研究方法ごとに記されている。このような構成は，臨床研究を行う者にとっては都合がよくても，臨床医にとっては使い勝手が悪いことが多い。

本書は，主として，患者の診療時に医師が抱く疑問ごとの構成とした（表1-1）。図1-8に，HIV感染を例に，これらの疑問と本書の各章の対応を示した。疑問は，HIVに感染していない人々のリスク要因への曝露から，感染して患者となり，合併症を起こしてAIDSとなり，生存あるいは死に至るまでの，疾病の自然経過全体に関わるものである。

各章では，その章の臨床的疑問に答えるための研究方法を述べている。コホート研究のように，研究方法によっては，複数の異なる種類の臨床的疑問に答えるために有用なものもある。呈示の都合上，各研究手法についてはおもに1つの章で取り上げ，その研究方法が他の章の異なる疑問に関連している場合，その記述は簡単なものにとどめた。

復習問題

問1.1～1.6は，以下の臨床シナリオに関するものである。

37歳の女性が4週間続く腰痛を主訴に受診し，手術するべきか尋ねている。あなたはできるだけ臨床研究のエビデンスに基づいて治療に関する助言をしたいと考えている。あなたが見つけた最も信頼できる論文は，研究者のクリニックを訪れた連続40名の男性腰痛患者の診療録をレビューした研究であり，22名が外科へ紹介され，18名は手術をせずに内科的治療が継続された。そうして，2か月後の痛みの消失率について比較された。手術を受けた患者全員と内科的治療を受けた患者のうちの10名が継続してクリニックを受診していた。痛みが改善した割合は，手術を受けた患者群でやや高かった。

● 各問の文章で，妥当性を損なう要因はどれか。

1.1 この研究では患者数が比較的少ないため，手術の真の効果について誤った印象を与えている可能性がある。
A．選択バイアス
B．測定バイアス
C．交絡
D．偶然性
E．外的妥当性（普遍性）

1.2 この研究の対象患者は全員男性であることから，女性であるあなたの患者に研究結果は適用できない。
A．選択バイアス
B．測定バイアス
C．交絡
D．偶然性
E．外的妥当性（普遍性）

1.3 手術を受けた患者群よりも手術を受けなかった患者群で，2か月後にクリニックでフォローされていた者が少なかった。
　A．選択バイアス
　B．測定バイアス
　C．交絡
　D．偶然性
　E．外的妥当性（普遍性）

1.4 内科的治療を受けた患者に比べて外科に紹介された患者はより若く，体力に勝っていた。
　A．選択バイアス
　B．測定バイアス
　C．交絡
　D．偶然性
　E．外的妥当性（普遍性）

1.5 内科的治療のみを受けた患者に比べて手術を受けた患者は，どのような痛みであれ訴える可能性が低く，担当医は痛みに関してカルテに記載しなかった可能性がある。
　A．選択バイアス
　B．測定バイアス
　C．交絡
　D．偶然性
　E．外的妥当性（普遍性）

1.6 他の併発疾患を有さない患者は回復力にすぐれ，したがって手術を勧められる傾向がある。
　A．選択バイアス
　B．測定バイアス
　C．交絡
　D．偶然性
　E．外的妥当性（普遍性）

問 1.7〜1.11 について，正しいのはどれか。

1.7 ヒスタミンはアレルギー性鼻炎（"枯草熱"）患者の炎症反応伝達物質である。この事実に基づいて，正しいのはどれか。
　A．ヒスタミンの効果をブロックする薬物は，症状を軽減するであろう。
　B．鼻でのヒスタミン濃度低下は，臨床的効果を示す信頼できる指標である。
　C．抗ヒスタミン薬は有効な可能性があることから，症状（鼻の痒み，くしゃみ，うっ血など）に対する効果についてアレルギー性鼻炎患者で研究するべきである。
　D．他のメディエータは重要ではない。
　E．実験室での研究結果が説得力を有するものあれば，臨床研究は必要でない。

1.8 母集団から抽出されるサンプルについて，誤っているのはどれか。
　A．たとえサンプル抽出の手順は正しくても，サンプルの特性は母集団とは異なるかもしれない。
　B．母集団に関する研究は，サンプルについての研究が唯一実行可能な方法である。
　C．母集団からのサンプル抽出が正しく行われれば，外的妥当性は保証される。
　D．サンプルは，母集団のすべてのメンバーが同じ確率で選択されるような方法で抽出されなければならない。

1.9 あなたは結腸がんを有する72歳の男性について，治療方針を決めようとしている。あなたは，ある種の薬物併用療法が結腸がん患者の予後を改善することを示した複数の優れた臨床研究を知っている。しかし，それらの研究での対象患者は全員，あなたの患者よりずっと若かった。正しいのはどれか。
　A．これらの研究結果を踏まえると，この治療についての決断は個人判断ということになる。
　B．あなたの患者についての決断をこれらの研究に基づいて行うことは内的妥当性と呼ばれる。
　C．これらの研究の結果は，バイアスではなく偶然性による影響を受けている。

1.10 規則的に運動を行うと冠動脈疾患のリスクが低くなるかについて研究が行われた。ある工場の職員を対象に運動プログラムが提供され，運動プログラムを自発的に希望し

た者（ボランティア）と自発的に希望しなかった者（非ボランティア）との間で，その後の冠動脈イベント発生率を比較した。冠動脈疾患発生の有無は，丁寧な医療面接，心電図記録，医療記録のレビューなどからなる任意の定期健診で決定した。驚いたことに，運動プログラムに参加した人々は，喫煙率が低かったにも拘わらず，冠動脈疾患の率が高かった。この結果の説明として，最も可能性が低いのはどれか。
A．研究開始前の冠動脈疾患発症リスクは，非ボランティアに比べてボランティアで高かった。
B．実際はボランティアでの運動量が増えず，2群での運動量は同じだった。
C．ボランティアは定期健診をより頻回に受けたため，結果として，運動群で無症候性心筋梗塞が診断される可能性が高くなった。

1.11 心室期外収縮は，特に他の心疾患を有する人での致死的不整脈による突然死の確率を高める。あなたは，心室期外収縮に対する新薬の記事を読んだばかりである。その薬を患者に処方する前に，あなたが最も知りたいのはどれか？
A．薬物の作用機序。
B．その薬物を使用しなかった患者に比べて，使用した患者でどれだけ心室期外収縮の発生を予防できるのか。
C．同様の特性を有する患者のうち，その薬物を服用した者と服用しない者での突然死の発生率。

問 1.12〜1.15 は，以下の臨床シナリオに関するものである。

エストロゲンが血栓形成のリスクを高めることを示唆する研究があることから，血栓性静脈炎で入院した女性患者と血栓性静脈炎以外の病気で入院した女性患者の間で，経口避妊薬服用の頻度を比較する研究が行われた。これら2群の患者の診療録をレビューし，経口避妊薬服用の記録の有無を調べた。血栓性静脈炎を有する女性患者では，その他の疾患のために入院している女性患者に比べて，経口避妊薬を服用している頻度が高いことがわかった。

●問 1.12〜1.15 の文章の内容に相当する，妥当性を損なう要因を1つ選べ。

1.12 血栓性静脈炎を有さない女性患者に比べて血栓性静脈炎を有する女性患者は，経口避妊薬と血栓性静脈炎との関連性についての説明をよく覚えていて，経口避妊薬の使用をもれなく報告した。
A．選択バイアス
B．測定バイアス
C．交絡バイアス
D．偶然性
E．外的妥当性（普遍性）

1.13 医師たちはエストロゲンが血栓形成の原因となりうることを知っていたため，血栓性静脈炎を有する女性患者では，血栓性静脈炎を有さない患者に比べてより注意深く経口避妊薬の使用について尋ねた（そして診療録により詳しく記した）かもしれない。
A．選択バイアス
B．測定バイアス
C．交絡バイアス
D．偶然性
E．外的妥当性（普遍性）

1.14 研究対象となった女性患者数が少ない。
A．選択バイアス
B．測定バイアス
C．交絡バイアス
D．偶然性
E．外的妥当性（普遍性）

1.15 血栓性静脈炎の女性患者は，血栓性静脈炎を有さない女性患者とは違って，他の地域で診療している医師から紹介されて入院した。
A．選択バイアス
B．測定バイアス
C．交絡バイアス
D．偶然性
E．外的妥当性（普遍性）

➡ 解答は付録を参照。

参考文献

1. Home PD, Pocock SJ, Beck-Nielsen H, et al. Rosiglitazone evaluated for cardiovascular outcomes in oral agent combination therapy for type 2 diabetes (RECORD): a multicentre, randomized, open-label trial. Lancet 2009; 373: 2125-2135.
2. Lipscombe LL, Gomes T, Levesque LE, et al. Thiazolidinediones and cardiovascular outcomes in older patients with diabetes. JAMA 2007; 298: 2634-2643.
3. Nissen SE, Wolski K. Effect of rosiglitazone on the risk of myocardial infarction and death from cardiovascular causes. N Engl J Med 2007; 356: 2457-2471.
4. Friedman GD. Primer of Epidemiology, 5th ed. New York: Appleton and Lange; 2004.
5. Straus SE, Richardson WS, Glasziou P, et al. Evidence-Based Medicine: How to Practice and Teach EBM, 4th ed. New York: Churchill Livingstone; 2011.
6. Stuebe AM. Level IV evidence—adverse anecdote and clinical practice. N Engl J Med 2011; 365(1): 8-9.
7. Murphy EA. The Logic of Medicine. Baltimore: Johns Hopkins University Press; 1976.
8. Porta M. A Dictionary of Epidemiology, 5th ed. New York: Oxford University Press; 2008.
9. McCormack K, Scott N, Go PM, et al. Laparoscopic techniques versus open techniques for inguinal hernia repair. Cochrane Database Systematic Review 2003; 1: CD001785. Publication History: Edited (no change to conclusions) 8 Oct 2008.
10. Neumayer L, Giobbie-Hurder A, Jonasson O, et al. Open mesh versus laparoscopic mesh repair of inguinal hernia. N Eng J Med 2004; 350: 1819-1827.
11. Sackett DL. Bias in analytic research. J Chronic Dis 1979; 32: 51-63.
12. Pickering TG, Hall JE, Appel LJ, et al. Recommendations for blood pressure in humans and experimental animals. Part 1: Blood pressure measurement in humans. A statement for professionals from the Subcommittee of Professional and Public Education of the American Heart Association Council on High Blood Pressure Research. Circulation 2005; 111: 697-716.
13. Bjelakovic G, Nikolova D, Gluud LL, et al. Mortality in randomized trials of antioxidant supplements for primary and secondary prevention: systematic review and meta-analysis. JAMA 2007; 297(8): 842-857.
14. Vevekananthan DP, Penn MS, Sapp SK, et al. Use of antioxidant vitamins for the prevention of cardiovascular disease: meta-analysis of randomized trials. Lancet 2003; 361: 2017-2023.
15. Norman RJ, Nisenblat V. The effects of caffeine on fertility and on pregnancy outcomes. In: Basow DS, ed. UpToDate. Waltham, MA: UpToDate; 2011.
16. Savitz DA, Chan RL, Herring AH, et al. Caffeine and miscarriage risk. Epidemiology 2008; 19: 55-62.
17. Sullivan PF. Mortality in anorexia nervosa. Am J Psychiatry 1995; 152: 1073-1074.
18. Korndorfer SR, Lucas AR, Suman VJ, et al. Long-term survival of patients with anorexia nervosa: a population-based study in Rochester, Minn. Mayo Clin Proc 2003; 78: 278-284.

第 2 章

頻　度

> ここでは，数値化が必要だ。
> —P. C. A. Louis*，1787～1872

KEY WORD

分子	周産期死亡率	無作為抽出標本
分母	有病率研究	確率標本
有病率	横断研究	標本比
点有病率	調査研究	過剰標本
期間有病率	コホート	便宜的標本
発生率	コホート研究	掴み標本
罹病期間	累積発生率	流行
致命率	発生密度	汎流行
生存率	人-時	流行曲線
合併症率	動的母集団	風土病
乳児死亡率	リスク集団	

　第 1 章では，医師が患者を治療する際に答えを出す必要がある疑問について概説した。疑問への回答は通常，確率的に示され，確実なことはまれである。臨床研究から得られる頻度が，患者ケア上の確率予測の根拠となる。本章では，頻度の基本的な表し方，臨床研究からどのようにして頻度を計算するのか，そして頻度の妥当性を損なう要因をどのようにして知ることができるのか，などについて述べる。

EXAMPLE

　72 歳の男性が徐々に進行する頻尿，排尿の中断，そして尿もれを訴えて受診している。直腸診では前立腺が対称性に肥大しているが，結節は触れなかった。尿流測定をすると尿流は低下しているが，前立腺特異抗原（PSA）値は上昇していない。医師は良性前立腺肥大症と診断している。この治療法を決定する際に，医師と患者は様々な治療選択肢の益と害について，比較考量しなければならない。話を簡略化して，薬物による内科的治療か手術の 2 つの選択肢について考えよう。患者が内科的治療を選択した場合，内科的治療は手術とは違ってすぐに効果が出るわけではなく，症状が悪化し閉塞性腎疾患を発症する危険を冒すことになる。一方，手術を選択すれば，症状は速やかに軽減されるであろうが，手術による死亡や長

*19 世紀の医師で，腸チフスなどの疾患の自然歴を知るうえで，"数値を用いた方法（印象ではなく，数量としてあらわす）"を提唱した。

期間にわたる尿失禁，勃起不能のリスクが高くなる。

この患者と医師が直面しているような決断は，伝統的に，ベッドサイドや外来診療での経験に基づく臨床判断に頼ってきた。現在では，臨床研究が厳密にかつ広範に行われるようになり，研究で得られた確率—頻度—を臨床判断の根拠とすることが可能となった。罹患，軽快，悪化，完治，合併症，死亡などの確率が，大部分の臨床上の疑問への回答の基盤となる。この患者で論理的に正しい臨床決断を下すためには，選択した治療ごとに，自覚症状と合併症が時間とともにどのように変化してゆくのか，正確な予測値を必要とする。

定性的な言葉で数値の代わりとなるか？

医師はしばしば，数字を使わないで，"普通，ときどき，まれに"といった言葉で確率を伝える。数字に代えてそのような言葉を用いるのは便利で，確率が不明確な場合には，正確に述べなくて済む。しかしながら，確率を表す一般的な形容詞が意味するところについてはほとんど合意が得られず，定性的な言葉が数字の役割を果たすことは難しい。

EXAMPLE

医師に，確率を表す13の言葉に%値を割り当てるよう尋ねた[1]。"必ず always"とか"決して never"などの，可能性が非常に高い，あるいは非常に低い事象を記述する言葉については，一般的に一致度は高かったが，両極端から離れた表現については一致度は低かった。例えば，上下1割ずつの医師の回答は，"通常 usually"については60〜90%，"ときどき sometimes"については5〜45%，"まれに seldom"については1〜30%の範囲であった。このことは，初期の研究者らが主張するように，「ある問題への対処法に関する医師間の意見の食い違いは，確率を示す言葉に付される意味の違いによるものかもしれない」ことを示唆する[2]。

患者もまた，定性的な言葉に対して範囲の広い確率を当てはめる。医療以外の専門職を対象にした別の研究によれば，"通常 usually"に対して35〜100%の確率が，"まれに rarely"については0〜15%の確率が割り当てられた[3]。

このように，数値の代わりに定性的な言葉を用いることで伝達される情報の精度が低下してしまう。我々ができる限り数値を用いることを勧める所以（ゆえん）である。

有病率と発生率

一般的に，臨床的に適切な頻度の尺度としては，ある事象を経験している患者(症例)数を**分子**(numerator)に，その事象が起こりえた人々(母集団)を**分母**(denominator)にした割合で表される。頻度の基本的な尺度には，有病率と発生率の2つがある。

有病率

有病率(prevalence)とは，ある特定の時点において，ある臨床状況やアウトカムを有す一群の人々の割合をいう。有病率は，あらかじめ定めた範囲の人々について，調査対象となる事象を有する人と有さない人を数えることで測定される。**点有病率**(point prevalence)とは，決められた一時点において各人の測定が行われたものである(実際の測定は，母集団中のすべての人について，必ずしも暦日の同時点で測定する必要はない)。**期間有病率**(period prevalence)とは，決められた期間内のどこかの時点での症例についてのものである。

発生率

発生率(incidence)とは，当初は調査対象となるアウトカムを有さず，その後定められた期間内に当該状況を生じた人々の比や割合をいう。したがって，発生率は，最初はある疾患を有さない母

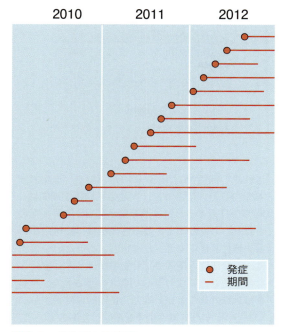

図2-1 発生率と有病率
2010〜12年の，肺がんリスクを有する10,000名での発症状況。

集団の中で新たに当該疾患を生じた患者，あるいはある疾患の症状や合併症といったアウトカムを有さない患者集団の中でそのような症状や合併症を新たに発症した患者についていうものである。

図2-1は，発生率と有病率の違いを図示したものである。3年間（2010〜12年）にわたって10,000名を観察した時の肺がんの発症を示す。時間とともに，集団中に肺がんを発症する人が出てきている。発症した人々は，回復するか死亡するか—肺がんの場合，死亡することが多い—のどちらかが起こるまで図示される。2010年以前の時点で，すでに4名が肺がんを有し，16名が観察期間の3年間に発症した。10,000名中の残りの人々は，この3年間に肺がんを発症せず，図には表示されていない。

2010年当初の肺がんの有病率の計算は，4名がすでに肺がんを有していたことから，この時点では4/10,000となる。各年の最初の時点で生存者を調べたなら，それらの時点での有病率を計算できる。2011年の年頭では，2010年以前に発症した患者のうち2名が，2010年に肺がんを発症した患者のうち3名が生存していて，2011年以前に4名の患者が死亡しているため分母が4少なくなり，有病率は5/9,996となる。それ以後の年についても同様に計算でき，2012年の年頭では7/9,992, 2013年の年頭では5/9,986となる。

当該集団における新たな症例の発生率を計算するためには，2010年の年頭に肺がんを有さなかった9,996名についてのみ，その後の3年間に発症したかどうかを考える。2010年には5例，2011年には6例，2012年には5例が新たに肺がんを発症した。3年間の疾患発生率は，その3年間に新たに発症した全症例（16例）を，経過観察期間の最初に疾患を有さなかった人の数（9,996名）で割ったものであり，3年間で16/9,996となる。2010年，2011年，2012年それぞれについて年間発生率はどうなるだろうか。分母では先行する期間に発症した症例を引くことに気をつけて計算する（そのような患者はもはや肺がんを発症するリスクを有さない）と，2010年の発生率は5/9,996, 2011年は6/9,991, 2012年は5/9,985となる。

時間との関係における有病率と発生率

疾患の頻度を表す尺度はどれも，何らかの時間的要素を必然的に含んでしまう。有病率では，時間は，動画フィルムの1コマのような瞬間的なものと考えられている。有病率は，母集団中の様々な人々を観察するのに実際には何か月もかかっているかもしれないが，一人ひとりの患者についてはある一時点における状況を表したものである。しかしながら，発生率での時間とは，調査対象としている事象を発生しうる集団を観察する期間をいう。表2-1に，有病率と発生率の特徴を示す。

有病率と発生率の違いを知ることがなぜ重要なのだろうか。それは，次の2つのまったく異なる疑問に答えるために必要であり，1つは「ある集団の中で，ある状況に置かれている人の割合はどのくらいか」，もう1つは「ある特定の集団において，時間の経過とともに，新たな患者が発生する割合はどのくらいか」である。一方の疑問への答えを，もう一方の疑問への答えから直接導き出すことは不可能である。

有病率と発生率，罹病期間の関係

有病率の研究では，疾患の期間を長びかせるあ

表2-1 発生率と有病率の特徴

特徴	発生率	有病率
分子	当初は疾患に罹っていなかった集団において、一定期間中に新たに発生した症例	ある時点や期間において存在する症例
分母	期間の当初は疾患に罹っていなかった、疾患に罹る可能性のある人すべて	症例、非症例含め検査された人すべて
時間	一定の期間	一時点もしくは短期間
測定方法	コホート研究（第5章参照）	有病率（横断）研究

らゆる要因は、患者として同定される可能性を高める。図2-1を違う角度から眺めると、このことを確認できよう。有病例とは、治癒や死亡、あるいは調査対象集団から出てしまって、もはや有病率調査の対象とならない場合を除いて、罹病状態にとどまっている人々をいう。結果として、罹病期間が短い疾患は有病率研究で見逃される可能性がより高くなる。例えば、冠動脈疾患による全死亡の15％は、発症後1時間以内に病院外で、しかも既往に心疾患の症状を有さない人に起こる。したがって、有病率研究ではこれらのイベントをほとんど見逃してしまい、地域における冠動脈疾患の疾病負担を過小評価してしまう。それに反して、罹病期間が長い疾患は、たとえ発生率が低くても、有病率研究でその実情がよく表される。北米における炎症性腸疾患の年間発生率は10万名中2〜14名とわずかではあるが、有病率は、慢性疾患としての特徴を反映し、10万名中37〜246名とはるかに高い[4]。

発生率、有病率、**罹病期間**（duration of disease）がほとんど変動せず安定した状況（定常状態）下では、発生率、有病率、罹病期間の関係は、次の式で概算される。

$$有病率 = 発生率 \times 平均的な罹病期間$$

または、

$$\frac{有病率}{発生率} = 罹病期間$$

EXAMPLE

ミネソタ州オルムステッド郡で、1984〜93年にかけて、潰瘍性大腸炎の発生率と有病率が測定された[5]。発生率は8.3/10万人-年で、有病率は229/10万人であった。本症の平均罹病期間は、229/10万を8.3/10万で割って28年間と推定された。したがって、潰瘍性大腸炎は期待余命の長い慢性疾患である。定常状態にあるという仮説は、この研究の期間中、発生率がほとんど変化しなかったことにより正しいことが示された。有病率は地域が異なれば異なり、長期的には変化しつつあるが、すべて慢性疾患を反映したものである。

同様に、前立腺がんの患者の大多数では自覚症状がないため、生前に診断されることがなく、発生率に比較して、死後の剖検による有病率がかなり高い。

その他の率

表2-2に、医療で用いられる率をいくつか示す。それらのほとんどは時系列での事象表示である。例えば**致命率**〔case fatality rate、または**生存率**（survival rate）〕は、ある疾患に罹患しその疾患で死亡（または生存）する人の割合である。エボラウイルス感染症のような急性疾患では、死亡例を全例明確にするためにはかなり長期間（この場合は数週間）にわたって観察する必要があり、経過観察の期間は明示しないことがある。心疾患やがんのような慢性疾患については、観察期間（例えば、5年生存率）を明示するのがより有用である。同様に、**合併症率**（complication rate）とは、ある疾患に罹患したりある治療を受けたりした人のうち合併症を起こした人の割合であり、合併症が起こるだけの十分な期間観察したことが前提となっている。これらの尺度は、観察期間が不十分な場合、過小評価されることになる。例えば、手術部

表2-2　一般に用いられる率

致命率	ある疾患により死亡した患者の割合
合併症率	ある疾患やその疾患の治療を原因とする合併症に苦しんでいる患者の割合
乳児死亡率	$\dfrac{1\text{歳未満の小児の年間死亡数}}{\text{同じ年の出生数}}$
周産期死亡率〔世界保健機構（WHO）による定義〕	1,000生児出生当たりの死産および生後1週間以内の死亡数
母体死亡率	$\dfrac{\text{ある年の母体の出産関連死数}}{\text{同じ年の同じ母集団での生児出生数}}$

位感染率は，退院してから感染が明らかになる患者もいるため，手術から退院までの期間での観察では過小評価されてきた[6]。

乳児死亡率（infant mortality rate）や**周産期死亡率**（perinatal mortality rate）（表2-2で定義した）のような比率は，分子の小児の数は必ずしも分母に入っていないため概算発生率ということになる。ある年の乳児死亡率の場合，その年に死亡した小児の中には前年に生まれた子供がいることもあれば，同様に，その年の年末に生まれた子供が翌年死亡することもある。これらの比率は測定が可能な方法で算出され，当該年の真の値に近い，有用な数値となっている。

有病率と発生率の研究

有病率と発生率は，まったく異なる種類の研究によって算出される。

有病率研究

有病率研究（prevalence study）では，母集団に属する人々は調査対象の状態の有無について調べられる。調査期間のある時点において，母集団の一部の人々は当該状態にあり，残りの人々はそうでない（図2-2）。その状態にある人々（症例）の，母集団に対する割合が当該疾患の有病率である。

有病率研究は，ある時点で"横断的に"調べるため，**横断研究**（cross-sectional study）とも呼ばれる。有病率研究は，おもな測定方法として調査票を用いるため，**調査研究**（survey）とも呼ばれる。

以下に典型的な有病率研究の例を挙げる。

EXAMPLE

世界保健機構（WHO）はうつ病の横断的有病率

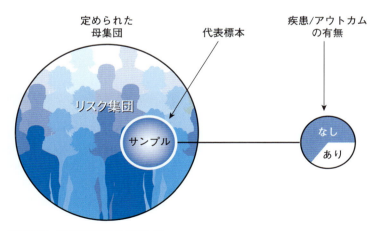

図2-2　有病率研究のデザイン

研究を行うための研究コンソーシアムを設立した。北米，中南米，アジアの10か国で一般人口から無作為に抽出された37,000名以上の人々を対象に面接が行われた。大うつ病の診断は，異なる言語と文化に対応して作成された調査票を用いた面接によって下された。回答率は，57～90%であった。30日有病率（正確には期間有病率であるが，期間が短いことから点有病率の良い予測値である）は米国の4.6%を最高に，日本の0.9%まで幅があった。期間有病率はより高く出る。例えば，米国では，12か月有病率は10.0%，生涯有病率は16.9%であった。著者らは，"大うつ病のエピソードの頻度は高く，通常，慢性-間歇型経過をとる"と結論した[7]。

発生率研究

発生率研究で調査対象となる母集団は**コホート**(cohort)と呼ばれ，調査開始時点で何らかの共通する要素を持ち，その後長期にわたってアウトカム事象が起こるかを追跡される人の集団と定義されている。このため，発生率研究(incidence study)は**コホート研究**(cohort study)とも呼ばれる。対象となるアウトカムを有さない人々からなる標本を同定し，アウトカム事象が起こるかをある期間にわたって観察する。コホートのメンバーは当初は健康であっても，将来に向かって，疾患の有無—例えばがんのない状態から膵臓がんの発症の有無—について追跡される。または，標本の全員が最近発症した疾患（例えば，膵臓がん）を有し，再発あるいは死亡といったアウトカムが起こるまで追跡される。発生率研究については第5章と第7章で詳述する。

累積発生率

これまで"発生率"は，一定規模の人口集団で全員を一定期間観察して，新たな事象が起こった割合を意味してきた。ある期間にわたって新たな症例が累積することから，**累積発生率**(cumulative incidence)と呼ばれる。

発生密度（人-年）

発生率研究におけるもう1つのアプローチとして，被観察者ごとに観察対象となる期間が変化する母集団において，新たに対象疾患が発生した患者数を数える方法がある。このタイプの研究で得られる発生率は，抽象的には時間と場所における新たな発生例の密度と表されるため，**発生密度**(incidence density)と呼ばれる。

臨床試験では発生密度を用いることが多い。対象となる患者はある期間にわたって登録されるため，登録期間の初期に登録された患者は，後期に登録された患者よりも長期間治療され，観察されることになる。一人ひとりの患者の研究への寄与の程度を観察された期間に比例させるよう，発生密度測定時の分母は，ある特定の時点におけるアウトカム事象に対するリスクを有する人の数ではなく，リスクを有する**人-時**(person-time)とする。10年間観察された間にアウトカム事象を発生しなかった患者は，分母に対して10人-年，1年間観察された患者は1人-年，それぞれ寄与している。発生密度は，リスクを有する人-時総数に対する新たな発生数として表される。

人-年アプローチは，とりわけ，観察期間中に対象者が入ってきたり出たりする**動的母集団**(dynamic population)において疾病発生率を予測する場合に有用である。大きな母集団での発生率研究は，母集団中に新たに発生した症例は正確に数えられることが多い（例えば，病院の診療録あるいは疾病登録から）が，リスクを有する集団の大きさや特徴は，リスクを有する人々が地域に入ってきたり出たりしているため，予測することができるにすぎない。母集団は期間が短ければ比較的安定していて，当該地域に出入りする人の割合が小さいため，この方法は有用である（図2-3）。

EXAMPLE

帯状疱疹の発生率とその合併症に関する研究が発生密度と累積発生率双方の例として挙げられる。ミネソタ州オルムステッド郡の研究者たちは，郡内の成人住民の診療録を調べた[8]。他の研究により，患者の98%は郡内でケアを受けてい

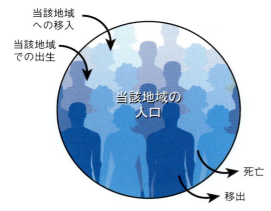

図2-3 動的母集団

ることが示されていて，ほとんどの住民は，研究の目的で診療録が用いられることに同意した。群の人口は国勢調査により約175,000人と予測された。米国成人人口の年齢と性別について調整した帯状疱疹の発生率は3.6/1,000人-年で，年齢とともに高くなった。帯状疱疹後の疼痛は，これらの患者の18％に起こった。

　帯状疱疹感染の発生率は動的母集団を対象とした人-年で表され，感染後の疼痛は，すべての帯状疱疹患者が追跡された後，累積発生率で表される。

　人-年アプローチの欠点は，異なる期間の経過観察の結果を一括りにしていることである。少数の患者の経過を長期間追跡しても，多数の患者を短期間追跡しても，同様に人-年に寄与することになる。アウトカムが現れるまでに長期間を要したり，予後の悪い患者は特に当該母集団から脱落しやすかったりするため，長期間追跡された患者と短期間追跡された患者は系統的に異なることがあり，その場合は結果として，発生密度が患者数と経過観察期間の特定の組み合わせに左右されてしまう。例えば，発がん物質への曝露からがんの発症までの潜在時間は，ほとんどのがんについて少なくとも10年である。10,000名を20年間観察する研究では，がん発生率の上昇を示すことが可能であろう。しかし，10万名を2年間観察する研究では，人-年で表すと同じ20万人-年となるが，観察期間があまりにも短く，がん発生率の上昇は

示されないであろう。

頻度研究の基本要素

　有病率を報告する研究を意味あるものにするため，分子と分母は注意深く定義されなくてはならない。

症例とは何か？　分子を定義する

　症例とは，一般人口中，ある疾患に罹った人，またはある疾患のために医療サービスを受けている患者のうち，再発や治療に伴う合併症，死亡といったアウトカムを有するに至った患者である。症例の定義によって，有病率や発生率が異なってくる。

　ほとんどの臨床事象（血清コレステロール，血清カルシウム，甲状腺ホルモンレベルなど）は連続変数である。正常と異常の境界（カットオフ）は様々なところに設定することができ，そのことは結果としての有病率に大きな影響を与える。第3章でカットオフを特定の場所に設定する理由について，第8章では診断検査の性能について述べる。

EXAMPLE

　世界中に肥満が蔓延している。米国において，異常体重の有病率はどれくらいだろうか？　それは異常体重の定義のされ方による。図2-4に，2007〜08年における40〜59歳の米国人男女のBMI（体重と身長の双方を考慮した肥満の程度を知る1つの方法）の分布を示す[9]。米国国立衛生研究所（NIH）とWHOは，BMIの特定の分類方法を勧めている（表2-3）。この分類方法によると，肥満の有病率は33.8％で，過剰体重（肥満以上の人々をも含む）は68％であった。この人口中かなりの割合の者，約5％が高度肥満であった（クラスⅢ，"病的肥満"）。

　比率は，どれだけ熱心に症例を探すかによる影響を受ける可能性がある。例えば，アスピリンは喘息発作を誘発することがある。このための症状は，どのくらいの頻度で起こるのだろうか。それ

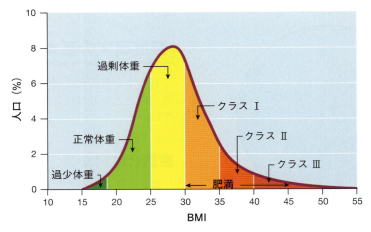

図2-4 男性における過剰体重と肥満の有病率(2007～08年)
〔Flegal KM, Carroll MD, Ogden CL, et al. Prevalence and trends in obesity among US adults, 1999-2008. JAMA 2010；303(3)：235-241 より〕

表2-3 米国国立衛生研究所(NIH)と世界保健機構(WHO)による肥満の分類

分類	BMI (Body Mass Index：kg/m²)
過少体重	18.5 未満
正常体重	18.5～24.9
過剰体重	25.0～29.9
肥満	30 以上
肥満クラスI	30～34.9
肥満クラスII	35～39.9
肥満クラスIII ("高度"，"極端" あるいは"病的")	40 以上

Flegal KM, Carroll MD, Ogden CL et al. Prevalence and trends in obesity among US adults, 1999-2008. JAMA 2010；303：235-241 より

は症例の定義に左右される。アスピリンを服用した後に呼吸障害が起こったか否かという簡単な質問で尋ねると，発生率は比較的低く，成人では約3％である。症例をもっと厳密に定義し，アスピリンを服用して気管支収縮が起こったかを調べると，アスピリン誘発喘息の発生率はずっと高くなり，成人で約21％となる[10]。前者は臨床状況を反映し，後者は疾患の生物学的側面を反映している。

疾患の検出方法がより敏感になると，発生率もまた変化する。

EXAMPLE

前立腺がん患者の大多数では，がんの進行が遅く，生存中に診断されることは少ない。前立腺がんの血液検査であるPSAを用いることで，これら進行の遅い症例がより多く発見されるようになった。PSA検査は比較的感度が高く，この検査に続いて前立腺生検が行われることで，他の方法では検出されなかったがんが発見される。米国ではPSA検査が広く利用されるようになって，報告される前立腺がん発生率が急激に上昇し，数年間で2倍以上になった[11]（図2-5）。この発生率の上昇は，母集団における真の発生率を反映したものではない。というのは，この上昇はあまりにも急激であり，同様の変化はPSA検査が一般的には行われない国々では見られず，おそらく，この新しい検査によって人々の関心が高まり，有病患者群が検査しつくされたからであろう。しかしながら，発生率はPSA検査前のレベルには低下せず，高止まりしたように見えることは，PSA検査が導入されてから新たな発症患者がより頻繁に診断されるようになったことが示唆される。

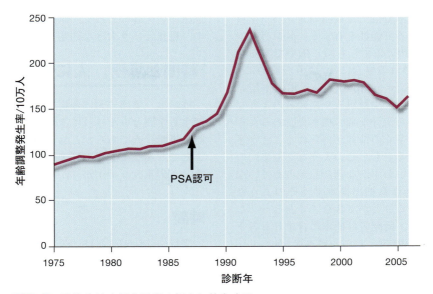

図2-5　発生率は症例を見出す努力に依存する
米国において，前立腺特異抗原(PSA)が広く用いられるようになってからの前立腺がんの発生率。(Wolf AMD, Wender RC, Etzioni RB et al. American Cancer Society guideline for the early detection of prostate cancer : Update 2010. CA Cancer Journal for Clinicians 2010；60：70-98 より許可を得て引用)

母集団とは何か？　分母を定義する

　比率は，その母集団—比率の分母—が測定できて，かつ明確に定義され，疑問に対して適切な範囲内でのみ有用である。分母には，非常に重要な特性が3つある。

　第一に，母集団のすべての人々が，当該アウトカムを発現する可能性を有する—すなわち，全員が**リスク集団**(population at risk)を構成している—べきである。分子に算入される事象や状態を経験することがありえない人々は，分母に属さないことになる。例えば，子宮頸がんの有病率は子宮を有する女性を対象に評価されるべきであり，過去に子宮摘出術を受けた女性(あるいは男性)が含まれる程度に応じて，子宮がんの有病率は過小評価される。

　第二に，母集団は疑問に対し適切でなければならない。例えば，地域におけるHIV感染の有病率を知りたい時には，当該地域の全人口から無作為に選んだ標本を対象とすればよい。しかし，不法薬物使用者でのHIV感染症の有病率を知りたい時には，彼ら自身を対象にしなくてはならない。

　第三に，母集団は，有病率研究の結果を適用するのは誰なのかを判断するうえで役立つよう細部にわたって定義されなくてはならない。つまり問題になるのは比率の一般化であり，報告されている率が，考慮の対象となっている患者に適用できるかの判断である。疾患(例えばHIV感染)の比率は，医療が行われる状況，つまり一般人口なのか，プライマリケアなのか，または三次医療センターなのかによって大きく異なる。医師が報告されている比率を効果的に利用するには，それがどのような環境下で得られたものなのかを知っておく必要がある。

研究標本が母集団を代表するか？

　第1章で述べたように，対象疾患を有する，あるいは対象疾患を今後発症しうる人々全員について調べることはほぼ不可能である。一般には，扱うことができる人数に絞り込むために標本(サンプル)を抽出する。このことは，標本が母集団を正確に代表しているかという，核心的な問題を投げかける。

　無作為抽出標本(random sample)は，母集団を代表することを目的に作成される標本である。単

純な無作為抽出標本では，母集団のメンバー全員が平等に選択される可能性を有する。メンバー一人ひとりがある確率（必ずしも同じ確率である必要はない）で選択される場合には，より一般的に，**確率標本**（probability sample）という用語が用いられる。確率標本は，少数民族や高齢者のような特殊な下位集団から十分な数の標本を含めるようにしたほうがより多くの情報が得られることが多いため，有用である。もしこのような下位集団のメンバーが母集団中わずかな割合しか占めていない場合，単純な無作為抽出標本ではそのような人々を十分に含めることができないであろう。これを修正するため，研究者は標本に含まれる各下位集団のメンバーの割合である**標本比**（sampling fraction）を変動させることができる。研究者は比較的割合が低い下位集団から，母集団中の割合より大きな割合で無作為に選択することによって，**過剰標本**（oversample）を抽出することができる。データの分析時に標本割合が異なることを考慮すれば，最終的にはその標本は母集団を代表するものとされる。

平均すると，確率標本の人口特性はその母集団の特性と類似していて，特に標本数が多い場合にはそうである。標本が母集団と異なる程度は偶然性によるものであって，系統的誤差ではない。

非無作為抽出は，実際上の理由から臨床研究ではよく行われる。最大の利点は，医療施設を訪れている患者，協力的な患者，あるいははきはきしている患者などといった理由で，標本の獲得が容易であるために，**便宜的標本**（convenience sample），あるいは研究者は可能であればどこででも患者を標本にしてしまうという意味で，**掴み標本**（grab sample）という。

医学論文中に記載された患者で医師が診察した者の多くは，母集団からのバイアスがかかった標本である。患者が研究に参加している典型的な理由としては，学術機関で治療を受けているため，研究への参加が可能なため，研究への参加を望んでいるため，研究対象以外の疾患に罹患していないためであり，そしておそらく，特別な関心があるか重症疾患に冒されている，またはその両方であろう。非無作為抽出による研究は，研究結果が適用される人々を正しく理解している限り，何も問題はない。しかしながら，標本はバイアスのかかった標本であることから，臨床研究の結果は，思慮深い医師にとって，研究の場から診療の場への一般化という大きな問題を残すことが多い。

時間と場所，人に係る疾病分布

疫学は，集団における疾患の分布の決定要因に関する学問とみなされてきた。おもな決定要因は時と場所，人である。これらの要因の分布を知ることで，疾患の原因や管理，健康関連サービスのニーズの重大な手がかりが得られる。

時間

流行（epidemic）とは，新たな症例が特定の時期に集中することをいう。**汎流行**（pandemic）とは，ある疾患がとりわけ広範囲に流行したもので，重症インフルエンザの世界的流行（例えば，1918～19年の流行）や，拡大する速度は遅いものの世界的な規模に及ぶHIV感染/AIDSなどに用いられる。流行の存在は，ある集団において，ある疾患の経時的な増減を示す**流行曲線**（epidemic curve）で認識される。

EXAMPLE

図2-6は，新たに認識された疾患である重症急性呼吸器症候群（SARS）の，中国の北京における2003年春の流行曲線である[12]。総計2,521例の疑い症例が流行期間に報告された。症例に"疑い"とされたのは，当時厳密な診断基準がなかったためである。仮の定義として，SARS患者と接触したかSARSが流行している地域に住んでいるもしくは訪問した，発熱を伴う呼吸器疾患の症状や所見が見られる，胸部X線写真に変化が見られる，抗生物質への反応が乏しい，白血球数が正常であるか減少している，といった疫学的および臨床的現象を組み合わせた基準が用いられた。その後，この新たな疾患について理解が深まるにつれ，原因であるコロナウイルスに対する検査が患者を検出するために行われるようになった。症例は"報告例"とされ，北京地域の全症例が検出されたという確証がないことを明確にした。

図2-6はまた，おもな管理対策が実施された時

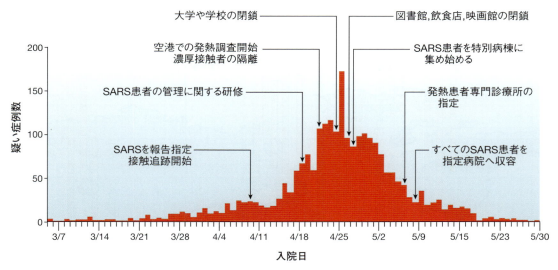

図2-6 流行曲線
2003年3〜5月における北京での重症急性呼吸器症候群（SARS）の疑い症例数と管理対策との関係。(Pang X, Zhu Z, Xu F, et al. Evaluation of control measures implemented in the severe acute respiratory syndrome outbreak in Beijing, 2003. JAMA 2003；290：3215-3221 より許可を得て改変)

期を示している。SARS の流行は，公共施設の閉鎖，新たな症例の早期診断，患者の当該地域からの移出，患者の SARS 専門施設への隔離を含めた積極的な隔離対策によって収束に向かった。流行の収束は自然に起きたのであってこれらの管理対策によるものではないという可能性もあるが，他の地域でも同様の管理対策で流行が収束したため，その可能性は低い。いずれにせよ，新たな発生症例が減少したことから，WHO は北京への旅行禁止勧告を解除し，公共の場は再び開放され，正常な国際経済活動と観光が再開された。

地域の流行状況に対する知識は医師が正しい診断を下す際に役立つ。例えば，著者の1人がドイツの米軍基地でプライマリケア医として勤務していた時，発熱と手足の発疹を伴う小児を診察したことがある。知識は医学生時代の小児科病棟実習での経験に頼るしかなく，当惑した。しかし短期間のうちに，同僚医師とともに（小児科医コンサルタントの援助を得て）多くのそのような小児を診たことから，派手な症状ではあるが軽症の小児感染症であるコクサッキーウイルス感染症（"手足口病"）の流行の渦中にいることがわかった。

場所

患者の地理的分布は，疾病負担の程度と疾患の原因を知る手がかりを提供する。

EXAMPLE

大腸直腸がんの発生率は世界の地域によって大きな違いがある。発生率は，地域住民の年齢構成による調整をしても，北米，ヨーロッパ，オーストラリアで高く，アフリカやアジアで低い[13]（図2-7）。この観察により，環境要因が本疾患の発生に大きな役割を果たしているという仮説が導き出された。この仮説は，低発生率国から高発生率国へと移住した人々に大腸直腸がんの生涯にわたる発生率が高くなっていることを示した別の研究によって裏づけられている。

ヨード欠乏による甲状腺腫大やポリオ（撲滅への世界的な取り組みが行われた後）が特定の地域でのみ見られる時，当該疾患は**風土病**（endemic）と呼ばれる。

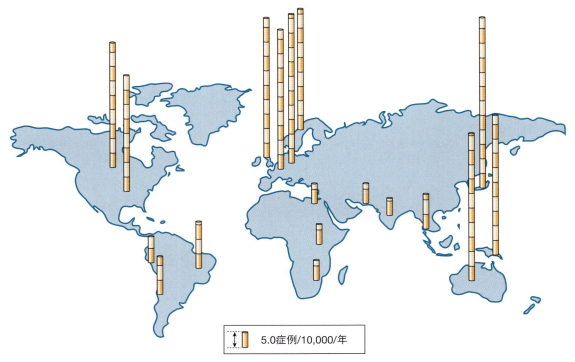

図2-7 世界の地域別大腸がん発生率（男性）
（Center MM, Jemal A, Smith RA, et al. Worldwide variations in colorectal cancer. CA Cancer J Clin 2009；59：366-378 より）

人

　特定の特徴を有する人々のみが，同じ時期に，同じ場所で罹患し，他の人々は罹患しない疾患については，この情報は疾患の原因や医療上の対応策についての手がかりを提供する。AIDS が世界的に流行し始めた当初は，大部分の症例は複数の性的パートナーを持つ男性同性愛者か静脈注射での不法薬物使用者であった。このことから，精液や血液を介した感染病原体が原因であるとの初期の仮説が導き出された。実験室での研究によってこの仮説が正しいことが確かめられ，HIV が発見された。最も感染しやすい人を見出すことで，そのような人々での疾患の拡大を予防するための特別な対応―例えば，彼らのコミュニティに的を絞った安全な性交に関する教育，公共浴場の閉鎖，安全な注射針の使用プログラム―がとられた。

有病率研究の活用

　適切に行われた有病率研究は，特定の重要な疑問に対しては最良の回答になるが，他の疑問に対してはあまり良い回答にはならない。

有病率研究が有用なのはどのような場合か？

　有病率研究は，異なる臨床状況下で予期すべきことは何かについて，価値ある情報を提供する。

EXAMPLE

　頸部リンパ節腫大へのアプローチは，どのような診療場面で，どのような患者を診るのかによって異なる。プライマリケア診療の場では，小児の持続性頸部リンパ節腫大が，がん―主としてリンパ腫―による確率はわずか 0.4％である。医師は，がんの有無を最終的に決めるための生検を行う際の閾値を高く保つ必要がある。一方，プライマリケア診療の場で成人に見られた場合，頭部や

頸部のがんが基礎にある確率は4%である。彼らの場合には，医師はリンパ節生検の閾値をより低く設定すべきである。紹介患者を受け入れる医療機関での悪性疾患の率はより高く，頸部リンパ節腫大を有する成人では約60%であり，生検が一般的に行われる。この状況は世界中で地域によって異なる。発展途上国では，リンパ節腫大の原因としては抗酸菌感染症のほうが，がんよりもより一般的である。このように，有病率の知識は，医師が特定の医療環境で特定の患者を診療している状況下で，診断の可能性に優先順位をつける際に役立つ。

疾患の有病率は，診断検査の解釈に大きな影響を及ぼす。この点については，第8章で詳細に述べる。

最後に，有病率は保健サービスを計画するにあたって重要な目安となる。プライマリケア診療では，糖尿病，肥満，高血圧，脂質異常症に対して備えるほうが，ホジキンリンパ腫，再生不良性貧血，全身性エリテマトーデスに対して備えるよりも重要視されるべきである。反対に，三次医療施設の中には，後者のような疾患に対してのみ準備を整えている施設があるが，それも適切なことである。

有病率研究があまり役立たないのはどのような場合か？

有病率研究は，疾患の因果関係について弱いエビデンスを提供するにすぎない。因果関係に関する疑問は，本来，時系列の中で新たな事象，すなわち発生率について尋ねるものである。有病率研究に関するその他の限界点として，原因と効果が同時に測定されるため，原因とされるものが本当に効果に先んじているかどうかを知ることが難しいことが挙げられる。例えば，もし高血糖を有する入院患者で感染症が多い場合，高血糖によって免疫機能が損なわれて感染症が起こるのであろうか？ 感染症が高血糖を起こしたのであろうか？ リスク要因（例えば，家族歴や遺伝マーカー）が疾患やアウトカムの発生に先行したことが確実であれば，因果関係の解釈はあまり厄介な問題とはならない。

もう1つの限界点としては，有病率は，疾患の発生—因果関係の主眼である—の結果によることもあれば，疾患の罹病期間が関係していることもあり，これらのまったく異なる問題を区別できないことである。有病率に関する情報だけでは，これら2つ，発生率と罹病期間のそれぞれがどれほど関わっているのか判断できない。それにも拘らず，横断研究は，因果関係についてより厳密な方法で研究されるべき，説得力のある仮説をもたらす。

背後にあるメッセージは，うまく行われた横断研究，あるいはどのような研究デザインであっても，それ自体が本来的に強いエビデンスあるいは弱いエビデンスを提供するのではなく，答えを見出そうとしている疑問との関係で決まるのである。

EXAMPLE

農場に住む子供たちは，同じ地区の農場外に住む子供たちと比較して，気管支喘息になりにくい。農村と市街地では微生物への曝露環境が異なり，微生物への曝露が，喘息の発症に抑制的に働くことが示唆される。しかし，両環境はその他にも多くの点で異なる。この仮説をさらに強化するため，ドイツの研究者たちがマットレスのごみと子供たちのベッドルームのごみを調べた研究では，農場とは無関係に，微生物の多様性と喘息が反比例していた[14]。これらの観察結果を合わせると，より広い範囲の微生物に曝露すると喘息になりにくいという因果関係の仮説が設定でき，さらにレベルの高い研究で検証される必要があることになる。

復習問題

各設問について，正しいのはどれか。

2.1 がん登録制度により，1年間で10万人当たり40名の新規膀胱がん患者が報告された。症例は，米国のいくつかの地域において発症した膀胱がん患者の総数に基づき，リスクのある男性の数は当該地域の人口調査の結果から予測された。この比率はどれか？
A. 点有病率
B. 期間有病率
C. 発生密度
D. 累積発生率
E. 合併症率

2.2 米国では成人の60％が血清コレステロール値＞200 mg/dL（5.2 mmol/L）である。この比率はどれか。
A. 点有病率
B. 合併症率
C. 発生密度
D. 累積発生率
E. 期間有病率

2.3 あなたは子宮頸部感染の有病率に関する研究論文を読んでいて，その論文が科学的に正しいかを知りたいと思っている。重要でないのはどれか？
A. 貧血が起こるのに必要とする十分な期間，被験者の観察が行われた。
B. 研究は，母集団を代表する標本について行われた。
C. 母集団の全メンバーが女性である。
D. 子宮頸部感染症の定義が明確になされている。
E. 研究は，明確に定義された母集団から得られた標本について行われた。

2.4 定義された母集団の確率標本は，
A. 過剰標本により妥当性が否定される。
B. 無作為標本より劣る。
C. 母集団を代表するものではない。
D. 標本の人数が十分な場合にのみ母集団を代表する標本となる。

2.5 リウマチ性関節炎の発生率は約40/10万/年で，有病率は約1/100人である。この病気の平均持続期間は何年か。
A. 10年
B. 25年
C. 33年
D. 40年
E. 50年

2.6 コホート研究でない研究はどれか。
A. 胃がん患者のうち，5年生存する者の割合。
B. 体重の違いによって，小児が糖尿病を発症するリスク。
C. 2011年にインフルエンザ予防接種を受けた子供での合併症発生率。
D. クリニックを受診中の患者群における病気の初期経過。
E. 集中治療室に入室し，退院時に生存していた患者の割合。

2.7 服薬エラーの発生率を調べる研究において，入院する患者10人目ごとに1名ずつ登録した標本を得た。この標本の種類はどれか。
A. 層別標本
B. 確率標本
C. 便宜的標本
D. 無作為標本
E. 過剰標本

2.8 初めて熱性痙攣を発症した小児を対象にしたコホート研究によって，その後，小児期に熱性痙攣を再発するリスクが1/3であることがわかった。この比率はどれか。
A. 点有病率
B. 合併症率
C. 累積発生率
D. 期間有病率
E. 発生密度

2.9 観察される疾患発生率を高めないのはどれか。
   A．疾患をより多く見出そうとする努力。
   B．発生率自体の増加。
   C．より感度の高い疾患検出法。
   D．疾患の診断閾値を下げる。
   E．母集団からより大きな標本を得て調べる。

2.10 コクシジオイデス真菌症は米国の南西部砂漠地帯とメキシコではよく見られる真菌感染症であり，その他の地域ではあまり見られない。この感染症を正しく記述しているのはどれか。
   A．風土病（endemic）
   B．汎流行病（pandemic）
   C．事件（incident）
   D．伝染病（epidemic）
   E．蔓延病（prevalent）

2.11 成人の26％は過去3か月間に1日以上続く腰痛を経験する。この比率はどれか。
   A．累積発生率
   B．発生密度
   C．点有病率
   D．合併症率
   E．期間有病率

2.12 "動的母集団"を正しく記述しているのはどれか。
   A．急速に人数が増えている。
   B．コホート研究に特に適している。
   C．人々の流入・流出が続いている。
   D．累積発生率測定の基盤となる。
   E．無作為標本抽出に最良の母集団である。

2.13 特発性側弯症（生後発症する脊椎の変形で，しばしば思春期に明らかとなる）の発生率を研究する場合の適切なコホートはどれか。
   A．2012年にノースカロライナ州で生まれ，成人するまで側弯症の有無を検査された子供たち。
   B．特発性側弯症の治療目的で，整形外科医に紹介された子供たち。
   C．ノースカロライナ州内の調査で，側弯症が見つかった子供たち。
   D．側弯症を有し，研究に参加できる子供たち。
   E．2012年春の時点で，ノースカロライナ州の住民の中から無作為に選ばれた子供たち。

2.14 有病率研究がとりわけ有用なのはどれか。
   A．疾患発生率の記述。
   B．短期間で治癒する疾患の研究。
   C．疾患の持続期間の予測。
   D．定義された母集団中で，対象疾患を有する人々の割合の記述。
   E．因果関係の確立。

2.15 昨年，80万人の米国人が心疾患あるいは脳卒中で死亡した。この統計数値はどれか。
   A．発生密度
   B．点有病率
   C．累積発生率
   D．期間有病率
   E．上記のどれでもない。

➡ 解答は付録を参照。

参考文献

1. Roberts DE, Gupta G. Letter to the editor. New Engl J Med 1987 ; 316 : 550.
2. Bryant GD, Norman GR. Expressions of probability : words and numbers. N Engl J Med 1980 ; 302 : 411.
3. Toogood JH. What do we mean by "usually"? Lancet 1980 ; 1 : 1094.
4. Loftus EV Jr. Clinical epidemiology of inflammatory bowel disease : Incidence, prevalence, and environmental influences. Gastroenterology 2004 ; 126 : 1504–1517.
5. Loftus EV Jr, Silverstein MD, Sandborn WJ, et al. Ulcer-

ative colitis in Olmstead County, Minnesota, 1940-1993 : incidence, prevalence, and survival. Gut 2000 ; 46 : 336-343.
6. Sands K, Vineyard G, Platt R. Surgical site infections occurring after hospital discharge. J Infect Dis 1996 ; 173 : 963-970.
7. Andrade L, Caraveo-Anduaga JJ, Berglund P, et al. The epidemiology of major depressive episodes : results from the International Consortium of Psychiatric Epidemiology (ICPE) surveys. Int J Methods Psychiatr Res 2003 ; 12 : 3-21.
8. Yawn BP, Saddier P, Wollan PC, et al. A population-based study of the incidence and complication rates of herpes zoster before zoster vaccine introduction. Mayo Clin Proc 2007 ; 82 : 1341-1349.
9. Flegal KM, Carroll MD, Ogden CL, et al. Prevalence and trends in obesity among US adults, 1999-2008. JAMA 2010 ; 303 : 235-241.
10. Jenkins C, Costello J, Hodge L. Systematic review of prevalence of aspirin induced asthma and its implications for clinical practice. BMJ 2004 ; 328 : 434-437.
11. Wolf AMD, Wender RC, Etzioni RB, et al. American Cancer Society Guideline for the early detection of prostate cancer : update 2010. CA Cancer J Clin 2010 ; 60 : 70-98.
12. Pang X, Zhu Z, Xu F, et al. Evaluation of control measures implemented in the severe acute respiratory syndrome outbreak in Beijing, 2003. JAMA 2003 ; 290 : 3215-3221.
13. Center MM, Jemal A, Smith RA, et al. Worldwide variations in colorectal cancer. CA Cancer J Clin 2009 ; 59 : 366-378.
14. Ege MJ, Mayer M, Normand AC, et al. Exposure to environmental microorganisms in childhood asthma. N Engl J Med 2011 ; 364 : 701-709.

第 3 章

異　常

> …"正常"の医学的意味は統計学の乱用の中で失われた。
> ―Alvan Feinstein, 1977

KEY WORD

名義変数	項目	反応性
二値変数	尺度	解釈性
順序変数	内容妥当性	標本比
間隔変数	分類妥当性	度数分布図
連続変数	構成妥当性	代表値
離散変数	信頼性	散布度
妥当性	再現性	非対称分布（傾斜分布）
正確度	精度	正規分布
構成	範囲	平均への回帰

　医師は"正常"と"異常"の鑑別に非常に多くの時間を費やす。甲状腺は正常の大きさなのか，やや腫大しているのか。心雑音は"無害（健康上の問題がない）"なのか，心臓弁膜症の徴候なのか。軽度のアルカリホスファターゼの上昇は肝臓病の徴候なのか，未診断のページェット病の徴候なのか，あるいは問題ないのか。

　通常とは大きくかけ離れた事柄に遭遇した場合，それを知ることは容易である。例えば，診断学の教科書に写真が出ているような著明な肝脾腫，巨大な甲状腺腫，関節リウマチによる著しく変形した手指はよく知られている。このような明らかな異常を認識することにそれほどの技術はいらないが，医師がそのような状況に遭遇することはまれである。医師にとって正常と異常のわずかな違いを鑑別しなければならない機会は非常に多く，そのような場合，診断技術や臨床決断に関する基礎的知識が重要になる。

　病院外の一般患者について異常か否かの決断を下すことは，非常に困難な作業である。主として紹介患者を診る専門病院のように，患者がすでに特別な注意を払って選択されている場合には，何が問題であるかは明らかである。専門病院では，診断の再確認と病気の治療が目的である。しかし，プライマリケアや救急の場面では，毎日診療する基本的に健康な多くの人々の中に，わずかな症状を訴える真の病気の患者が混じっている。また，患者の訴えのすべてについて徹底的に追及することは不可能である。腹痛を訴える多くの患者の中の，誰が自然治癒する胃腸炎で，誰が初期の虫垂炎であるのだろうか。咽頭痛と嗄声を訴える患者の中の，誰がウイルス性咽頭炎で，誰がまれではあるが致死的なインフルエンザ桿菌による喉頭蓋炎であるのだろうか。これらは様々な異常を鑑別することがいかに重要で，しかも困難な作業であるかを示す例である。

　正常と異常を鑑別するポイントは，簡単にわかる臨床所見と何らかの精査が必要な臨床所見とを

見分けることである。正常と考える場合には"正常範囲"，または"著変なし"，"基礎疾患なし"として，その他の所見は身体所見欄に記入する。異常所見は問題リストや"印象"ないしは"診断"の欄に記入して，その後の検討の基礎データとする。

臨床所見を単純に正常あるいは異常と判断するのはあまりに大雑把で，分類を誤る原因となる。このようなアプローチが正当化されるのは，患者の詳細なデータを考慮する必要がない場合や，データの考慮が不可能な場合である。Bertrand Russell（バートランド・ラッセル）が指摘したように"完全な明快さを追究すれば何かしら不正確になり，完全な正確さを追究すれば不明快になることが多い"のである。医師は自分自身に対しても他人に対しても，往々にして正確さを犠牲にしてでも明快さを求める誤りを犯しやすい。データを単純化するもう1つの理由は，医師の仕事は"さらに検査するべきか，もしくは経過観察をすべきか"や"治療するべきか，もしくは患者を安心させるべきか"という，二者択一的な決断を最終的に迫られるからである。このような状況では，"ある"か"ない"かという分類が必要になる。

表3-1に，複雑な臨床データからどれほど単純化された診断名が導き出されるかを示した。左の欄は患者の問題リストで，患者の重要な医学的問題点を表している。右の欄には，その判断材料となった患者のいくつかのデータを示している。しかし，データから導き出された診断名には議論の余地がないわけではない。例えば，患者の拡張期血圧の4回の平均値が92 mmHgであった場合である。この数値は高血圧と診断できるほどの高値ではなく，むしろ患者が病気であるとか内服治療

が必要であるといわれることによる不利益のほうが大きいと考える人がいるかもしれない。また，この拡張期血圧のレベルは冠動脈疾患のリスクの増加に関連しており，治療することでそのリスクが小さくなるため，高血圧というラベルはガイドラインに則っていて，この診断は妥当だと考える人もいるかもしれない。大雑把ではあるが，この問題リストは診断，予後，治療に関する決断の基本情報を提供するものであり，これにより診断的検査の追加や治療法の選択という積極的な対応をするのか，または経過観察という消極的な対応をするのかが決定される。

本章では，医師が正常と異常を見分ける方法について解説する。最初に，生物学的事象がどのように測定され，変化し，簡素化されて表現されるのかを知る必要がある。次に，異常と診断することに関する価値判断の基本情報として，これらのデータをどのように用いればよいのかについて述べる。

データの種類

臨床的事象は3種類のデータ，すなわち，名義変数，順序変数，間隔変数で測定される。

名義変数

名義変数（nominal data）とは，本質的に順序のないカテゴリーを示す。例えば，ABO式血液型や性別のような一部の遺伝子で決定される特性，もしくは，死，人工透析，外科手術のような劇的かつ個別的な事象である。これらのデータを正確に分類することは比較的容易である。"あり"と"なし"，"はい"と"いいえ"，"生存"と"死亡"などの2つのカテゴリーに分類される名義変数は**二値変数**（dichotomous）と呼ばれる。

順序変数

順序変数（ordinal data）とは，"小から大，良から悪"などのように本質的に順序や順位はあるものの，それらの間隔が明らかではない事象をいう。例えば，下肢の浮腫の程度を1+から4+まで，心雑音をグレードⅠ（聴診器で注意深く聞いてわかる状態）からグレードⅥ（聴診器なしでも胸

表3-1 臨床データの概略。患者の問題リストとその基礎となるデータ

問題リスト	基礎データ
急性心筋梗塞	胸痛，トロポニン40μg/L（上限値の99パーセンタイル以上），Ⅱ・Ⅲ・AVF誘導における新たなST上昇
高血圧	数回測定した血圧値（mmHg）：145/92，149/93，142/91
糖尿病	数回測定した空腹時血糖値（mg/dL）：138，135，129
腎不全	血清クレアチニン値：2.7 mg/dL
閉塞性肺疾患	1秒量（FEV_1）/努力肺活量（FVC）：<0.70

壁から聞こえる状態）まで，筋力をグレード0（まったく収縮のない状態）からグレード5（正常な筋力）まで，などと表すのがその例である。順序変数の中には複雑なものもある。妊娠中の薬物使用による先天異常の発生リスクについて，米国食品医薬品局（FDA）は"A：ヒトでは異常を起こさない"，"B：女性を対象とした対照試験では確認されていないが動物実験では異常が起こる，あるいは動物では異常を起こさないがヒトのデータはない"，"C：動物では異常を起こすがヒトでのデータはない，あるいは動物とヒト双方のデータがない"，そして"D：動物での異常があることから，ヒトでの異常が起こる，あるいは起こる可能性が高い"，最後に"X：ヒトあるいは動物で異常が起こるため，妊娠中に使用する適応がない"という5段階に分類している[1]。

間隔変数

　間隔変数（interval data）には順序があり，しかも，測定されるどの値についても隣り合う値との間隔が一定である。これは間隔の種類によって2種類に分けられる。1つは**連続変数**（continuous data）であり，多くの生化学データや，体重，血圧，動脈血酸素分圧などのように，連続した数値である。実際に臨床で使用される連続変数には整数が多いが，これは正確な数値を使う意味がないからである。例えば，ある患者の血糖値が実際には193.2846573…mg/dLであったとしても，臨床では193 mg/dLを用いれば十分である。もう1つは**離散変数**（discrete data）である。これは妊娠，出産の回数や，ある患者の1か月間の片頭痛の回数など，特定の数値として数えることができるものである。

　どこまでが正常でどこからが異常かという疑問が生じるのは，順序変数と連続変数についてである。例えば，前立腺の大きさはどこから異常というべきか，といった疑問である。医師は自由にカットオフポイントを選択することができる。選択の根拠については本章の後半で述べる。

測定パフォーマンス

　どのような変数を用いるにしても，測定性能は次に示すようないくつかの方法で表される。

妥当性

　妥当性（validity）とは，本来測定しようとしている事象を実際のデータが表している程度，すなわち，当該測定結果が事象の真の状態とどの程度一致しているかを意味するものであり，**正確度**（accuracy）ともいわれる。

　物理的に測定できる臨床観察については，妥当性の確立は比較的容易である。つまり，測定結果をこれまでの確立された標準的な方法と比較すればよい。例えば，新たに調整された電解質測定器の妥当性は，ナトリウム濃度がすでに判明している溶液を測定することで判定される。臨床検査機器はこのような妥当性の検査を厳正にかつ頻繁に受けている。例えば，血糖測定器は毎日の業務開始前に標準液を用いて検査され，また機器のバッテリー交換時や試薬交換時にも同様の検査を受ける。同じように，肺CTによる肺梗塞の診断の正確度は肺動脈を直接造影する肺血管造影によって評価される。また，身体診察による所見の妥当性は外科手術やX線検査の結果と比較することで確認できる。

　痛み，嘔気，呼吸困難，うつ状態，恐怖といった臨床的事象は，物理的に測定することができない。診療の場面では，このような症状に関する情報は，通常は簡便な"病歴の聴取"によって得られる。しかし臨床研究では，より形式にかなった標準化された測定方法である構造化面接や質問票が利用される。**構成**（construct）といわれる症状，気分，態度，知識，信条などの特定の事象を測定するために質問事項〔**項目**（item）〕が検討され，これらの質問事項をグループ化して**尺度**（scale）が作られる。そのような尺度であるアルコール乱用と依存を判定するための簡略な質問票を表3-2に示す。

　物理的に直接確認できない測定値の妥当性を決定するうえで，以下のような3つの一般的な戦略がある。

内容妥当性

　内容妥当性（content validity）とは，ある測定方法が測定しようとする臨床的事象のすべての内容を包含し，それ以外の内容を含んでいないことを示す。例えば，痛みの測定尺度として，圧迫感，痒み，嘔気，悪寒などを含まず，ズキズキする痛

表3-2 アルコール乱用や依存症を判定するCAGE質問票テスト[a]

- 飲酒量を減らそう(Cut down)と思ったことがありますか？
- 飲酒に対する批判にいらだつ(Annoyed)ことがありますか？
- 飲酒に対して罪悪感(Guilty)を感じたことがありますか？
- 神経の昂ぶりを抑える，あるいは二日酔いを防ぐために，朝目覚めてすぐにアルコールを飲む(Eye opener)必要があると感じたことがありますか？
- 1つの項目に"はい"と答えた人では，さらに詳しい評価が必要
- 2つ以上の項目に"はい"と答えた人では，アルコール乱用や依存症の可能性が強く疑われる

[a] 簡潔なカウンセリングに反応するような軽症のアルコール乱用を検出するためには，AUDITなどの他の検査が有用である
Ewing JA. Detecting alcoholism : the CAGE questionnaire. JAMA 1984；252：1905-1907 より

み，拍動性の痛み，圧迫されるような痛み，焼けるような痛み，刺すような痛みなどを網羅した質問からなっていれば，内容妥当性を有するといえる．

分類妥当性

分類妥当性(criterion validity)とは，測定値が直接観察することができる現象を予測する度合いを示す．例えば，痛みを測定する尺度への答えが，軽いかすり傷程度の痛みを軽度の痛み，通常の頭痛や消化性潰瘍のような痛みを中等度の痛み，腎臓結石の疝痛を重度の痛みと分類するように，誰もが知っている痛みの強さと予測可能な関係があるか否かを知ればよい．痛みの測定尺度への答えとして，冷汗，うめき，もがきの有無や鎮痛薬の必要量など，痛みの強さを示すその他の観察可能な表現が用いられることもある．

構成妥当性

構成妥当性(construct validity)とは，測定方法が，やはり物理的には測定できないが，同じ現象の一部と考えられる別の測定と，一貫性のある関連性を示す度合いをいう．例えば，うつ病の測定尺度の構成妥当性は，うつ病の構成要素ではないが，うつ病に関連することがわかっている全身倦怠感や頭痛との関連性を示すことで信頼性が高まる．

妥当性は，"ある"か"ない"かという一般によくいわれるようなものではない．むしろ，これらの手法を用いることで，ある尺度が用いられる特定の状況下で，その尺度がある程度は妥当なものだと他の人々を納得させ，意見を明確にすることができる．

医師はその専門性や教育のために，特に研究面では物理学ないしは生物学が提供する正確な測定値を好み，その他の測定値を避けたり無視したりする傾向がある．しかし，症状の緩和や満足度と幸福感を高めることは最も重要な診療の目的の1つであり，患者にとっても医師にとっても最大の関心事である．臨床決断を導くためには，研究によって描かれる医学像がゆがめられることのないよう，研究にはこれらが含められなくてはならない．

Feinsteinは次のように述べている[2]．

「"ハード"データとは通常，検査データ，人口統計データ，経済コストのように信頼性が高く，数字で表現されるべき測定値をいう．これに対して，臨床パフォーマンス，便宜，期待，家族歴などは"ソフト"データである．それらは観察者や被観察者によって，通常，数字ではなく言語で表現される主観的なデータである」

「そのような"ソフト"データを避けるために，治療の結果は通常，客観的で数値化できる信頼度の高い検査情報に限定されるが，これは同時に非人間的でもある．血清コレステロール値が230 mg/dLとか，胸部X線で心拡大があるとか，心電図で異常Q波があるといわれても，治療の対象がイヌなのか人間なのかわからない．仕事ができるようになったとか，薬の味がよく飲みやすかったとか，家族はその結果に満足しているなどと聞くと，人間を対象にしていることがわかるのである」

信頼性

信頼性(reliability)とは，安定した臨床事象を異なる人と装置によって異なる時刻と場所で繰り返し測定した結果が互いに似た値を示す度合いをいい，**再現性**(reproducibility)や**精度**(precision)ともいわれる．

臨床検査の信頼性は，同じ血清や組織について異なる人が異なる機器を用いて繰り返し測定して

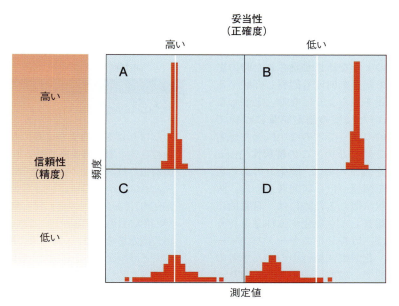

図3-1 妥当性と信頼性
A．高い妥当性と高い信頼性。B．低い妥当性と高い信頼性。C．高い妥当性と低い信頼性。D．低い妥当性と低い信頼性。白線は真の値を示す。

評価し，症状の信頼性は，異なる状況下で異なる検者によって同じように記載されることで確定される。

信頼性と妥当性の単純な関係を図3-1に示す。図3-1Aの測定値は正確(妥当)で，しかも信頼性が高い。図3-1Bの測定値の信頼性は高いが，系統的に片方に偏っていて正確ではない。一方，図3-1Cの測定値は，平均という点では妥当であるが，真の値の周りに広く散在していて信頼性が低い。最後に，図3-1Dの測定値は，妥当性も信頼性も欠く。測定数が少ない場合も，偶然に真の値から離れてしまう可能性があり，妥当性が低くなるリスクが高い。したがって，信頼性と妥当性はそれぞれが独立した概念ではない。一般的に，信頼性の低い測定値は妥当性も低く，妥当な測定値は信頼性が高いということになる。

範囲

測定方法によっては，測定する臨床事象の極端に低い値，あるいは極端に高い値を記録できないことがある。つまり，測定の**範囲**(range)が限定されることで情報は制約を受けることになる。例えば，更衣，食事，歩行，排泄，清潔保持，ベッドから椅子への移動といった患者の基本的な日常生活基本動作尺度(Basic Activities of Daily Living scale)では，患者にとって非常に重要な活動である読み書きの能力やピアノの演奏などは測定できない。

反応性

条件(状況)の変化に対して結果がどの程度変化するのかを，当該測定方法の**反応性**(responsiveness)という。例えば，NYHA分類—Ⅰ～Ⅳ度(Ⅰ：心不全の症状がなく日常身体活動に制限がない，Ⅱ：軽度の症状があり日常身体活動にわずかな制限がある，Ⅲ：疲労感や動悸，呼吸困難のため日常身体活動に著しい制限がある，Ⅳ：症状があり安静時であっても身体活動ができない)—は，患者にとっては重要な意味を持つようなうっ血性心不全の軽微な変化を捉えることができるほどには感度が高くない。一方，心エコーによる駆出率の測定は，患者が自覚できないほどのわずかな変化を検出することができる。

解釈性

医師はP$_{CO_2}$が50とか血糖値460といった測定値については，そのような結果が得られた時の患者の状態やその後の経過を何度も観察し経験することで，臨床的意義を知るようになる。しかしながら，質問票を用いた尺度の測定結果については，それらを日常的に使うことのない医師や患者は直感的に重要性を感じない。この**解釈性**(interpretability)の欠点を補うために，馴染みのある現象に測定尺度の値を関連づける研究者もいる。医師がこの尺度の解釈に慣れるためには，日常的に患者の全身状態を観察して点数化する作業を行う必要がある。例えば，カルノフスキー・パフォーマンススケールは，化学療法施行中のがん患者の全身状態測定の目的で一般的に使用されており，100点(正常)から0点(死亡)まで点数化されている。では，この尺度で60点であればどれくらい全身状態は悪いのだろうか。60点とは，患者がときには他人からの介助を必要とするものの，日常生活ではほぼ自立している状態を表している。

変動

変動(variation)とは，測定手段，時間経過に伴う個体内の生物学的変動，個体間の生物学的変動の総和である(表3-3)。

測定に起因する変動

すべての測定結果は，測定手段の性能や測定する観察者から影響を受けて変動する。測定環境によっては，バイアスがかかった結果(妥当性の欠如)や無作為誤差(信頼性の欠如)を生じる。この変動原因は，注意深く測定を行い，標準化されたプロトコルに従うことで抑えることができる。しかし，機械ではなく人間の判断が入る測定では変動は特に大きくなり，制御することは困難である。

> **EXAMPLE**
>
> しばしば気管挿管が必要になるほどの低酸素血症を伴う重症肺疾患である急性肺傷害-急性呼吸窮迫症候群(Acute Lung Injury and Acute Respiratory Distress Syndrome：ALI-ARDS)の診断の一助として，胸部X線写真の所見が用いられる。しかし，これらの呼吸器疾患の専門家たちの間で，X線写真の解釈に違いはないのだろうか？ ある研究で，呼吸器集中治療の専門家21名が重症低酸素血症の患者28名の胸部X線写真を読影し，その結果がALI-ARDSの診断基準を満たしているかを判断した。結果は，診断基準を満たしていると判断されたX線写真の割合は，36〜71%の範囲に分布し(図3-2)，専門家の間で最低と最高には2倍もの開きがあったのである。専門家の間で最も一致率が高かったX線写真は肺や全域にわたる異常を示すもので，下肺野に限局する異常のX線写真については最も一致率が低かった[3]。

測定による変動は，集団全体を代表していない1つのサンプルが測定された場合にも生じる。多くの場合，測定に使用される**標本比**(sampling fraction：サンプルに含まれる標本の分画)は非常に小さい。例えば，肝生検は肝臓のわずか1/10万を代表しているにすぎない。したがって，全体のほんのわずかな部分しか検査することができないため，サンプル間で大幅に変動する可能性がある。

測定がいくつかの方法，例えば，異なる検査室，異なる検査技師，異なる機器で行われた場合，その測定結果の中には信頼できないもの，真の値から系統的に異なるものを生じる可能性がある。

生物学的相違に起因する変動

また，変動は1個体の中の時間の経過に伴う生物学的変化によっても生じる。多くの生物学的事象は時々刻々と変化している。ある時点での測定

表3-3 変動の原因

変動の原因	定義
測定変動	
測定手段	測定する方法
観察者	測定を行う人
生物学的変動	
患者内	同じ人の異なる時・状況下で相違
患者間	異なる人の間での相違

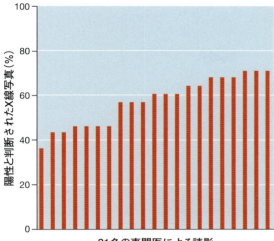

図3-2 観察者変動
急性肺障害と急性呼吸窮迫症候群の有無について胸部X線写真を読影した21名の専門医での変動。診断が陽性と判断されたX線写真の割合は，専門医によって36〜71%の範囲に分布した。（Rubenfeld GD, Caldwell E, Granton J, et al. Interobserver variability in applying a radiographic definition for ARDS. Chest 1999；116：1347-1353 より）

値はその時期の1サンプルにすぎず，通常の値を代表していない可能性がある。

EXAMPLE

医師は心室期外収縮の治療の必要性や治療効果を評価するため，心室期外収縮の頻度を調べる。現実的な理由から，1分間の脈拍触診や数秒間の心電図記録など，比較的短時間の観察に基づいて頻度を予測している。しかし，心室期外収縮の発生頻度は時間によって変化するため，長時間にわたって心電図を記録するための携帯型モニターが開発された。ただし，初期の研究によれば，長時間の記録を行っても誤った結果が得られる可能性がある。図3-3は，1人の平均的な患者に対して行われた3日間の心電図記録である[4]。1時間当たりの心室期外収縮の発生頻度は，時刻や日によって20発以下から380発までと，大きく変動している。この論文の著者は「期外収縮の治療効果が有効であることを示すためには，生物学的変動や自然変動を考慮して，治療前と治療後の心電図を比較して期外収縮の発生頻度が83%以上減少することが必要である」と述べている。これよりも短時間の観察では，生物学的変動の影響ために誤った結果さえ生じる可能性がある。この生物学的変動を扱うために，現在では，より長期間にわたって心臓不整脈がモニターできる機器が開発され，利用可能である。

全変動

変動を起こす種々の要因は相乗的に作用する。そのことを，血圧測定を例に，図3-4に示す。測定値の分布図をみると，個々の患者の測定値の変動には時間による変動が上乗せされ，さらに他の患者の変動が加わって大きな変動の分布を示している。測定者が違うことによる血圧測定値の相違は12 mmHg程度で，その変動はほとんどない。一方，患者の血圧は1日の中で時刻により大きく変化するために，どの時点の血圧値をとってもその患者の通常の血圧を代表する値ではない。しかし，この変動は無作為に生じるのではなく，睡眠から目覚めた時，興奮した時，病院を受診した時，風邪薬を飲んだ時などには，一般的に大きくなっている。個人の血圧をどのように比較するかは，大きな関心事である。なぜなら，血圧値は高血圧による合併症や治療効果と関連するからである。

血圧測定値を真の値から偏位させうるそれだけの多くの原因があるにせよ，高血圧の場合は，個人内における生物学的変動が変動全体の中で最大であり，1回の血圧測定値から集団内に起こる将来の心血管疾患を予測できるとされている。

変動の影響

変動に関するもう1つの問題は，妥当性や信頼性に対する変動の真の影響とそれへの対処法である。

ランダム変動—例えば，不安定な測定機器や様々なバイアスをもった多くの測定者による変動—は，たとえ個々の測定値が誤っていたとしても，全体では事象の真の値から大きく外れることなく平均値へと近づいていく。ランダム変動による不正確さは，より多くのサンプルの平均値をとっていくことで減少する。例えば，末梢血液像

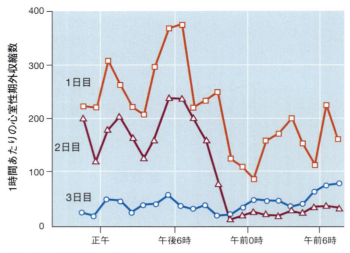

図3-3　生物学的変動性
3日間連続で測定された1人の未治療患者の心室性期外収縮の発生頻度。
(Morganroth J, Michelson EL, Horowitz LN, et al. Limitations of routine long-term electrocardiographic monitoring to assess ventricular ectopic frequency. Circulation 1978；58：408-414 より)

で測定する血球数を増やすとか，尿沈渣を広範囲で検査するとか，多くの患者を研究対象とするなどである。また，ランダム変動の範囲は統計学的に推定することができる（第11章参照）。

一方，バイアスが影響を及ぼした結果は，何度繰り返して測定しても系統的に真の値とは異なる。例えば，図3-3に示した心室性期外収縮も，1日目には頻発したが3日目には少数であった。これは，期外収縮の日差変動によって評価が測定日にバイアスを受けたためである。

分布

間隔尺度で測定されたデータは，**度数分布図**（frequency distribution）と呼ばれる図で表されることが多い。これは，測定値ごとに占める患者の人数や割合を表した図である。図3-5は健常黒人男性・女性における血中好中球の分布を示す。

分布の記述

間隔データを度数分布図で示すことにより，比較的微細な情報を提供できるが，分布の要約が非常に便利なことが多い。実際，大きなデータの分布を表したり比較したりする場合には不可欠となる。

分布の要約には2つの基本的な方法がある。すなわち，分布の中央を表す"**代表値**（central tendency）"と，測定値の散らばり具合を示す"**散布度**（dispersion）"である。代表値と散布度を表す方法はいくつかあるが，それぞれに利点と欠点があることを図3-5と表3-4に示す。

実際の分布

臨床的事象の分布には多くの異なる形がある。図3-6には，4種類の血液検査（血清カリウム，血清アルカリホスファターゼ，血糖，ヘモグロビン）の度数分布を示した。一般的にはほとんどの測定値は中央に集まり，度数分布曲線の中央付近以外に，"突出したこぶ"や不規則性は認められない。上限や下限は尾を引くように伸びるが，どちらか一方の尾が長くなる傾向がある〔すなわち，曲線は長い裾野のほうに**非対称分布**（skewed distribution, 傾斜分布）を生じる〕。頂点で非対象となる分布曲線もあれば，尾の部分で非対象となるものもある。言い換えれば，どの分布曲線も1つのこぶを持つ単一の形であり，大まかには"釣鐘状"であるが，必ずしも対称ではない。さらに，同じ分布曲線はふたつとしてない。

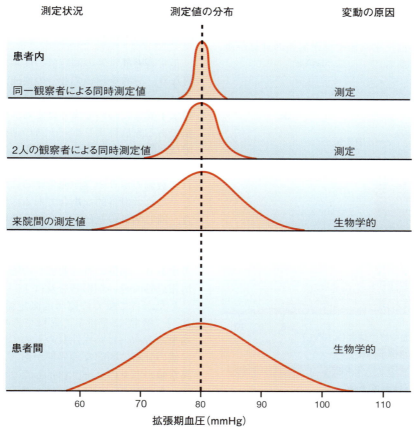

図3-4 拡張期血圧（第5点）測定時の変動の原因
破線は真の血圧を示す。患者内あるいは患者間での変動や観察者内あるいは観察者間での変動など，変動をもたらす様々な原因。

　多くの検査値の分布は，患者の年齢，性別，人種，栄養状態などによって変化する。例えば，そのような分布を示す検査の1つに年齢によって変化する血液尿素窒素（BUN：腎機能の検査）値がある。BUN 25 mg/dL は20歳代の若年者にとっては異常値だが，80歳の人にとっては異常とはいえない。

正規分布

　もう1つの分布は，**正規分布**（normal distribution）である（これを最初に記した数学者の名をとって"ガウス分布"ともいわれる）。正規分布は，統計学的理論に基づいて，同じ測定器を用いて同じ物理学的現象を繰り返し測定した結果を示す。測定値の分散はランダム変動を表しているにすぎない。正規分布曲線は図3-7に示すように，左右対称の釣鐘型となる。測定値の約2/3は平均から±1標準偏差の間に，また約95%は±2標準偏差の間に存在している。

　臨床的事象の分布は正規分布に似ていることが多いが，相似は表面的なものである。要約すると，「実験的事実として，多くの生理学的変数の分布はなだらかな一峰性を示すが，左右対称ではなく，95%の測定値が±2標準偏差に入ることはない。つまり，数学，統計学，またはその他の理論で生理学的な測定値の分布を予測することはできない[5]」。

　臨床的事象の分布がそれぞれに異なる形をしているのは，ランダム変動以外の臨床的測定値の変動を規定する集団における多くの違いによるものである。したがって，その臨床的事象の分布が正

規分布に似ているとすれば，多くは偶然の結果である。それでも臨床的事象の分布が正規分布のように扱われるのは，平均値や標準偏差の計算が便利になるためである。

異常の基準

正常者と異常者の測定値の度数分布がまったく異なり，分布を用いて2つの集団が鑑別できるならば都合がよいだろう。これは実際，いくつかの遺伝子異常について当てはまる。常染色体優性遺伝である家族性ポリポーシスの遺伝子異常の有無では，異常がある場合には結腸に数百個のポリープが発生するのに対して，異常がない場合にはまれに数個のポリープが発生するにすぎない。しかし，これは例外的な場合である。ずっと多くの場合，同じ病気の遺伝子異常でもその発現にはある程度の幅がある。特定の遺伝子異常の発現（例えば1つの塩基配列の置換）であっても人によって差があり，病気の外的要因への曝露など，遺伝子情報以外の違いが影響を及ぼす。

したがって多くの臨床的測定値は，簡単に"正常"と"異常"に分けることはできない。これらは本来二者択一という性質のものではなく，また測定値の分布に明確な境界線があったり，正常値と異常値が別々のピークを示したりするものではない。なぜなら，病気には様々な程度があり，機能障害の度合いが増すに従って測定値は低値から高値へとなだらかに移行するからである。このような形で，腎機能障害における血清クレアチニン値や心不全の際の駆出率などは異常を表している。

正常群と異常群が別々の分布を示さないもう1

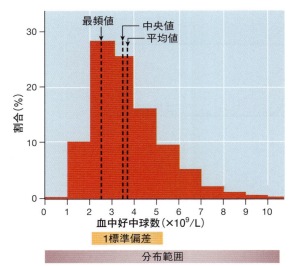

図3-5 代表値と散布度の値
米国の全国データに基づいた，18歳以上の黒人における血中好中球数の分布（著者らは，白人に比べて黒人では好中球が少なく，好中球減少症の頻度が高いことを見出した）。
（Hsieh MM, Everhart JE, Byrd-Holt DD, et al. Prevalence of neutropenia in the U.S. population：Age, sex, smoking status and ethnic differences. Ann Intern Med 2007；146：486-492 より）

表3-4 代表値と散布度の表現方法

表現	定義	利点	欠点
代表値			
平均値	$\dfrac{測定値の合計}{測定数}$	数学的処理によく適合する	極端な値に影響を受ける
中央値	観察数の中央の点	極端な値に影響を受けない	数学的処理にあまり適合しない
最頻値	最も頻度の多い値	意味が単純である	最も多い値や頻度の高い値がないこともある
散布度			
範囲	分布の最小と最大を示す	すべての値が含まれる	極端な値に強く影響を受ける
標準偏差[a]	個々の値の平均値からの平均的な差の絶対値[a]	数学的処理によく適合する	ガウス分布を示さない分布。観察の比率が表現されない
パーセンタイル，10分位点，4分位点など	ある値が全体の測定値の中で占める割合	値の"まれな度合い"を表す。分布の形について仮定しなくてよい	数学的処理にあまり適合しない

[a] $\sqrt{\dfrac{\Sigma(X-\bar{X})^2}{N-1}}$ において，X：それぞれの測定値，$\bar{X}$：全測定値の平均値，N：測定数

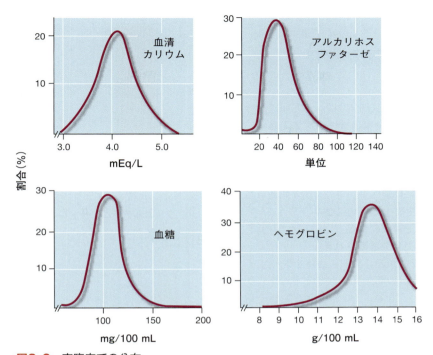

図3-6 実臨床での分布
(Martin HF, Gudzinowicz BJ, Fanger H. Normal Values in Clinical Chemistry. New York: Marcel Dekker; 1975 より)

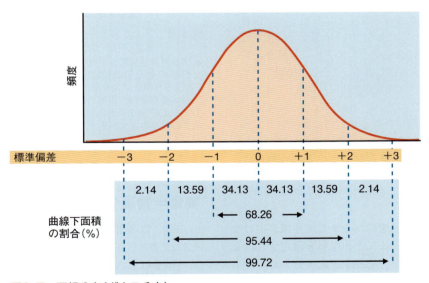

図3-7 正規分布（ガウス分布）

つの理由は，たとえ病気の有無によって異なる分布を示すとしても，その分布が多くの場合重なるからである．2つの分布が融合すると，異常群が全体に占める割合が小さいために，一般的に異常群の分布は識別できなくなる．すなわち，異常群の分布曲線は正常群の大きな分布曲線に"飲み込

まれる"のである。

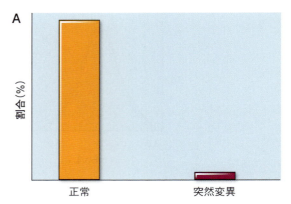

EXAMPLE

フェニルケトン尿症(PKU)は，小児期に進行性精神発達遅滞をきたす遺伝性の病気である。フェニルアラニンヒドロキシラーゼの遺伝子異常による酵素活性の低下により，通常の食事を続けているとフェニルアラニンが蓄積し，症状が出現する。原則的には遺伝子異常の有無が問題であり（図3-8A），生後1年以内に血中のフェニルアラニンの上昇（正常値の数倍）とチロシンの低下が明らかになることで診断される。

不可逆的な障害が起こる前に治療を開始するために，生後数日の新生児に対するPKUスクリーニングとして血中フェニルアラニン値の測定が一般的に行われている。しかし，たとえ遺伝子異常があったとしても（図3-8A），PKUである小児とそうでない小児の血中フェニルアラニン値は生後数日では差が出にくいために値が重なったり，PKUである小児の頻度が1/10,000以下と非常に低いために，この検査では誤った診断を下す可能性がある（図3-8B）。また，PKUである小児でもまだ十分なフェニルアラニン含有蛋白の摂取をしていなかったり，遺伝子異常が軽度であるために血中フェニルアラニン値が正常範囲にとどまる場合もある。さらに，母親のフェニルアラニン代謝異常のために，PKUではないのに血中フェニルアラニン値が高い小児もいる。この検査は偽陰性を減らすために血中フェニルアラニン値をPKU患者の下限に設定しているため，検査結果が異常となった小児のうち真にPKUであるのは10人に1人だけである。

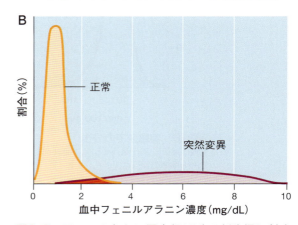

図3-8 フェニルケトン尿症(PKU)の新生児に対するスクリーニング
正常と異常は重複して分布する。**A**．フェニルアラニン水酸化酵素の遺伝子配列による正常と突然変異の比較。**B**．PKUの有無による新生児の血中フェニルアラニン濃度の分布は重なるが，実際とは大きく異なる（PKUの有病率は1/10,000未満であるが，図に示すような分布をするためにその頻度は過大評価される）。

ある。

異常＝普通でない

正常とは通常，最も高頻度に起こる状態，ないしは通常の状態を意味する。なんであれ頻繁に起こる事象は正常であり，まれに起こる事象は異常とみなされる。これは，ある限られた集団内で起こる事象の頻度を基準とした統計学的定義である。一般的に，その集団は病気ではない人間によって構成されるが，そうではないこともある。例えば，手術を受けたあとの痛みや湿疹による痒みを正常とみなす場合などがそれにあたる。

正常と異常とを明確に二分する境界線が引けないならば，医師はどこにその境界を設定すればよいのだろうか。また，境界を決定するための基本的な法則はあるのだろうか。ここに有効とされる判定基準，すなわち，異常であること，病気であること，治療可能であることの3つがある。ただし，与えられた測定基準について，これらの判定基準は互いに関連する必要はないため，ある基準では異常でも，他の基準では正常である可能性も

もっと具体的に，なにが普通ではないのかを数学的に定義してみよう．正常と異常とのカットオフポイントを設定するために通常用いる方法では，いくぶん恣意的ではあるが，平均値から±2標準偏差を超えた測定値を異常とする．測定値が正規分布を示すと仮定し，観察値が分布の両端のそれぞれ 2.5% を占めて高いか低い時に，異常とみなすのである．

もちろんすでに述べたように，生物学的な測定値の多くは正規分布を示さない．したがって，何％を異常と定義するにしても，実際の分布の分画（パーセンタイル）として表現するほうが好ましい．そうすれば，測定値の分布の形について仮定しなくても，その測定値がどのくらいまれなものであるかを直接的に表現できる．

とはいうものの，平均から 2 標準偏差隔たった点をカットオフポイントにするという，正常の統計学的定義が広く用いられている．しかし，これにはいくつかの理由から曖昧な点や誤った結論を導く可能性がある．

- 95 パーセンタイルのような恣意的に設定した統計学的境界線を超えた場合を異常と判定するとすれば，すべての病気の有病率は等しくなる（病気の分布が正規分布であると仮定すれば，分布の両端の高いか低い値を異常と判定し，それぞれ 2.5% となる）．しかし，病気の頻度がその内容によって異なることは周知の事実である．すなわち，楕円赤血球症や有毛細胞白血病よりも糖尿病や変形性関節症のほうが頻度は高い．
- 統計学的にまれであることと病気であることに，普遍的な相関関係はない．関連性は，問題としている病気や状況により異なる．すなわち，肥満は米国では非常に一般的であるが，途上国ではまれである．検査によっては，95 パーセンタイルや 99 パーセンタイルという極端な場合にのみ重要な意味を持つこともある．肝臓や腎臓の臓器障害は，通常の機能がほとんど喪失した場合にのみ症状が発現する．
- ときには極端な値がむしろ通常の値より好ましい場合がある．例えば，平均的な血圧の人よりも血圧がより低い人のほうが，冠動脈疾患の発生リスクは低い．また，骨密度の高い人のほうが，平均的な人よりも骨折のリスクは低い．

- 多くの検査データは広い範囲で病気のリスクに関連しており，リスクが極端に増加するような閾値はない．血圧がその例である．

EXAMPLE

図 3-9 は，115～185 mmHg という広い収縮期血圧の範囲について，収縮期血圧が高いと虚血性心疾患による死亡率が高いことを示す．この図は，収縮期血圧が 120 mmHg であっても，115 mmHg の場合よりリスクが高いことを示すが，このレベルでは，降圧薬を処方される患者はほとんどいない．収縮期血圧が 20 mmHg 上昇するごとに虚血性心疾患による死亡率は約 2 倍に増加するが，収縮期血圧 115 mmHg まで死亡率が明確に増加する閾値はなく，血圧の下限を示す適切なデータもない[6]．この曲線の傾きを調べると，収縮期血圧 115 mmHg でも絶対に"安全"とはいえないようである．それでは，収縮期血圧のどの点が正常と異常の境になるのだろうか．多くの患者での薬物治療では，現在のところ，収縮期血圧 140 mmHg が治療目標とされている．

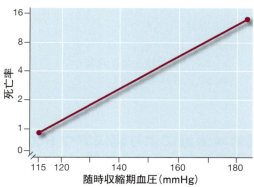

図3-9 40～49 歳の虚血性心疾患による死亡率は，収縮期血圧に広範囲で相関している
正常と異常との境界はない．"死亡率"は基礎値の倍数で表した．(Prospective Studies Collaboration. Age-specific relevance of usual blood pressure to vascular mortality : a meta-analysis of individual data for one million adults in 61 prospective studies. Lancet 2002；360：1903-1913 より)

異常＝疾病との関連

上記の例が示すように，正常と異常を鑑別するためのより適切な方法は，その結果が臨床的に明らかに健康な状態から乖離した場合，すなわち，病気，機能障害，死などを有するか，それに発展する可能性のある状態を異常とみなすことである。この考え方に則って異常を定義すると，ある状態の異なるレベルが異常と判断されることがある。

EXAMPLE

身長に対して体重の平均値がいくつ以上に増加すると健康問題を引き起こすだろうか。図3-10Aは，メディケアに加入している65歳以上の米国人男性における肥満指数（BMI：身長(m)の2乗で体重(kg)を割った指数）とあらゆる原因による死亡との関係について，14年間にわたって観察された結果を示す[7]。リスクはBMIが最も低い群の男性で高く（疾患に伴う体重減少によると考えられる），それ以上のBMIでは広い範囲で死亡率に変化はない。肥満者では，BMIが35以上の重度の肥満者で死亡率が高くなっている。この結果を，2年間に起こる機能低下（負担の軽い/重い家事，食事の用意，電話の使用，家計管理）と対照させてみよう（図3-10B）。機能が低下する男性の割合は，BMIの全範囲で体重と関連しており，BMIが高くなると21%から38%になり，ほぼ倍増する。正常と異常を鑑別するためのカットオフポイントは問題となる健康アウトカムに左右されることがわかる。

異常＝治療により臨床アウトカムの改善がもたらされる状態

臨床上のある状態あるいは所見に対して治療によって好ましい結果が得られるなら，それを"異常"と定義するのは直感的に理に適っている。この考え方は，無症状の状態については特に当てはまる。何ら問題を引き起こさず，治療をしても何ら変わりがない状態については，治療する必要はないであろう。しかし，症状のある患者についてさえ，治療することで改善する臨床状態と改善しない臨床状態を区別することが困難なことが少なくない。最新技術，特に新しい画像技術によって，患者の異常を高い精度をもって検出できるため，検出された所見と患者の訴えの関連が常に明確であるとは限らない。その結果，患者にとっても医師にとってもジレンマを抱えることが多くなっている。

EXAMPLE

膝関節のMRIは，膝関節痛を訴える中年患者や高齢患者で頻繁に撮影され，半月板損傷が見つかれば，症状はそのせいと考えられ，関節鏡下に半月板切除術が行われることがある。しかしながら，半月板損傷の存在と膝関節の症状との関連性は不明で，特に高齢者ではそうである。既往に膝関節手術のない中年ないし高齢者991名を無作為に選び，膝関節のMRIを撮って膝関節の症状の有無を（MRIの所見を知らない者が）尋ねた[8]。変形性関節炎を示す画像所見を有する人々のうち，頻繁に膝関節痛や鈍痛，こわばりがあると答えた者の63%では，MRIの所見で半月板の少なくとも一か所に損傷があり，その結果は予想どおりであったが，驚いたことに，そのような症状のない者にもほぼ同じ割合（60%）で半月板損傷が認められたのである。変形性関節炎の所見がない者についての，その割合は32%と23%であった。著者らは，膝関節の症状の有無に拘らず，半月板損傷は頻繁に認められ，しばしば変形性関節炎を伴うと結論した。皮肉なことに，半月板損傷を手術的に治療された者では変形性関節炎のリスクが高く，半月板損傷が患者の膝関節痛の原因であると決めてしまう可能性が高くなった。

"異常"の定義を治療可能な状態に限定するもう1つの理由は，リスクの高い状態を必ずしもうまく治療できるとは限らないからである。その状態が病気の直接の原因ではなく単に関連があるだけの場合や，すでに不可逆的な変化が起こってしまっている場合には，その状態を改善してもリスクは低減しない。予後を改善する治療がない場合，異常と診断することは患者に不安や絶望を与

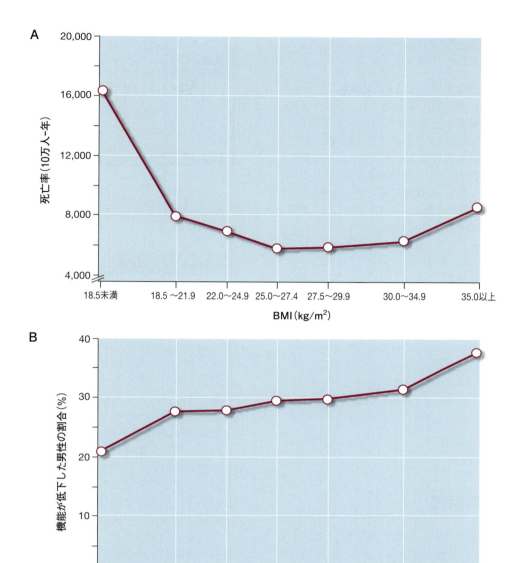

図3-10 病気やその他のアウトカムと，異常との関連
メディケアに加入している65歳以上の男性のBMIと全死亡率(**A**)および機能低下(**B**)の相関。BMIは身長(m)の2乗で体重(kg)を割った指数。死亡率は年齢と喫煙の有無で調整した。(Wee CC, Huskey KW, Ngo LH, et al. Obesity, race and risk for death or functional decline among Medicare beneficiaries. A cohort study. Ann Intern Med 2011；154：645-655 より許可を得て引用)

えるだけであり，健康問題とすることの正当性を欠く。

　治療可能であると考えられることは，時代とともに変化する。最も望ましいのは，よく計画された臨床試験によって得られた根拠をもとに治療の決断が下されることである(第9章)。また，臨床試験の新しい知見により，治療が有効とされる判定基準が変化することもある。

EXAMPLE

おもに緑色葉野菜に含まれるビタミンである葉酸は，20世紀初頭に発見された。葉酸が不足した食事は貧血を代表とするビタミン欠乏症を惹起することが知られていたため，長年にわたり葉酸の至適摂取量は貧血を予防するための量に基づいて"推奨される食物所要量"として決められてきた。しかしつい最近になって，"正常"より多い摂取量に関する新しい事実が判明した。葉酸レベルが貧血を予防するために必要とされるレベル以上であっても，妊娠初期の葉酸レベルの低さは出生児での神経管欠損と関連していた。その後に行われた研究によって，ハイリスクの女性が葉酸補助食品を摂取すれば先天異常の3/4は予防できることがわかった。このように，病気を予防できるという知見に基づき，妊孕期の女性には，より高いレベルの"正常"葉酸摂取量が推奨されている。その至適レベルは，古い基準に比べて少なくとも2倍（場合によっては8倍）の値である。このレベルの葉酸を摂取するためには食事だけでは難しいため，ビタミン補助食品を用いる必要がある。

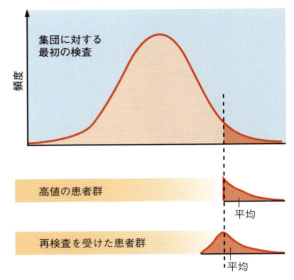

図3-11　平均への回帰

平均への回帰

医師は予測しなかった検査異常値に直面すると，再検査をする傾向がある。そして，2回目の結果は往々にして1回目に比べてより正常に近い値を示す。これはどうしてだろうか？　また，この結果に安心してよいのだろうか？

ある測定値が極端な値を示した患者について2回目に行った検査結果は，1回目の測定値に比べてより正常値に近い値を示すことが多い。**平均への回帰**（regression to the mean）といわれるこの現象は，必ずしも患者の状態が改善したためではなく，単に統計学的な理由から生じるものである。

平均への回帰は次のような機序で生じる（図3-11）。検査結果の度数分布で恣意的に決められたカットオフポイントを超えた患者が，研究もしくは精密検査や治療の目的で選ばれる。この集団には，真の値が通常の平均より高いために2回目も同様な結果を示す患者もいるが，1回目はカットオフポイントより高い値でも2回目は低い値となる患者がいる。なぜなら，後者の患者は最初の測定の際に単なるランダム変動で検査結果が高かったために選ばれたからである。再検査を行うと，彼らは最初の結果より低い値を示す。この現象は，初回の測定で選ばれた患者集団の2回目の測定値の平均を引き下げる方向に作用する。

したがって，臨床検査の結果が異常に高いか低い値であった患者で2回目の検査を行うと，概してその結果は分布の中央に近づくことが予想される。さらに，特定の患者に検査を数回の繰り返して得られる結果は真の値のより正確な予測値であると考えられる。そのため1回目の検査で異常となった検査を繰り返して，2回目の結果を正しいと考えるという臨床的な行為は単なる希望的観測による所産とはいえない。このことには，正当な理論的裏づけがあり，また実験による裏づけもある。例えば，横断的に米国人を対象とした肝機能検査（アスパラギン酸アミノトランスフェラーゼ，アラニンアミノトランスフェラーゼ，アルカリフォスファターゼ，ガンマグルタミルトランスフェラーゼ，ビリルビン）の研究において，最初の検査で異常高値を示した者のうち12～38%は再検査で正常値を示した[9]。しかしながら，最初の検査で異常の程度が大きければ大きいほど（正常値の2倍以上），再検査でも異常となる可能性が高

かった．最初の検査で正常となった者については 95％以上が，再検査でも正常であった．

復習問題

問 3.1～3.5 について，最も適切なデータの種類を選べ．

3.1 深部腱反射のグレード 0（反応なし），＋1（軽度低下），＋2（正常），＋3（やや亢進），＋4（亢進）．
A．間隔変数―連続変数
B．二値変数
C．名義変数
D．順序変数
E．間隔変数―離散変数

3.2 初期治療後 5 年でのがんの再発の有無．
A．間隔変数―連続変数
B．二値変数
C．名義変数
D．順序変数
E．間隔変数―離散変数

3.3 血清ナトリウム値 139 mg/dL．
A．間隔変数―連続変数
B．二値変数
C．名義変数
D．順序変数
E．間隔変数―離散変数

3.4 1 か月に 3 回の痙攣発作．
A．間隔変数―連続変数
B．二値変数
C．名義変数
D．順序変数
E．間隔変数―離散変数

3.5 上部消化管出血の原因（十二指腸潰瘍，胃炎，食道あるいは他の部位の静脈瘤）．
A．間隔変数―連続変数
B．二値変数
C．名義変数
D．順序変数
E．間隔変数―離散変数

問 3.6～3.10 について，正しいのはどれか．

3.6 痒みのように，身体感覚によって現象の測定を証明することが不可能な場合，その妥当性について正しいのはどれか．
A．身体感覚による測定は疑わしいので，検体検査のような"ハード"な測定法に頼るべきである．
B．異なる時期に異なる観察者によって測定を繰り返しても同じ値が得られることを示すことにより，妥当性のあることを確定できる．
C．痒みを引き起こすことがわかっている疾患の存在のように，現象の他の側面との関連性を示すことによって，妥当性を支持することができる．
D．測定結果の範囲が幅広いことを示すことで，妥当性のあることを確定できる．
E．確定不可能である．

3.7 患者がクリニックを受診すると，医師または看護師が脈拍を 10 秒間数えて心拍数を計算する．心拍数が来院ごとに変化する理由として当てはまらないのはどれか．
A．測る時が異なれば，患者の脈拍数は異なる．
B．観察時間が短いため，偶然性により真の脈拍数とは異なる結果となることがある．
C．医師と看護師の間で，脈拍の測定手技が異なる（例えば，脈を圧迫する強さの違い）．
D．脈拍数は患者ごとに異なる．
E．受診と受診の間に効果的な治療が開始された．

3.8 "異常"の定義として一般的でないのはどれか．
A．治療が有効であることが実証されているレベル．

B．死亡率が上昇するレベル。
C．統計学的にまれな値。
D．正規分布に一致しない値。
E．症状発現のリスクが高いレベル。

3.9 正しくないのはどれか。
A．正規分布は，ほとんどの自然現象の分布を表す。
B．正規分布の両端に2.5％の人々を含む（平均より2標準偏差を超えた部分）。
C．正規分布は，単峰性で左右対称形である。
D．間隔尺度で測定される検体検査の異常値の定義にあたって，正規分布は最も一般的な論拠とされる。

3.10 あなたは，服薬歴がなく，既往にも家族歴にも心疾患がない71歳の新規女性患者を診察している。彼女はこれまでに喫煙したことがなく，糖尿病もない。血圧は115/75 mmHgで，体重は理想体重より約7 kg多い。2日前に行った血液検査では，総コレステロール値が250 mg/dLと高く，HDLコレステロール値は59 mg/dLであった。フラミンガム研究に基づくリスク計算では，これから10年以内に心血管疾患全般に罹患する可能性は9％である。あなたは，このレベルの高コレステロール血症を治療すれば心血管疾患のリスクが下がることを知っている。患者は，スタチンの服用を開始するべきか知りたいと思っている。正しくないのはどれか。
A．再度血液検査をすると，血清コレステロール値は下がっている可能性が高い。
B．10年以内に心血管疾患に罹患する可能性が9％という予測は，偶然性の影響を受ける。
C．冠動脈疾患のリスクを低くするために，スタチンを処方すべきである。

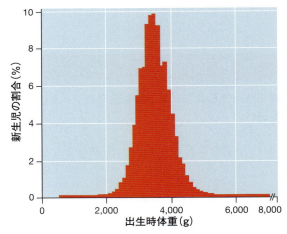

図3-12 糖尿病を有さない母親に満期産で生まれた新生児の出生時体重の分布

(Ludwig DS, Currie J. The association between pregnancy weight gain and birthweight : a within-family comparison. Lancet 2010 ; 376 : 984-990 より許可を得て引用)

図3-12は，糖尿病を有さない母親に満期産で生まれた100万人を超える新生児の出生時体重の分布を示す。問3.11～3.13はこの図に関するものである。

3.11 中心傾向について，正しくないのはどれか。
A．出生時体重の平均値は4,00 g以下である。
B．出生時体重のモードは1つ以上ある。
C．出生時体重の平均値とメディアン（中央値）はほぼ同じである。

3.12 ばらつきについて正しいのはどれか。
A．児の出生時体重を最もよく表すのは範囲である。
B．分布が偏っているため，標準偏差を計算するべきでない。
C．出生時体重の95％は平均値±2標準偏差の範囲内にある。

3.13 新生児の出生時体重の1標準偏差の範囲に含まれるのはどれか。
A．体重2,000～4,000 g
B．体重3,000～4,000 g
C．体重2,000～6,000 g

第3章　異常　53

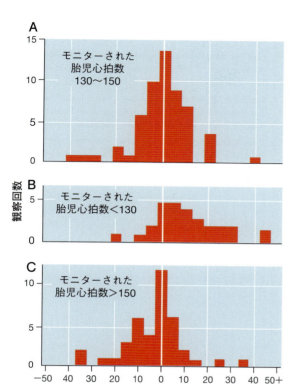

図3-13 観察者変動
聴診による胎児心拍数と，電子モニターによる胎児心拍数との比較。（Day E, Maddem L, Wood C. Auscultation of foetal heart rate : an assessment of its error and significance. Br Med J 1968；4：422-424 より許可を得て引用）

図3-13は電子モニターを用いた胎児心拍数の測定値（中心の白色線）と，3つの異なる状況下—電子モニターで測定した1分間の胎児心拍数が正常（130〜150）な場合，少ない場合（130未満），多い場合（150以上）—での病院スタッフによる聴診での測定値とを比べたものである。問3.14〜3.16はこの図に関するものである。正しいのはどれか。

3.14 図3-13Aにおいて，電子モニターによる測定値の周辺に病院スタッフによる測定値が分布している原因はどれか。
A．偶然性
B．観察者間変動
C．正常値を選好する（期待し好む）バイアス。
D．AとB
E．AとC
F．BとC
G．AとB，そしてC

3.15 図3-13Bにおいて，電子モニターによる測定値の周辺に病院スタッフによる測定値が分布している原因はどれか。
A．偶然性
B．観察者間変動
C．正常値を選好する（期待し好む）バイアス。
D．AとB
E．AとC
F．BとC
G．AとB，そしてC

3.16 図3-13Cにおいて，電子モニターによる測定値の周辺に病院スタッフによる測定値が分布している原因はどれか。
A．偶然性
B．観察者間変動
C．正常値を選好する（期待し好む）バイアス。
D．AとB
E．AとC
F．BとC
G．AとB，そしてC

➡ 解答は付録を参照。

参考文献

1. Sharma P, Parekh A, Uhl K. An innovative approach to determine fetal risk : the FDA Office of Women's Health pregnancy exposure registry web listing. Womens Health Issues 2008；18：226-228.
2. Feinstein AR. The need for humanized science in evaluating medication. Lancet 1972；2：421-423.

3. Rubenfeld GD, Caldwell E, Granton J, et al. Interobserver variability in applying a radiographic definition for ARDS. Chest 1999 ; 116 : 1347-1353.
4. Morganroth J, Michelson EL, Horowitz LN, et al. Limitations of routine long-term electrocardiographic monitoring to assess ventricular ectopic frequency. Circulation 1978 ; 58 : 408-414.
5. Elveback LR, Guillier CL, Keating FR. Health, normality, and the ghost of Gauss. JAMA 1970 ; 211 : 69-75.
6. Prospective Studies Collaboration. Age-specific relevance of usual blood pressure to vascular mortality : a meta-analysis of individual data for one million adults in 61 prospective studies. Lancet 2002 ; 360 : 1903-1913.
7. Wee CC, Huskey KW, Ngo LH, et al. Obesity, race and risk for death or functional decline among Medicare beneficiaries. A cohort study. Ann Intern Med 2011 ; 154 : 645-655.
8. Englund M, Guermazi A, Gale D. Incidental meniscal findings on knee MRI in middle-aged and elderly persons. N Engl J Med 2008 ; 359 : 1108-1115.
9. Lazo M, Selvin E, Clark JM. Brief communication : clinical implications of short-term variability in liver function test results. Ann Intern Med 2008 ; 148 : 348-352.

第 4 章

リスク：基本原理

> リスクの高い少数の人々に比べて，
> リスクの低い多数の人々のほうが病気を発症することが多い。
> ―Geoffrey Rose，1985

KEY WORD

リスク	マーカー	一致度統計
リスク要因	リスク予測モデル	C 統計
曝露	リスク予測ツール	感度
潜伏期	リスク層別化	特異度
直接原因	較正（キャリブレーション）	受信者操作特性（ROC）曲線
遠隔原因	識別	

　一般的に**リスク**（risk）とは，好ましくない事象が起こる確率をいう。医療においては事実上，医師はすべての患者の診察時に確率を扱う。患者の訴えからの診断，予後の予測，治療の決断，あるいは予防に関する患者との話し合いなど，あらゆる場面でリスクの基本原理の理解を要する。医師の診察時には，患者の訴えを扱うだけでなく，将来健康を損なう原因となりうるリスク要因をチェックする機会がますます多くなってきた。医学研究では，疾患のリスク要因を解明するために多大な努力が払われてきた。ヒトゲノム計画立ち上げの主要目的は，人が生涯において発症する疾患の予測である。臨床雑誌は，健康リスクを調査する疫学研究を掲載している。これらのあらゆる努力によって，我々の健康に対するリスクとそれらの研究方法に関する理解を高め，患者および人の集団の健康を，ときに劇的に，改善するのに役立った。例えば，喫煙や高血圧，脂質異常症が心血管疾患のリスクを高めることを示した研究は，過去数十年間で米国において心血管疾患による死亡率を半減することに貢献した。

　我々の社会ではだれもが疾患リスクに対して高い関心を持っており，その関心の高さは，テレビや新聞の見出し，リスク削減に関するたくさんのウェブサイト，一般向けの本が出版されていることにみてとれる。乳がんや前立腺がん，心疾患，脳卒中，アルツハイマー病，自閉症，骨粗しょう症などのリスクには，高い関心が寄せられている。賢明な患者は，自分自身のリスクを知りどうすればその程度小さくできるのかを知りたいと思っている。

　本章では，医師と患者がリスクを扱うことになる診療のあらゆる場面で重要なリスクの根本原理に焦点を合わせる。できる限り，本章では概念について述べ，用語や方法の詳細は本章以降で述べる。第 5 章と 6 章では，しばしば何年も，あるいは何十年も先になってさえ起こりうる健康障害のリスクを扱う。そこでは，ある"リスク要因"に曝された人々が，同じ要因に曝されなかった人々に比べて，特定の疾患を発症したり悪い健康アウトカムがもたらされたりする確率を表すための科学的方法について解説する。集中治療室や救急処置室，病院の病棟といった急性期医療の場面での関心事は，既知の病気を有する患者が経験すかもし

れないリスク―予後と呼ばれる―についてのものである（第7章）。予後の時間軸は，研究によって，分単位から時間単位，月単位，年単位におよぶ。第8，9，10章では，リスクが診断，治療，予防に関わるため，再度リスクを扱う。いずれの場合も，リスクの評価方法はやや異なる。しかしながら，健康に対するリスクを決定する基本原理は同じである。

リスク要因

　疾患に罹患するリスクを高める要因を**リスク要因**（risk factor）という。リスク要因の中には遺伝性のものもある。例えばHLA-B27のハプロタイプを有する人は，脊椎関節症に罹患するリスクが非常に高い。ヒトゲノム計画は，結腸がん，乳がん，骨粗鬆症，筋萎縮性側索硬化症など，遺伝子がリスク要因である疾患をいくつか同定した。またリスク要因は，毒物，感染源生物，薬物のように物理的な環境の中にあるものもあれば，社会的な環境の中に見出されることもある。例えば，配偶者との死別，日常生活の変化，多忙などが，精神的のみならず肉体的な疾患の発生率も増加させることが明らかにされている。その他の重要なリスク要因としては，喫煙，過剰なアルコール摂取，シートベルト未装着での車の運転，安全でない性交渉，過食，運動不足など，人間の行動に関わるものもある。

　リスク要因への**曝露**（exposure）とは，個人が病気になる以前に，問題となっている要因に接触，あるいはその要因を有することを意味する。曝露は，核爆発による地域被曝のように，一時期に起こるものでもよい。しかしながら，慢性疾患のリスク要因に長期間さらされることのほうが多い。長期間曝露となりやすい例としては，喫煙，高血圧，性的乱交，日焼けなどがある。

　かつて曝露した量，現在の曝露量，最大曝露量，総曝露量，曝露期間，最初の接触からの期間といった異なるいくつかの測定法によって，リスク要因と疑われるものに対する曝露量や接触量が明らかにされる。測定法は互いに関連しているが，曝露-疾患関係を示すものもあれば，示さないものもある。例えば，日焼けの総曝露量はメラノーマ以外の皮膚がんのリスク要因であるが，ひどい日焼けのエピソードはメラノーマの優れた予測因子となる。正確な測定が行われなければ，リスク要因と疾患との関係は明らかにはならない。リスク要因への曝露量を正確に測定する方法の選択は，通常，曝露の臨床効果と生物効果，疾患の病態生理，何らかの既存の疫学研究に関して明らかになっているすべてに基づいて行われる。

リスクを知る

　短時間で結果が現れ，大きな影響をもたらすリスクは誰にとっても認識することは容易である。日焼けやアスピリンの過剰投与，あるいは心筋梗塞発症時の低血圧の予後不良は曝露後に誰の目にも明らかな傷害が比較的速やかに現れるため，曝露と病状との関連性を知ることは難しくはない。

　まれな疾患が突然増えたり，新たな疾患が劇的に発生したりする場合もまた，認識するのが容易であり，原因を見出すための努力が開始される。後天性免疫不全症候群（AIDS）は，最初に数名の患者が現れた時点で，新たな要因（後にレトロウイルスによるものと判明）が関連しているのではないかとの疑いが持たれ，そのことが速やかに確かめられた，まれな症候群である。重症急性呼吸器症候群（SARS）は，2003年に死亡率が著しく高い感染症が最初に報告されてから数週間で，新種のコロナウイルスが原因であることが確認された。同様に，数十年前，非常にまれな腟がんの患者が数名現れたところで医師たちの注目を集めた。原因解明のための研究が慎重に行われ，母体のジエチルスチルベストロール（流産歴のある妊婦での妊娠を安定させるために用いられたホルモン薬）への曝露によるものであることがわかった。

　しかしながら，疾病の発生や死亡の原因のほとんどは，曝露と疾患の関連性がずっと曖昧な慢性疾患によるものである。通常，いかに優れた洞察力を持つ医師であっても，個人的な診察の経験に基づいて，慢性疾患のリスク要因を見出すことは不可能である。このことはいくつかの理由で正しく，その根拠を後述する。

長い潜伏期

　多くの慢性疾患は，リスク要因への曝露と発病との間に長い**潜伏期**（latency period）がある。例えば，幼児期の放射線治療は成人後の甲状腺がん

発症のリスクを高める。同様に，心臓疾患は高血圧症を発症してから10年以上経ってから起こり，女性の中年期までのカルシウム摂取が高齢になってからの骨粗鬆症や骨折の発症に影響を与える。曝露を受けた患者にその結果が出るのは何年も経ってからであり，その頃には最初の曝露のことはほとんど忘れられている。そのために，曝露と疾患との関連性は不明確なことが多い。

直近リスク対遠因リスク

一般にリスク要因の検索は，疾患の原因の検索を意味する。臨床では，医師はSARSの原因であるコロナウイルスや痙攣の原因である低カルシウム血症といった，感染，病態生理，解剖学的変化など，疾患の**直接原因**（immediate cause）に興味を持つ。しかしながら，因果関係においては，時間的に離れた**遠隔原因**（distant cause）がより重要なことがある。例えば，母胎教育の欠如は低体重出生児のリスク要因である。しかし，低栄養，不十分な周産期ケア，喫煙など，教育に関係する別の要因のほうが，低体重出生児の原因としては直接的である。そうではあっても，インドにおける研究では，母胎教育によって乳児死亡率が下がることが示された。

リスク要因への一般的な曝露

喫煙，および糖分や塩分脂肪分が多い食事など，多くのリスク要因は欧米ではあまりにも一般的になってしまったため，これらのリスクは長年にわたって認識されなかった。リスクがある集団とない集団での疾病パターンの比較や，特殊なサブグループ（例えば，喫煙が禁じられているモルモン教徒，低コレステロール食の菜食主義者など）の調査によって初めて，これらのリスクが実は大きいことがわかった。生涯喫煙し続ける者の約半数がこの習慣のために死亡するということは，今や明らかである。現在の喫煙状況がこのまま続けば，21世紀には10億人以上が，喫煙が原因で死亡することになるだろう[1]。

最近まで認識されていなかったが，乳児の睡眠時の姿勢と乳児突然死症候群の発症との関係は，リスク要因への頻回の曝露が顕著な影響（死亡）を引き起こすという例に当てはまる。

EXAMPLE

1歳以下の乳児が予期せず突然に死亡する乳児突然死症候群は，米国の12か月以下の乳児の死亡原因の第1位である。本症に寄与する多くの要因が，研究によって示唆された。1980年代後半から90年代に行われた複数の研究により，ベビーベッドにうつ伏せで寝かされる乳児は，仰向けで寝かされる乳児よりも乳児突然死症候群で死亡する割合が3〜9倍高いことが明らかになった。1992年に，米国小児科学会は乳児を仰向けに，あるいは代替法として横向きに寝かせるよう，勧告を出した。うつ伏せで寝かされている乳児は1992年には70%であったが，1996年には24%にまで低下し，それに伴って乳児突然死症候群での死亡数は40%低下した[2]。なお，横向き寝でも乳児突然死症候群リスクが増加するというエビデンスが進行中の研究により明らかになったため[3]，米国小児科学会は2005年に勧告を更新しており，横向き寝は推奨から外されている。

低い疾病発生率

ほとんどの疾患は，"ありふれた病気"と思われている疾患でさえ，実際の頻度はそう高くない。肺がんは米国でのがんの死因の第1位であり，喫煙者は非喫煙者に比べて20倍も肺がんに罹る可能性が高いが，30年間にわたるヘビースモーカーであってもその年間発生頻度は2〜3/1,000である。平均的な臨床の現場で，新たな肺がん患者に遭遇するのは数年に1回である。普通の医師にとって，そのような頻度が低いイベントから，リスクに関する結論を導き出すことは難しい。

小リスク

慢性疾患の多くのリスク要因については，その影響は小さい。そのリスクを検出するためには，曝露した人としていない人の発症の差を観察する必要があり，非常に多くの人を研究しなければならない。例えば，飲酒は，乳がんのリスクを高めることが知られているが，ワイン1杯あるいはそ

れに相当する量(1ドリンク)といった少量のアルコール消費が乳がんのリスクを高めるかどうかはあまり明確でない。1ドリンクの飲酒をする女性で，乳がんを発症するリスクを15%高めるかを検証するためには，240万人-年の女性を対象とする必要がある[4]。研究では膨大な数の対象女性(人-年)を必要とするため，その結果が偶然性による可能性は低いが，小さな効果がバイアスによる可能性は否定できない。対照的に，B型肝炎ウイルス感染の特定の型の血清学的エビデンスのある人は非感染者より60倍(1.15倍ではない)も肝がんに罹りやすいことから，B型肝炎ウイルス感染が肝がんのリスク要因であることに異論はない。

複数の原因と複数の効果

普通，リスク要因と疾患との関係が緊密で，一対一の関係にあることはない。1つのリスク要因が多くの疾患に関わることもあれば，1つの疾患が複数の原因に由来することもある。高血圧とうっ血性心不全の関連がその例である(図4-1)。高血圧症でうっ血性心不全を起こす人もいるが，多くの人は起こさない。また，高血圧症でない人でも，他の様々な原因によって多くの人がうっ血性心不全になる。高血圧症はうっ血性心不全だけでなく，他のいろいろな疾患の原因にもなるために，両者の関連は曖昧である。そのため，高血圧はうっ血性心不全の3つめに重要な原因であるが，長期間にわたる大規模集団を対象とした慎重な研究のエビデンスが入手できるようになった1970年代まで，医師はこの関連性に気がつかなかった。

リスク要因は原因であることも原因でないこともある

リスク要因は単に疾患の予測に役立つのであって，必ずしも疾患を引き起こすわけではない。あるリスク要因は，その他の疾患決定要因に関連することで間接的に疾患の転帰を予測することがある。そのような場合，原因因子と混同される可能性が考えられる。

疾患の原因ではないリスク要因は，疾患に罹る確率が高いことを示すため，**マーカー**(marker)といわれる。疾患の原因ではないからといって，疾

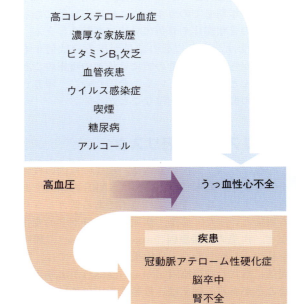

図4-1 高血圧とうっ血性心不全におけるリスク要因と疾患の関連
高血圧はうっ血性心不全を初めとする多くの疾患を引き起こし，うっ血性心不全には高血圧を初めとして多くの原因がある。

患に罹る確率を予測する手段としてのリスク要因の価値は減少しない。このことはまた，リスク要因を取り除いても疾患に関連するリスクを十分には取り除けないことを意味する。

EXAMPLE

小児のまれな疾患であるホモシスチン尿症は，常染色体劣性遺伝によって，アミノ酸の一種であるホモシスチンが高レベルになる疾患であり，若年時の重症動脈硬化を引き起こす。ホモシスチンの軽度上昇も，成人での冠動脈疾患発症のリスク要因の可能性があり，研究対象となってきた。多くの研究によって，ホモシスチンが5 μmol/L上昇するごとに，心血管疾患が20%増えることがわかった[5]。この関係を踏まえて，ビタミンB_6と

> B_{12}に加えて葉酸を用いることによりホモシスチンを低下させ，すでに心血管疾患あるいは糖尿病を有する患者での主要心血管イベントの発症を抑制するかを調べる目的でいくつかの臨床研究が行われた。驚いたことに，複数の大規模研究では，それらの患者のホモシスチンレベルは低下したものの，ビタミン補給は将来の心血管イベントを抑制する効果を示さなかった[6]。このように，成人のホモシスチン高値は将来の心血管疾患発症のマーカーではあるが，少なくとも心血管疾患をすでに発症している患者や糖尿病を有する患者では，原因要素の1つとは考えられない。

リスク要因が原因であるかマーカーであるかを判断する方法については，第5章で述べる。

以上のような理由から，一人ひとりの医師は曝露と慢性疾患の関連性を疑うことはできるかもしれないが，それを自分だけで証明できる立場にはほとんどないことがわかる。まれにしか起こらない曝露後，劇的な疾患がすぐに起きた場合には，その関連を認識できるであろうが，大部分の疾患についてはそのようなパターンをとらない。医師がリスクについて正しい情報を得るためには，医学文献，特に精緻にデザインされ多数の症例を扱った研究を参照する必要がある。

リスクを予測する

B型肝炎と肝細胞がんの場合のような単独の強力なリスク要因は臨床的には非常に有用ではあるが，多くのリスク要因は強力ではない。1日一杯のワインが乳がんのリスクを15％増加させ，40歳代の女性が10年間に乳がんを発症する平均的リスクが1/69（1.45％）とすると，夕食時にワイン1杯を飲むと，10年間に乳がんを発症するリスクは1/60（1.67％）まで高くなる。女性の中には，それくらいの乳がん発症リスクの差は，意味がないと考える者もいるであろう。

複数のリスク要因を統合してリスクを予測する

ほとんどの慢性疾患は複数の比較的弱いリスク要因が合わさって引き起こされていることから，それらの効果を統計学的に統合したほうが一つずつ考えるよりも精緻な予測が可能となる。統計学的にリスク要因を統合することにより，**リスク予測モデル**（risk prediction model）あるいは**リスク予測ツール**（risk prediction tool，臨床予測ツール，あるいはリスク評価ツールとも呼ばれる）が作られる。リスク予測ツールは臨床上，用いられることがますます多くなっており，長期予測で広く知られているモデルとして，心血管イベントを予測するためのフラミンガムリスクスコア（Framingham Risk Score），乳がんの発症を予測するための米国国立がん研究所（NCI）の乳がんリスク評価ツール（Breast Cancer Risk Assessment Tool）がある。短期病院リスク予測ツールには，患者再入院リスクスコア（Patient at Risk of Readmission Score：PARR）や集中治療早期警戒スコア（Critical Care Early Warning Score）などがある。予測ツールの中には，診断検査結果を組み込んだものもあり，例えば，胸痛を訴える患者での急性心筋梗塞の診断，肺塞栓の診断のためのものがある。複数のリスク要因を統合する時に用いられる統計学的方法については，第11章で解説する。

リスク予測モデルは，2つの重要な臨床場面で有用である。第一に，優れたリスク予測モデルは**リスク層別化**（risk stratification）に役立ち，患者群を，異なるリスクレベル（例えば，低レベル，中レベル，高レベル）のサブグループに分けることができる。このリスク層別化法は，ある疾患について新たに提案されたリスク要因が疾患予測能力を高めるか，つまりリスク層別化を改善するかを決めるうえで有用である。

EXAMPLE

> 心血管疾患は世界中の死因の第1位である。米国では，発生率は減少しているものの，全死亡の1/3を占める。過去50年間以上にわたって，高血圧や高コレステロール血症，喫煙，糖尿病，著しい肥満，運動不足，家族歴など，いくつかのリスク要因が同定されてきた。リスク予測ツールとして，これらのリスク要因は，心血管疾患のリス

クを予測するうえで有用である。臨床現場でリスク予測が最も有用なのは，患者を低リスク群あるいは高リスク群に分類することであり，そうすることにより，患者も医師も自信を持って，経過観察か介入処置かを決めることができる。リスク予測ツールで心血管疾患が中リスクと計算された患者については，対処法についてはやや不明確である。当初心血管疾患が中リスクとされた患者については，リスク要因を加えることで，高リスクあるいは低リスクに再分類できるよう，リスク予測ツールの改善の努力がなされている。そのようなリスク要因の1つが，炎症の血漿マーカーのC反応性蛋白(CRP)である。CRPの研究結果を統合すると，リスク予測モデルにCRPを加えることで，心血管疾患のリスク層別化を改善することがわかった[7]。図4-2は，CRPの検査結果を加えて女性での10年間の心血管疾患発症率に正確に対応するよう高リスクあるいは低リスクに再分類することで，女性の心血管疾患リスク予測ツールが改善されることを示す[8]。

たとえある1つのリスク要因がリスク予測モデルを改善するとしても，そのリスク要因を減弱させるか削除することで患者が害を被らないことを示す臨床試験は必要である。CRPについては，そのような試験はいまだ報告されていないため，心血管疾患の原因因子というよりもマーカーの可能性が高い。

患者個人と患者集団におけるリスク予測

リスク予測ツールは，"個別化医療(personalized medicine)"という言葉にまとめられるような希望を込めて，眼前の患者の未来予測にしばしば用いられる。一例として，表4-1に，NCIで用いられている乳がんリスク評価ツールを示す。患者自身か主治医が情報を入力すると，5年間あるいは生涯(90歳まで)の乳がん発症リスクが計算される。しかしながら，特定の個人に将来何が起こるのかを予測することは，同様な人々からなる集団について予測することよりもずっと難しい。

第一に，予測は将来起こるイベントの確率とし

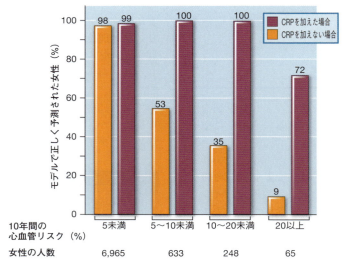

図4-2 リスク予測モデルに新たなリスク要因を加えた場合の影響
7,911名の非糖尿病女性の，10年間の心血管疾患発症リスク予測モデルにC反応性蛋白(CRP)をリスク要因として加えた場合と加えない場合の比較。CRPをリスク要因に加えると，特にCRPを加えない場合に高リスク層について層別化能が高まる。(Ridker PM, Buring JE, Rifal N et al. Development and validation of improved algorithms for the assessment of global cardiovascular risk in women. JAMA 2007；297：611-619 より)

表4-1 リスク予測ツールの例：NCI乳がんリスク評価ツール[a]

モデルに組み込まれているリスク要因[b]
1. 対象となる女性の年齢は？
2. 初潮時の年齢は？
3. 第一子を産んだ時の年齢は？
4. 第一度親族（母，姉妹，娘）の中で，乳がんを発症した人数
5. 乳腺の生検を受けたことがあるか？
   a. 生検（陽性あるいは陰性）を何回受けたか？
   b. 少なくとも1回の生検結果が非定型過形成であったか？
6. 人種／民族は？
   a. 亜人種／亜民族は？

[a] リスク評価ツールは，乳がんや導管内がん（DCIS），小葉内がん（LCIS）の既往を有する女性のために開発されたものではない
[b] 各質問について，患者（あるいは彼女の主治医）がドロップダウンメニューから答えを選ぶ
http://www.cancer.gov/bcrisktool/ で閲覧できる

て表されるため，5年間で集団に起こる確率（例えば15%）と，その集団中の1人の人が疾患を発症する確率とは，根本的に矛盾しているものである。特定の一個人については，疾患を発症するかしないかのどちらかである（"少し妊娠している"ということはあり得ない）。したがって，集団については過去の集団で何が起こったかにより決められた確率であり，個人については疾患の有無の将来予測であるため，ある意味，集団の平均値は個人の将来予測としては常に誤りといえる。

第二に，たとえ強力なリスク要因があったとしても，当該の個人が疾患を発症する確率が非常に高いとは必ずしもいえない。本章で前述したように，長年にわたって喫煙する人は喫煙しない人に比べて，肺がん発症リスクは約20倍と高くなる。たとえそうであっても，喫煙者が肺がんを発症する確率は，10年間で10人のうち1人である。多くの疾患に関するほとんどのリスク要因（リスク予測ツールを含む）は，喫煙の肺がんに対するリスクに比べるとずっと弱い。

リスク予測ツールを評価する

特定のリスク予測ツールの正確度は，2つの疑問に答えることにより決定される。（ⅰ）どれくらい正しく，異なる集団内で，将来疾患を発症する人々の割合を予測するのか〔**キャリブレーション**（calibration），**較正**〕？　そして（ⅱ）どれくらい正しく，疾患を発症する人と発症しない人を見分けるのか〔**識別**（discrimination）〕？　これらの疑問に答えるためには，何年間にもわたって（ときに，10年単位で），大きな集団のメンバー一人ひとりについて疾患の発症の有無を追跡して，ツールが検証される。

キャリブレーション

予測ツールが将来疾患を発症する人々をどの程度正確に予測するのかを決めるキャリブレーションは，概念的にも実践的にも簡単である。集団中，予測ツールによって予測された人々の数（estimated：E）と疾患を発症したことが観測された人々の数（observed：O）を比較することで測定される。EとOの比率（E/O）が1.0に近ければ，当該リスクツールのキャリブレーションは良好であることを意味し，実際に疾患を発症する人々の割合に近い割合が予測される。NCI乳がんリスク評価ツールの研究では，E/Oが1.0に近く，これから5年の間に乳がんを発症する女性の割合を非常に正確に予測できることがわかった。

識別

集団中の個人について将来疾患を発症する人と発症しない人を識別することは，たとえキャリブレーションが良好なツールを用いたとしても，難しい。識別の正確度を測定するうえで最もよく用いられる方法は，**一致度統計**〔concordance statistic，しばしば**C統計**（C-statistic）と省略される〕の計算である。これは，無作為に選ばれた個人で対象疾患を発症した人と発症しなかった人の組み合わせ（ペア）ごとに，疾患を発症した人のほうでリスク予測スコアが高値である頻度を示す。もしリスク予測ツールが全く役立たないとすると，結果はコインを投げた場合と同じで，C統計は0.50となるであろう。反対に，もしリスク予測ツールが完全で，すべてのペアで疾患を発症した人のほうでスコアが高ければ，C統計は1.0となるであろう。NCI乳がんリスク評価ツールの識別能を評価した研究でC統計を計算すると0.58であった[9]。この値が高くないことは誰の目にも明らかであるが，C統計が0.5と1.0の間にある時の意味を臨床的に理解することは難しい。

リスク予測モデルの識別能を知るための最も明確（まれではあるが）な方法は，研究対象となったすべての人について，目に見える形で予測と観察結果を比較することである．図4-3Aに，リスク予測ツールの識別能が完全─疾患を発症する人と疾患を発症しない人を完全に区別する─場合を示す．図4-3Bは，NCI乳がんリスク評価ツールの5年間での乳がんを発症する女性と発症しない女性の識別能と，C統計が0.58の意味を視覚的に示す．リスクスコアの平均値は乳がんを発症した女性でやや高く，グラフの曲線は乳がんを発症しない女性曲線の右側に位置しているものの，2つのグループの個々のリスク予測スコアはかなり重なっていて，x軸上は，乳がんを発症した女性と発症しなかった女性を区別する余地は存在しない．このことは，たとえ予測モデルのキャリブレーションが非常に良好であっても当てはまる．

リスク予測ツールの感度と特異度

疾患を発症する人と発症しない人を識別するリスク予測ツールの能力を評価するもう1つの方法が，感度と特異度（このトピックは第8章と第10章で詳述する）の決定である．リスク予測ツールの**感度**（sensitivity）とは，結果的に疾患を発症する人を同定する能力のことであり，ツールが疾患を発症する人を正しく見出した割合として表される．ツールの**特異度**（specificity）とは，結果的に疾患を発症しない人を同定する能力のことで，ツールが疾患を発症しない人を正しく同定した割合として表される．図4-3を見ると，5年間でのリスク1.67%が"低リスク"と"高リスク"とのカットオフポイントとして選ばれている．このカットオフポイントを用いると，感度は44%（乳がんを発症した女性の44%がリスクスコア1.67%以上であった），特異度66%（乳がんを発症しなかった女性の66%がリスクスコア1.69%未満であった）と推定された．言い換えると，リスク予測ツールは，5年間に乳がんを発症する女性の半数を見逃し，疾患を発症しない女性の1/3が高リスク群とみなされていることになる．感度と特異度に関する情報を含む予測ツールの研究では，感度と特異度の結果を統合する分析方法である**受信者操作特性曲線**（receiver operating characteristic curve：**ROC曲線**）が示されることが多く，異なるツールを比較する時に用いることができる．ROC曲線については，第8章で詳述する．

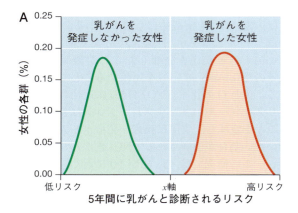

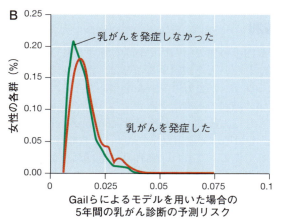

図4-3 リスク予測ツールの能力
A．乳がんを発症した女性としなかった女性を識別するための，仮定上の完璧なリスク予測ツールの能力．左側の群は低リスクスコアで乳がんを発症しなかったが，右側の群は高スコアで乳がんを発症した．2群間に重なるところはなく，C統計も1.0となる．(Elmore JA, Fletcher SW. The risk of cancer risk prediction："What is my risk of getting breast cancer?" J Natl Cancer Inst 2006；98：1673-1675より許可を得て引用)．B．5年間に乳がんを発症した女性としなかった女性を識別するための，実際のリスク予測ツールの能力．2群のリスクスコアはかなり重なっていて，x軸上，乳がんを発症した女性としなかった女性を区別することは不可能である．(Rockhill Levine Bより許可を得て引用)

リスク層別化

すでに述べ，図4-2に示したように，リスク層別化は，リスク予測ツールがどの程度役立つのか，新たなリスク要因を加えることがツールの対象となる人々を臨床的に意味のあるリスク群に分

類できるかを決定するために用いることができる。より優れたリスク層別化はツールのキャリブレーションを改善する。リスク層別化はツールの識別能に著しい影響をもたらさないことがある。例えば，図4-2を詳細に見ると，CRPを含むリスクツールは，6,965名の女性の99％を最低リスク層（10年間の心血管疾患イベント5％未満）に正しく割り振っている。この研究では，心血管疾患イベントは，最低リスク層に割り振られた女性の101名（1.4％）に起こっていて，5％未満という数値を満たすものであるが，大多数の女性（88％）が最低リスク層に割り当てられていて，その層から発症した女性（101名）のほうが，他の層から発症した女性をすべて合計した数（97名）よりも多かった。この結果は，乳がんリスク評価ツール（図4-3B）で観察されたことと同様，リスクの予測時によく起こる難しい問題である。

なぜリスク予測ツールは個人での識別に役立たないのか？

　リスク予測は，人の集団については，疾患を発症する人の割合をかなり正しく予測するのに，どうして個人のレベルでは，疾患を発症する人とそうでない人を識別する能力は低いのだろうか？大きな問題は，予測ツールの強さ（弱さといったほうがより正確）である。識別には，人の集団を，将来疾患を発症する人とそうでない人にある程度うまく分類できる非常に強力なリスク要因（あるいは，複数の要因の組み合わせ）が必要である。対象者が疾患を発症する可能性が2, 3倍，あるいは5倍程度であってさえ，リスク予測の識別能は高くない。疾患を発症する可能性がずっと高くなければ（少なくとも200倍は必要という研究者もいる）[10]識別能は高くならない。それほど強力なリスク予測ルールはほとんど存在しない。

　もう1つの問題は，慢性疾患についてのものであり，リスク要因が多くの人々に蔓延していることである。したがって，リスクが低い人々でさえ疾患を発症することがある。図4-3Bは，乳がんリスクスコアが低くても乳がんを発症する女性がいることを示す。実際，ほとんどの女性集団において（ありがたいことに）スコアが高い女性はほんの少数に限られるため，絶対数では，乳がんを発症するのはスコアが高い女性よりも低い女性のほうが多い。まとめると，リスク予測ツールモデルは，図4-2に示すように，人の集団をリスクの程度によって層別化するための，個々のリスク要因を統合する重要な方法ではある。うまく作られたリスクモデルによって患者がどの群に当てはまるのかを，当該患者と医師が理解するうえで有用であるが，その割り当てには限界があることも理解しなくてはならない。加えて，多くの疾患について，当該疾患を発症する患者の大部分は高リスク群の人々ではないという，直感に反する事実を心に留めておくことも重要である。

リスク要因とリスク予測の臨床活用

リスク要因と診断検査のための検査前確率

　リスク要因を有することは疾患を有する確率が高いことを意味するため，リスクの有無を知っていることは診断に役立つ。しかしながら，通常，ほとんどのリスク要因（リスク予測ツールでさえ）は，病初期の臨床所見ほど強力な病気の予測因子ではないため，症状のある患者で病気の有無を予測する能力には限界がある。Geoffrey Roseは次のように述べている[11]。

「将来，重大な病気に罹るか否かを予測する最良の要因は，現在の軽い病気であることが多い。現在の換気能が低いことは，将来の換気能低下の最良の予測因子である。現在の高血圧は，将来の血圧上昇の強力な予測因子である。初期の冠動脈疾患が存在することは，将来の致死的疾患の予測因子として他のいずれにも優っている」

　Roseが述べたように，年齢や男性であること，喫煙，高血圧，脂質異常症，糖尿病は，将来の冠動脈疾患発症の重要な予測因子ではあるが，救急外来に胸痛を訴えて来院した患者の評価時には，それら予測因子の重要性はずっと低い[12]。患者が急性心筋梗塞を患っているのか決定するうえでまず重要となるのは，胸痛の有無やタイプ，負荷心電図の結果といった臨床所見である[13]。

　リスク要因がないことから，疾患を除外できることもある。胸膜腫瘍の鑑別診断上，患者がこれまでにアスベストを取り扱ったことのある人であ

れば中皮腫を考えるべきであり，過去にアスベスト曝露のない患者では中皮腫は的外れとなる。

治療選択時のリスク要因の活用

リスク要因は長いこと，治療の選択（および開発）に用いられてきた。心血管疾患を有し，かつ脂質異常症がある患者の治療に，スタチンあるいはその他の脂質降下薬が用いられる。それらの疾患を有する糖尿病患者では，脂質異常症と高血圧に対する特別な治療である効果的な薬物治療が行われる。腫瘍学分野では，特定のがんに対する"標的"治療が開発されている。

EXAMPLE

HER2 受容体は，乳がん患者の約 20％で過剰発現している上皮成長因子受容体である。HER2 陰性がんに比べて，HER2 陽性がんの予後は悪い。HER2 に対するモノクローナル抗体が開発され，HER2 陽性乳がん患者を対象に，いくつかの臨床試験で検証された。標準治療とモノクローナル抗体治療の双方を受けた患者は，標準治療のみを受けた患者に比べてイベント発生率が半分に減った[14,15]。今や，乳がんの適切な治療を決定するうえで，HER2 蛋白の検査は欠かせない。

スクリーニングプログラムのためのリスク層別化

リスク要因に関する知識は，リスクの高い集団を選ぶことでスクリーニングの効率性を高めるためにもしばしば用いられる。遺伝子変異による乳がんのリスクは一般住民では非常に低いものの，若年で乳がんに罹患した親族を持つ女性でのリスクは著しく高い。家族歴から乳がんリスクがかなり高いと判断される女性には，普通，遺伝子変異の有無を知るためのスクリーニング検査が積極的に行われる。同様に，大腸直腸がんのスクリーニングは 50 歳以上の一般住民に対して推奨されるが，家族歴上，第一度親族に大腸直腸がんがある人については，リスクが非常に高いことから，専門家は，スクリーニングを 40 歳から始めるべきであると提唱している。

疾病予防のためのリスク要因の除去

あるリスク要因が疾患の原因である場合，そのリスク要因を除去すればその疾患を予防できる。たとえその疾患の発症機序が明らかにされていなくても，予防は可能である。疫学の歴史上，古典的な成功例の中に，これが示されているものがある。細菌が同定される以前の 1854 年，John Snow はある特定の会社から供給される水道水を飲んでいる人々にコレラの発生率が高いことに気づき，その水道水の供給を断つことでコレラの流行が収まった。この一連の出来事により，彼はコレラが汚染水の供給によって広がることを確定した。現代では，食物伝播性疾患が突発した際の調査と発生源の同定，発生を阻止するための対応策に，同じ方法が用いられる。現在では，生物学的原因も速やかにわかるため，発生源を正確に突き止めるうえで有用である。原因の概念，そして原因と予防との関係については第 12 章で述べる。

復習問題

各設問について，正しいのはどれか。

4.1 20 世紀半ば，英国の胸部外科医たちは，彼らが手術している肺がん患者は女性よりも男性に多く，ほとんどが喫煙者であるとの印象を抱いていた。喫煙が肺がん発症のリスク要因であるという外科医たちの印象が誤っていた可能性がある理由はどれか。

A. すでに喫煙習慣が広く普及してしまっていて，肺がんの手術を受けるか受けないかに拘らず，女性よりも男性のほうが喫煙歴を有していた。
B. 肺がんの発症頻度は，喫煙者においてさえ低い。
C. 喫煙は肺がんのリスクをわずかに高める。

D．肺がんのリスク要因は他にもある。

4.2 リスク要因を見出すのが容易なのは，
A．リスク要因への曝露が疾患発症のずっと前に起こる場合。
B．リスク要因への曝露が新たな疾患に関係している場合。
C．リスク要因が疾患の原因ではなくマーカーの場合。

4.3 リスク予測モデルが有用なのは，
A．疾患発症の予測。
B．疾患の診断。
C．予後の予測。
D．上記のすべて。

4.4 図4-2が示しているのは，
A．過度に多くの中等度リスク層女性で行ったCRP検査の結果を含むリスクモデル。
B．CRP検査の結果を組み入れないリスクモデルよりもCRP検査の結果を組み入れたリスクモデルのほうが，将来心血管疾患を発症する女性を個別に予測できる。
C．10年間に心血管疾患を発症する女性の数が最も多いのは，リスクが5％以下のグループの女性である。

4.5 結腸がんのリスクモデルによると，あなたの患者の中に，これから5年の間に結腸直腸がんを発症する可能性が2％の患者が1名いる。このことを患者に説明するにあたって，正しいのはどれか。
A．結腸直腸がんは，皮膚以外のがんの中では，男性では2番目に頻度が高いため，そのことを心にかけるべきである。
B．モデルは，あなたの患者がこれから5年の間に結腸直腸がんを発症しないであろう，ということを示している。
C．モデルは，あなたの患者が，これから5年の間に結腸直腸がんを発症する人が非常に少ない集団の一員であることを示している。

4.6 一般的に言って，リスク予測ツールの適用が最適なのは，
A．特定の患者が将来発症する疾患の予測。
B．患者の集団が将来発症する疾患の予測。
C．どの人が疾患を発症し，どの人が発症しないかの予測。

4.7 リスク要因が将来発症する疾患のマーカーの場合，
A．リスク要因は疾患を発症するリスクの高い人を見出すのに役立つ。
B．リスク要因をなくすことが疾患の予防に役立つ。
C．リスク要因は真の因果関係における交絡因子ではない。

4.8 一般的に，リスク要因の有用性が低いのは，
A．リスク層別化プロセス。
B．患者の訴えに基づく診断。
C．疾患の予防。

4.9 図4-3Bが示すのは，
A．リスクモデルのキャリブレーション（較正）精度が高いこと。
B．リスクモデルが異なるリスクグループに女性を層別化するのに優れていること。
C．5年間に乳がんを発症する女性の大多数は高リスク群にあること。
D．リスクモデルの識別能はあまり高くないこと。

4.10 リスクモデルに基づいて，個人について将来の疾患発症を決定するのが難しいことの理由とならないのは，
A．リスク要因の統合が，疾患と強く関係するわけではない。
B．リスク要因は母集団中，多数の人々に存在する。
C．モデルのキャリブレーション精度が高い。
D．疾患を発症する運命にある人々の大多数は高リスク群に属さない。

➡ 解答は付録を参照。

参考文献

1. Vineis P, Alavanja M, Buffler P, et al. Tobacco and cancer: recent epidemiological evidence. J Natl Cancer Inst 2004;96:99-106.
2. Willinger M, Hoffman HJ, Wu KT, et al. Factors associated with the transition to nonprone sleep positions of infants in the United States: The National Infant Sleep Position Study. JAMA 1998;280:329-335.
3. Li DK, Petitti DB, Willinger M, et al. Infant sleeping position and the risk of sudden infant death syndrome in California, 1997-2000. Am J Epidemiol 2003;157:446-455.
4. Chen WY, Rosner B, Hankinson SE, et al. Moderate alcohol consumption during adult life, drinking patterns and breast cancer risk. JAMA 2011;306:1884-1890.
5. Humphrey LL, Rongwei F, Rogers K, et al. Homocysteine level and coronary heart disease incidence: a systematic review and meta-analysis. Mayo Clin Proc 2008;83:1203-1212.
6. Martí-Carvajal AJ, Solà I, Lathyris D, et al. Homocysteine lowering interventions for preventing cardiovascular events. Cochrane Database Syst Rev 2009;4:CD006612.
7. Buckley DI, Fu R, Freeman M, et al. C-reactive protein as a risk factor for coronary heart disease: a systematic review and meta-analyses for the U.S. Preventive Services Task Force. Ann Intern Med 2009;151:483-495.
8. Ridker PM, Hennekens CH, Buring JE, et al. C-reactive protein and other markers of inflammation in the prediction of cardiovascular disease in women. N Engl J Med 2000;342:836-843.
9. Rockhill B, Speigelman D, Byrne C, et al. Validation of the Gail et al. model of breast cancer risk prediction and implications for chemoprevention. J Natl Cancer Inst 2001;93:358-366.
10. Wald NJ, Hackshaw AK, Frost CD. When can a risk factor be used as a worthwhile screening test? BMJ 1999;319:1562-1565.
11. Rose G. Sick individuals and sick populations. Int J Epidemiol 1985;14:32-38.
12. Han JH, Lindsell CJ, Storrow AB, et al. The role of cardiac risk factor burden in diagnosing acute coronary syndromes in the emergency department setting. Ann Emerg Med 2007;49:145-152.
13. Panju AA, Hemmelgarn BR, Guyatt GH, et al. Is this patient having a myocardial infarction? The rational clinical examination. JAMA 1998;280:1256-1263.
14. Piccart-Gebhart MJ, Procter M, Leyland-Jones B, et al. Trastuzumab after adjuvant chemotherapy in HER2-positive breast cancer. N Engl J Med 2005;353:1659-1672.
15. Romond EH, Perez EA, Bryant J, et al. Trastuzumab plus adjuvant chemotherapy for operable HER2-positive breast cancer. N Engl J Med 2005;353:1673-1684.

第 5 章

リスク：疾病への曝露

> のちに冠動脈疾患を発症した人々の特徴と発症しない人々を比較した研究から，明らかな症状ないし徴候が現れる何年も前に，冠動脈疾患を発症する可能性の高い人々を特定することができる。非感染性疾患で，罹患に何年も先立って，このような非常に病気になりやすい人々の同定は，これまでほとんどできなかった。
>
> —Thomas Dawber・William Kannel, 1961

KEY WORD

観察研究	寄与リスク	制御
コホート研究	リスク差	限定
コホート	相対リスク	マッチング
曝露群	リスク比	層別化
非曝露群	人口寄与リスク	標準化
発生率研究	人口寄与リスク割合	多変量解析
前向きコホート研究	外的変数	ロジスティック回帰
後向きコホート研究/既往コホート研究	共変数	コックス比例ハザードモデル
症例コホート研究	粗効果測定	測定されない交絡因子
効果尺度	交絡	残余交絡因子
絶対リスク	中間的アウトカム	効果修飾
	交絡変数/交絡因子	交互作用

リスクの研究

　本章では，研究者が，リスク要因である可能性のある要因への曝露とその後の疾患発生との関連を観察することによって，リスクを推定する方法について述べる。将来に向かって集団を観察してリスクを決定する方法，そして個人と集団に影響を与えるリスクを比較するいくつかの方法を取り上げる。第 6 章では，時間を過去に遡ってリスクを研究する方法について述べる。

　潜在的リスク要因への曝露が罹患リスクを高めるか否かを決める最適の方法は，実験である。現在疾患を有さない人々を，当該疾患への罹り易さが同等な複数の群に分ける。片方の群はリスク要因と想定している要因に曝露させ，他方の群は曝露させず，それ以外の点については両群をまったく同じように扱う。その後，各群で疾患が発生する頻度に違いが生じれば，リスク要因の罹病への寄与が推定できる。実験については第 9 章で述べる。

実験が不可能あるいは非倫理的な場合

　残念ながら，リスク要因の効果に関する実験研究のほとんどは人を対象に行うことはできない。

今日，我々の関心が向けられているリスクの問題について考えてみよう。他の条件が同じであれば，運動をしない人で，冠動脈疾患のリスクはどのくらい増すだろうか？　携帯電話は脳腫瘍の原因となるだろうか？　肥満は乳がんのリスクを増すだろうか？　このような疑問に対して，実験を行うことはできない。第一に，科学的な研究という名目で，ある集団をリスク要因の可能性がある要因に曝露させることは倫理的ではない。第二に，大部分の人は食事や行動を長期間他人から制約されることに尻込みするだろう。さらに，実験の結果が出るまで数十年も待たなければならない。したがって，リスクについてはなるべく強制的でない方法を用いて検討するべきである。

　研究者が起きている事柄に積極的に働きかけずに，起こった事柄を観察するだけでデータを集積する研究を**観察研究**(observational study)という。リスクに関する研究のほとんどは，観察研究か**コホート研究**(cohort study)，あるいは症例対照研究である。コホート研究については本章中で後述し，症例対照研究については第6章で述べる。

コホート

　第2章で定義したように，**コホート**(cohort)という語は，最初に集められ，その後何が起こるのかが一定期間観察される，何らかの共通点を有する集団をいう。表5-1に，臨床研究でのコホートの使用法を示す。コホート構成員間の共通点は何であれ，疾患リスクに関する信頼できる情報をもたらすためには，コホートの観察は3つの基準を満たさなくてはならない。

1. 集められた時点では，対象疾患に罹患（あるいはアウトカムを有）していてはならない。
2. コホートは，当該疾患の自然経過から考えてアウトカムが発現するのに必要な期間観察されなければならない。例えば，小児期の頸部X線照射後に甲状腺腫瘍が発生するかを調べる場合，被曝と甲状腺腫瘍発症の期間はかなり長いことから，5年間の追跡では適切な仮説検証とはいえない。
3. コホート構成員は全員，全観察期間を通じて観察されるべきで，そうでない場合は，脱落者の原因について説明できる方法が用いられなくてはならない。研究からの脱落者の多さの程度，そしてその脱落の理由がアウトカムと何らかの点で関連している場合，不完全なコホートから得られた情報は真の状況を誤って伝えてしまう。

コホート研究

　コホート研究の基本デザインを図5-1に示す。一群の人々（コホート）が集められ，彼らは誰も対象疾患を経験したことはないものの，当該疾患に罹る可能性がある（例えば，子宮内膜がんのリスク要因に関する研究では，コホートの構成員は全員，健康な子宮を有する者でなければならない）。研究開始時，コホート構成員をアウトカムと関連が疑われる特性（リスク要因の可能性がある特性）に従って分類する。それぞれのリスク要因について，そのコホート構成員は**曝露**(exposed)されたか否か〔**非曝露**(unexposed)〕に分類される（すなわち，高血圧など，問題となっている要因の有無）。そのコホートのすべての構成員を，時間経過に沿って追跡し，アウトカム（例えば，冠動脈疾患）を経験するか観察し，曝露群と非曝露群でのアウトカムイベントの確率を比較する。そうすることで，リスク要因の可能性があると考えられた要因が結果としてのアウトカムと関連するかを知ることができる。このようなコホート研究は，**発生率研究**(incidence study：時間軸で患者を追跡することが強調されている），前向き研究（患者を追跡する方向が未来に向かっていることを意味している），縦断研究（時間を追って新たに発生した

表5-1　コホートとその研究目的

共通の特性	効果を評価する事項	例
年齢	年齢	70歳の人の余命（出生時期を問わない）
生年月日	暦日	1930年に生まれた人の結核発生率
曝露	リスク要因	喫煙者における肺がん
疾患	予後	脳腫瘍患者の生存率
治療的介入	治療	化学療法によるホジキンリンパ腫患者の生存率の向上
予防的介入	予防	肺炎球菌ワクチン接種後の肺炎発生率の低下

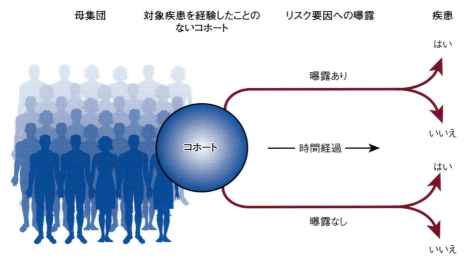

図5-1　リスクについてのコホート研究のデザイン
対象疾患を経験したことのない人々を，あるリスクに対する曝露群と非曝露群との2群に分ける．それぞれの群でどれだけの比率で疾患に罹患するか，一定期間経過観察する．

疾患が基本的な尺度となることに注目している）などともいわれる．

次に示すのは，冠動脈疾患のリスク要因を我々が理解するうえで，そしてコホート研究を現代的な方法で遂行するうえで，重要な貢献をした古典的なコホート研究である．

EXAMPLE

フラミンガム研究[1]は，冠動脈疾患に罹患する確率を高める要因（リスク）を同定するために1949年に開始された．ボストン近郊の小さな町，フラミンガムに住む30～59歳の男女10,000人の中から5,209名を選んだ．このうち5,127名は初回の検査で冠動脈疾患を有しておらず，したがって，冠動脈疾患を発症するリスクを有する人々とみなされた．この人々について，2年ごとに冠動脈疾患のエビデンスがあるか調査された．この研究は30年間継続され，現在はフラミンガム子孫研究[2]として続いている．この研究により，冠動脈疾患発症のリスクは高血圧，血清コレステロール高値，喫煙，耐糖能異常，左室肥大であることがわかった．これらのリスクをすべて有する人と1つも有さない人とでは，冠動脈疾患リスクに大きな差が見られた．この

の研究で同定されたリスク要因を統合して，臨床上最も頻用されるリスク予測ツールの1つである，心血管疾患に対するフラミンガムリスクスコアが生み出された．

前向きおよび既往コホート研究

コホート研究は，図5-2に示すように2つの方法で行うことができる．現時点でコホートを集め，将来に向かって〔**前向きコホート研究**（prospective cohort study）〕追跡調査することができ，また過去の記録からコホートを設定し，その時点から現在に向かって〔**後向きコホート研究**（retrospective cohort study）または**既往コホート研究**（historical cohort study）〕追跡調査することもできる．フラミンガム研究は，前向きコホート研究の例である．膨大な電子医療データベースが利用可能となったため，最近は，ますます多くの有益な後向きコホート研究が発表されつつある．

前向きコホート研究

前向きコホート研究では，リスク要因の可能性がありながら，普通は医療記録上，捉えられることのない要因（例えば，健康に重要な影響を与えることがわかってきた様々な健康行動，教育レベ

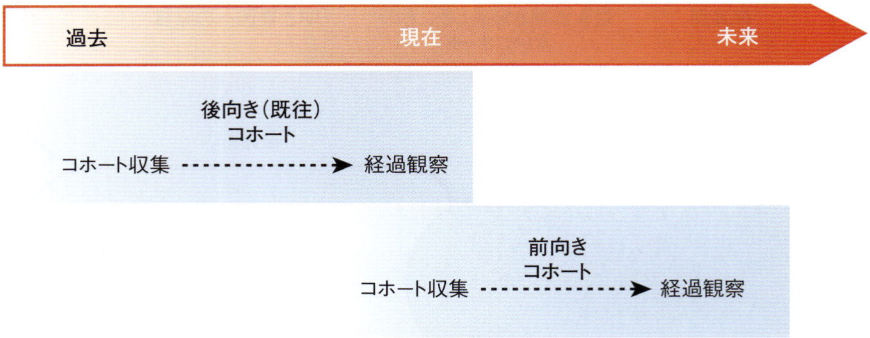

図5-2　前向きコホート研究と後向きコホート研究
前向きコホートは現時点でコホートを集め，将来に向かって追跡調査を行う。一方，後向きコホートは診療録など過去に集めたものを遡り，現在に向かって追跡調査を行う。

ル，社会経済状態など）を評価することができる。データ収集に先立って研究計画を立てる場合，可能性のある交絡因子に関する情報を確実に収集することができる。前向きコホート研究における情報は，測定バイアスを減らす標準的な方法で収集することが可能である。

> **EXAMPLE**
>
> 健康に良い影響をもたらすためには，どれくらいの余暇身体活動が必要だろうか？　いくつかのガイドラインが，週に5日，最低1日30分の運動を勧めているが，ほとんどの人はこの勧告に従っていない。これより少ない運動量では健康上の益はないのだろうか？　身体活動に関する標準的な質問票に回答し，平均8年間にわたって追跡された415,000名を超える成人を対象とした前向きコホート研究が行われた[3]。結果は，運動しない者に比べると，運動量に応じて，あらゆる原因による死亡率の減少と余命の延長が認められた。教育レベルや仕事上での肉体労務，その他の健康状態を勘案しても，1日たった15分間の運動で死亡率が14％減少し，余命が3年延長した。

医療データベースを用いた既往コホート研究

既往コホート研究では，電子医療データベースと，主として患者ケアや集団の健康を追跡するのに用いられる集団登録を活用できる。古典的な前向きコホート研究に比較すると，既往コホート研究のおもな利点は，研究にかかる時間が短くて済むこと，かかる費用が少なくて済むこと，実践がずっと容易なことである。しかしながら，電子データベースに記録されていない要因については研究できないため，通常，患者のライフスタイル，社会的地位，教育，健康を決定するその他の重要な要因は含まれない。また，多くのデータベース，特に診療現場での情報は，標準化された方法で収集されておらず，結果にバイアスが入り込む可能性が高い。大規模電子データベースは，診断や治療など，ある程度標準化された方法で記録されることの多い想定リスク要因や健康アウトカムについて研究する場合，とりわけ有用である。

> **EXAMPLE**
>
> 1990年代，幼児への麻疹，ムンプス，風疹に対するワクチン接種率の上昇に一致して，急激に自閉症の発症率が上昇した。MMR（麻疹ムンプス風疹）ワクチンと自閉症とを結びつける報告が行われ，ワクチン接種（あるいはワクチン防腐剤，チメロサール）が自閉症発症の原因であるとの警告が広く一般に行き渡った。国によっては，MMRワクチン接種率が低下し，新たな麻疹の発症とそれによる死亡を引き起こす結果となった。この深刻な状況に鑑みて，MMRがリスク要因となりうるか否かを評価する研究がいくつか行われた。デ

ンマークでは，1991年1月から1998年12月までに生まれたすべての児（537,303人）を対象に後向きコホート研究が行われた[4]。母子手帳を調査したところ，児の82%がMMRワクチンの接種（料金を受領するために，医師に政府への報告義務が課せられている）を受けており，316人が自閉症と診断され，422人がその疑いありとされていた。接種を受けた児と受けなかった児とで自閉症の頻度は同等であった（実際は，接種を受けた児のほうがやや少なかった）。この研究は，他の同様な研究とともに，MMRワクチンの自閉症原因説を否定する強力なエビデンスを提供した。その後，MMRワクチンが自閉症の原因であるとの警告を発する根拠となった研究論文が，不正と利益相反について調査され，2010年，The Lancetはその論文を撤回した[5]。

症例コホート研究

コホート研究において，電子医療データベースを用いるもう1つの方法が**症例コホート研究**（case-cohort design）である。概念的には，後ろ向きコホート研究の変形であり，大集団での特定の医療状況の頻度を知るうえで優れている。症例コホート研究ではコホート内で曝露した者は全員研究対象となるが，非曝露者はランダム抽出されたほんの少数の者が研究対象となり，特定のアウトカムについて追跡される。効率性を高めるため，非曝露群は，後に当該アウトカムを有することになる（つまり，症例となる）人々全員を加えて"濃厚化"され，結果は，標本を得る時の標本割合が反映されるよう調整される。コホート研究をこのように効率的に行うためには，非曝露群全体でのアウトカム頻度がわからなくてはならず，したがって，大規模な電子医療データベースが必要となる。

EXAMPLE

乳がんの発症リスクの高い女性において，予防的乳房切除術は有用だろうか？ この疑問を解決すべく，会員の診断と手術術式が電子化データベースに所蔵されている6つの健康維持機構（health maintenance organization：HMO）で症例コホート研究が行われた。かなりの年月の間に276名の患者が両側予防的乳房切除術を受けていることがわかり，術後，乳がんに罹患したか追跡された。比較群として，同様の乳がんを有するがこの手術を受けなかった女性をランダムに抽出し，その女性群に，後日，乳がんを発症した女性を加えて"濃厚化"した。"濃厚化"は，電子化データベースを介して，666,800名の中から乳がんを発症した患者を同定することで達成された。研究者たちは，ある年齢の乳がんを発症した女性の1%を比較群としてランダムに抽出したが，乳がんを発症しなかった女性について抽出したのはわずか0.01%であった*。分析時には標本割合について調整が行われた。結果は，高リスク患者での両側予防的乳房切除術は乳がんの発症を99%減らしていた[6]。

コホート研究の利点と欠点

リスクのタイプは何であれ，厳密に行われたリスクに関するコホート研究は，実験が不可能な場合の代用研究としては，可能な範囲では最良の方法である。これは，臨床試験と同じ論理で追跡できる。すでに結果がわかったあとで曝露したか否かを決定するようなバイアスを避けて，リスク要因への曝露を測定する。コホート研究（実際はすべての観察研究）の最も重大な科学的欠点は，実験研究よりもバイアスが入り込みやすいということである。自然な経過でリスク要因に曝露した人は，曝露しなかった人に比べて非常に様々な点で異なっている可能性がある。この相違が疾患に関連した場合には，リスク要因と疾患との間に何らかの関係が観察されたかのように混同（交絡）されてしまう。

異なるタイプのコホート研究の利用，利点，欠

---

*この研究は，厳密には，予防的乳房切除術を受けなかった対照群で乳がんを発症した26,800名の患者のうちのわずか1%を対象とするのではなく，全員を対象とする標準的な症例コホート研究の変形である。しかしながら，乳がんの頻度は高いため，無作為標本で十分である。

表5-2　コホート研究の利点と欠点

利点	欠点
すべてのタイプのコホート研究 発生率(つまり，絶対リスク)を直接測定し確立するための唯一の方法である 臨床上の疑問と同じ論理である：曝露すると，病気になるか？ 曝露の有無が記録される前にアウトカムがわかると，起こりうるバイアスが入ることなく，曝露を明示できる 曝露と多数の疾患との関連性を評価できる	交絡とその他のバイアスが入りやすい
前向きコホート研究 リスク要因の可能性のある多くの要因について研究できる ほとんどの医療記録では入手不可能なライフスタイルや人口学的特性に関するデータを収集できる リスク要因に対する曝露の有無とその程度を標準的な方法で測定できる	対象イベントを経験する数以上のものを登録する必要があり，非効率で，頻度が低い疾患には不向き 継時的に多数の人々について調べるため，資源を必要とし高価 結果が出るまでに長期間を要する 疾患と比較的少数の要因への曝露(つまり，研究の開始時に記録された要因)との関係しか評価できない
後ろ向き(既往)コホート研究 他の目的(つまり，患者の診療あるいは登録)でデータがすでに収集されているため，前向きコホート研究よりも効率的 継時的に多数の人々を追跡調査する必要がないため，前向きコホート研究よりも安価である 患者アウトカムがすでに起こっているため，前向きコホート研究に比べて早く行える	研究対象となりうる，可能性のあるリスク要因は，前向きコホート研究に比べて少ない データセット内で入手できる患者特性以外についての調査は不可能 曝露の有無とその程度の測定は標準化されていないことがある
症例コホート研究 後ろ向きコホート研究の利点がすべて当てはまる 非曝露群についてはサンプルを抽出して分析するため，後ろ向きコホート研究よりも効率的である	後ろ向きコホート研究の欠点がすべて当てはまる 読者にとって，分析で用いられた重みづけの手順についての理解が困難

点を表5-2にまとめた．利点，欠点の中にはすべてのコホート研究に当てはまるものもある．しかし，データの質による処理の難しさは各々の方法で異なる．前向き研究では，研究のために特別に必要なデータを十分に予想して集めることが可能である．したがって，研究結果の精度を損なう測定バイアスとある種の交絡因子が入り込むのを予防できる．一方後ろ向き研究のデータは，患者の診療記録など，別の目的で集められていたものである場合が多い．このようなデータは，厳密な研究においては質的に満足なものとならないだろう．ワクチンと自閉症の関係のように，よほど注意しないと後ろ向きコホート研究のデータは厳密な研究の質を保証できない．

前向きコホート研究はまた，結果に影響を与える可能性のあるライフスタイルやその他の特性についてのデータを，一定の方法に則って収集できる．それらの特性の多くは，後ろ向き研究や症例対照研究ではルーチンに収集されないことから，通常，標準的な方法では収集されることはない．

前向きコホート研究の最大の欠点は，リスクに関する研究のほとんどに当てはまることではあるが，アウトカムがまれにしか起こらない場合，多くの対象者を登録したうえで長期間にわたって観察しなければ結果が得られないことである．多数の人々での曝露の有無を測定し何年間も観察したとしても，疾患を発症する人がほとんどいなければ研究は成り立たない．例えば，米国での最も一般的な死亡原因である冠動脈疾患に関するフラミンガム研究は，研究開始当初，この種のものとしては最大規模の研究であった．それにも拘らず，最初の予備的な経過発表を行うまでに，5,000名以上を数年間にわたり追跡しなければならなかった．というのも，最初の8年間で冠動脈疾患を発症した者がわずか5％しかなかったためである．後ろ向き研究や症例対照研究は短時間で行うことはできるが，重要かつ標準化されたデータを入手することはできない．

前向きコホート研究のもう1つの問題は，通常，研究対象者が"自由な生活"を送っていて，研究者

による管理ができないことに由来する。このような対象者を追跡するには，多大な労力と費用をかけなくてはならない。このため，前向きコホート研究は費用がかさみ，ときには数百万ドルもかかることがある。

前向きコホート研究にかかる時間と費用を考えると，リスクに関する臨床問題すべてにこの方法を用いるわけにはいかないことから，後ろ向きデザインや症例対照デザインといった，より効率的で信頼性の高いリスク評価法を開発すべく，努力が積み重ねられているのである。症例対照研究については第6章で述べる。

リスクの表現法，比較法

リスクの基本的表現法は発生率(incidence)であり，第2章で定義されているように，当初は当該疾患を有さない一定の集団中に，ある期間経過したところまでに新たに疾患を発症した症例数である。コホート研究においては，リスク要因の可能性のある要因への曝露の有無が異なる複数の群での疾患発生率が比較される。リスクを比較するために，**効果尺度**(measure of effect)と呼ばれる，曝露と疾患との関連性を測定するいくつかの尺度がよく用いられる。これらはリスクについて異なる概念を表していて，リスクの大きさについて異なる印象を与え，それぞれ違う目的で用いられる。以下に4つの効果尺度を示す。表5-3には絶対リスクと4つの効果尺度をまとめ，表5-4にはそれらの使用例を，喫煙者と非喫煙者での肺がんリスクについて示した。

絶対リスク

絶対リスク(absolute risk)は，研究対象集団においてイベントの起こる確率である。この値は発

表5-3 効果の尺度

用語	疑問	定義
絶対リスク	当初は当該疾患のなかった群において疾患の発生率はどれだけか	$I = \dfrac{\text{ある一定期間における新規発症数}}{\text{その群の人口}}$
寄与リスク(リスク差)	曝露が疾患にどのくらい寄与しているか	$AR = I_E - I_{\bar{E}}$
相対リスク(リスク比)	非曝露群に比べて曝露群は何倍疾患にかかりやすいか	$RR = \dfrac{I_E}{I_{\bar{E}}}$
人口寄与リスク	人口集団での疾患の発生率に，リスク要因の保有率はどのくらい関係しているか	$AR_P = AR \times P$
人口寄与リスク割合	人口集団での疾患の発生に，あるリスク要因への曝露がどのくらいの割合で寄与しているか	$AF_P = \dfrac{AR_P}{I_T}$

I_E：曝露群の発生率，$I_{\bar{E}}$：非曝露群の発生率，P：リスク要因への曝露率，I_T：人口集団における全発生率

表5-4 効果測定の計算：男性肺がん患者での喫煙と死亡

単純リスク	
喫煙者における肺がん死亡率(絶対リスクあるいは発生率)	341.3/10万/年
非喫煙者における肺がん死亡率(絶対リスクあるいは発生率)	14.7/10万/年
喫煙率	32.1%
人口集団での肺がん死亡率	119.4/10万/年
複合リスク	
寄与リスク	=341.3/10万/年−14.7/10万/年=326.6/10万/年
相対リスク	=341.3/10万/年÷14.7/10万/年=23.2
人口寄与リスク	=326.6/10万/年×0.321=年間104.8/10万/年
人口寄与リスク割合	=104.8/10万/年÷119.4/10万/年=0.88

Thun MJ, Day-Lally CA, Calle EE, et al. Excess mortality among cigarette smokers: Changes in a 20-year interval. Am J Public Health 1995；85：1223-1230 より

生率と同じで，これら2つの用語はしばしば置き換え可能とされる。絶対リスクは，患者と医師にリスク要因がどの程度生命に影響するかを理解させるのに最良の方法である。表 5-4 に示すように，喫煙は肺がんで死亡する確率を大きく高めるものの，喫煙者中，肺がんで死亡する絶対リスクは 10 万名中 341.3 名（1 年間当たり喫煙者 1,000 名中 3～4 名が死亡）であった。

寄与リスク

"曝露していない人に比べて，曝露するとどれだけリスク（発生率）が高まるのか？"という疑問を持つ者もいるであろう。この疑問に対する答えが**寄与リスク**（attributable risk）で，曝露した人々での絶対リスク（あるいは発生率）から曝露していない人々での絶対リスクを引いた値で示される。表 5-4 では，喫煙者における肺がんの寄与リスクは 1 年当たり 10 万名中 326.6 名と計算される。寄与リスクは曝露しなければ高まらなかった発生率であり，背景にある他の原因による発生率を考慮したうえでの値である。このような方法による発生率の比較は，当該リスク要因が原因であり，単なるマーカーではないことを示唆している。2 つの絶対リスクの差を計算する方法のため，寄与リスクは**リスク差**（risk difference）とも呼ばれる。

相対リスク

一方，"曝露していない人に比べて，曝露した人は何倍疾患に罹りやすいか？"という疑問も上がってこよう。この疑問への答えは，曝露群での発生率と非曝露群での発生率の比である**相対リスク**（relative risk）あるいは**リスク比**（risk ratio）で表され，表 5-4 では 23.2 と推定されている。相対リスク（あるいは，第 6 章で述べる，相対リスクの推定値であるオッズ比）は計算が簡単であるということだけでなく，同様のリスクに関する研究でベースラインの発生率が異なる場合にも共通の値となることから，リスクに関する研究での報告結果に最も頻用される。相対リスクは曝露と疾患の関連の強さを表すため，疾患の原因に関する研究での有用な効果尺度である。

寄与リスクと相対リスクの解釈

寄与リスクと相対リスクは，曝露群と非曝露群でのアウトカム発生率（あるいは絶対リスク）という同じ 2 つの値から計算されるものではあるが，寄与リスクと相対リスクのどちらが用いられるかによって，結果としてのリスクの大きさが全く異なることがある。

EXAMPLE

あるリスク要因があると，ある疾患によって死亡する可能性が 2 倍になる（つまり，相対リスクが 2）としよう。さらに，下に示すように，リスク要因の頻度が 4 つの非曝露群で 1/10 から 1/10,000 まで異なるとしよう。相対リスクと寄与リスクを計算すると，次のようになる。

発生率		相対リスク	寄与リスク
非曝露群	曝露群		
1/10,000	2/10,000	2.0	0.2/1,000
1/1,000	2/1,000	2.0	2/1,000
1/100	2/100	2.0	20/1,000
1/10	2/10	2.0	200/1,000

相対リスクは発生率の相違とは無関係に同じ値となるため，患者との会話でリスクの大きさを明確にできず，患者でのリスク低減の試みを決断するうえで役に立たない。患者と医師は，死亡率が同じように 2 倍になるのであっても，1,000 名中 1 名から 2 名になるよりも，1,000 名中 100 名から 200 名になるほうにずっと関心が向くであろう。相対リスクはほとんど変わらず絶対リスクが大きく変化する実際の例が，骨密度（bone mineral density：BMD）のベースライン測定値と年齢に基づく更年期女性での骨折リスクの研究に示されている[7]。低 BMD の相対リスクは年齢層が数十年異なってもほとんど変化しなかった（1.97 から 2.78 へ）が，骨折リスクは BMD に拘らず年齢とともに高くなり，寄与リスクはほぼ 2 倍に（1,000 人-年当たり 14.4 から 23.8 へ）変化した（表 5-5）。

表5-5　骨密度のTスコアと骨折，年齢の関係における相対リスクと寄与リスク

年齢	骨折リスク(絶対リスク/1,000人-年)		相対リスク[a]	寄与リスク[b]/1,000人-年
	Tスコア>-1.0	Tスコア<-2.0		
50～59	4.5	19.0	2.63	14.4
60～69	50.0	22.0	2.78	16.4
70～79	7.5	30.5	2.37	20.3
80～99	16.5	42.0	1.97	23.8

[a] 調整済み
[b] 文献の図2に基づく予測値

Siris ES, Brenneman SK, Barrett-Connor E, et al. The effect of age and bone mineral density on the absolute, excess, and relative risk of fracture in postmenopausal women aged 55-99: results from the National Osteoporosis Risk Assessment (NORA). Osteoporosis Int 2006; 17: 565-574 より

　ほとんどの臨床状況下では，曝露群と非曝露群での絶対リスクを比較することによって寄与リスクに注意を集中するだけでよい．皮肉なことに，ほとんどの医学研究は相対リスクを用いて結果を報告するため，患者にアドバイスを与える時に相対リスクを強調することが多い．

人口リスク

　リスクを理解するもう1つの方法として，"リスク要因が，個人ではなく集団において，疾患の確率総体にどのくらい寄与しているか？"という見方がある．この情報は，ある地域全体の人々の健康にとってとりわけ重要なリスク要因とあまり重要でないリスク要因を決める場合に有用であり，医療資源の配備に優先度をつけなくてはならない立場の人々にとって重要である．

　人口リスクを推定するためには，地域の人々がどれくらいの頻度でリスク要因に曝露しているのかを知る必要がある．**人口寄与リスク**(population-attributable risk)は，寄与リスクとその人口集団内でのリスク要因への曝露率の積で表される．これは，あるリスク要因による，地域における過剰発生率を意味する．また，集団における疾患の発生のうち，ある特定のリスク要因による疾患の割合を表すこともでき，これを**人口寄与リスク割合**(population-attributable fraction)という．この値は，人口寄与リスクを，その人口集団内の疾患発生率で割って得られる．喫煙と肺がんの例(表5-4)では，毎年，人口の10万人当たり105名の肺がん患者の発生に寄与(人口寄与リスク)していて，これは全肺がん患者の88%を占める(人口寄与割合)．この計算において，リスク要因(喫煙)の有病率がいかに重要かに注意されたい．喫煙率が低下するにつれ，喫煙による肺がんの割合も低下してきている．

　第4章で述べたように，もし，比較的弱いリスク要因が地域内に広く蔓延しているとしたなら，非常に強いがまれなリスク要因よりも多くの疾患の発生原因になっている可能性がある．図5-3は，このことを高血圧と冠動脈疾患の発生について示す．図5-3Aは，10年間追跡された男性約2,500名における血圧レベルごとの冠動脈疾患寄与(過剰)リスクを示す．血圧値が高くなるにつれ，リスクも高くなる．しかしながら，非常に血圧値が高い者はほとんどいない(図5-3B)．その結果，高血圧の最高値レベルが，過剰に発生した冠動脈疾患の約1/4に寄与したにすぎない(図5-3C)．そういうわけで，逆説的ではあるが，医師は重症の高血圧より，軽症の高血圧を効果的に治療したほうが，より多くの人命を救えることになる．臨床での直感に反するこの事実は"予防逆説"と呼ばれる[8]．

　臨床医学文献では，絶対リスクや寄与リスク，相対リスクなどに比べ，人口リスクの指標が扱われることは少ないが，健康政策の立案者にとって地域が重要であるように，医師にとって臨床実践は地域と同様重要である．加えて，曝露率が地域リスクに与える影響は，個々の患者の診療上も重要である．例えば，患者が病歴を提供できない場合や患者が曝露の有無を知らない場合，医師は様々な疾患の可能性を予測するうえで，一般的な曝露率を用いる．例えば，北米の肝硬変患者において治療可能な原因を考える場合，北米では住血

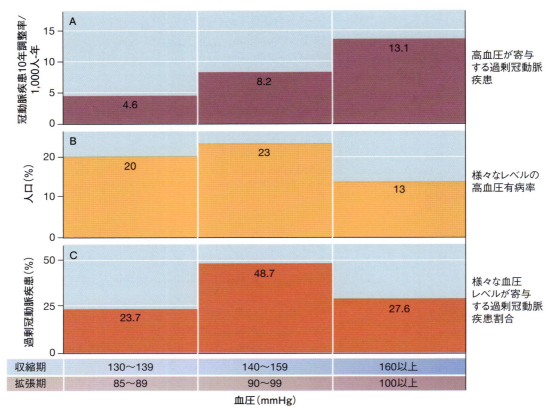

図5-3 高血圧による冠動脈疾患に関する寄与リスクとリスク要因の有病率，人口リスクの関係
図Aは，血圧上昇に伴って冠動脈疾患の寄与リスクが上昇することを示す。しかしながら，重症高血圧に比べて，軽症および中等症高血圧の有病率が高い(B)ため，高血圧による過剰冠動脈疾患死亡の大部分は血圧が非常に高いことによるものではない(C)。(Wilson PWF, Agostino RB, Levy D, et al. Prediction of coronary heart disease using risk factor categories. Circulation 1998；97：1837-1847 より)

吸虫症に曝露することはほとんどないため，住血吸虫症よりもアルコールを考えるほうがより実用的であろう。もちろん，住血吸虫症が蔓延し，大多数の住民がイスラム教徒でアルコールを口にする者がほとんどいない，ナイル河デルタ地帯では異なるスタンスをとるべきである。

他の変数を考慮する

ここまでは，まるで重要なのは曝露と疾患という2つの変数のみのごとく，主として曝露と疾患について検討してきた。しかし，実際のところ，研究対象となっている現象の一部には多くの他の変数が関わっていて，それらは結果に与える2つの重要な影響のうちの1つを有する。曝露と疾患の間に観察される関係性に，望ましくない人為的な変化をもたらし（交絡），その関係性について誤った結論を導くことがある。あるいは，曝露–疾患関係の大きさに影響を与える（効果修飾）ことがあり，それは医師にとって重要な情報となる。このセクションでは，研究結果，特に観察研究の解釈上非常に重要なこれら2つの影響について述べる。

外的変数

外的変数(extraneous variable)とは，研究対象全体の一部ではあるが，主たる関心事である曝露と疾患以外（つまり，"外的"）の変数を意味する一般的な用語である。例えば，運動と突然死の研究では，その研究に関連のある他の変数は年齢，BMI，併存疾患，すべての心血管疾患リスク要因，

そして運動能力と関係するすべての要因である。統計学者は**共変数**（covariate）という用語を好む。どちらがより適切というわけでもない。外的変数は，曝露-疾患関係に重要な影響をもたらすことから，"外的"というわけでは全くない。また，共変数は，ともに変わる（互いに，曝露あるいは疾患とともに変わる）こともあれば変わらないこともあるが，これまでに使われてきた用語である。

リスクの単純な記述

観察研究ではそのような他の変数を無視して，リスク要因あるいは予後要因に曝露した群としていない群という自然発生的な2つの群について，どのようなアウトカムが観察されるにせよ曝露自体がその原因であるという前提なしに，疾患の経過を比べることができる。**粗効果測定**（crude measure of effect：他の変数について調整していない）は，原因に配慮することなくイベントを予測するうえで有用である。

> **EXAMPLE**
>
> 英国の研究者たちは，15歳になる前までに小児がんと診断された17,981名の小児コホートを追跡調査した[9]。66年間に及ぶ追跡によって，一般人口に比べて11倍も死亡率が高いことがわかった。過剰死亡の割合は年齢とともに低下したが，がんと診断されて45年後も，一般人口で期待される値よりも3倍高かった。死亡原因のおもなものは二次がんと循環器疾患であった。研究者たちは，放射線治療や化学療法，遺伝リスク，環境リスクなどの影響による過剰死亡の原因となりうるエビデンスは収集しなかった。それにも拘らず，有意に高い死亡率と死亡原因を知ることは，小児がんを経験した成人のケアを計画するうえで有用である。

通常，研究者は，粗効果測定以上の報告を望む。彼らは，関係性に影響を与えうるあらゆる変数とは独立に，曝露がいかに疾患と関連しているかを示すことを望む。つまり，彼らは，できるだけ因果関係の記述に迫りたいのである。

交絡

観察研究の妥当性は，とりわけ**交絡**（confounding）によって損なわれる。すでに第1章において交絡の概念について述べたように，交絡は，アウトカムと関連する他の変数と関連あるいは"一緒に動く"場合に起こり，曝露の影響が他の変数によるものと混同されたり捻じ曲げられたりする。交絡は，推論思考上，体系的なエラー（バイアス）を引き起こし，ある変数の影響を誤って他の変数の影響と考えてしまう。例えば，ビタミンが心血管イベントを予防するかを調べる研究において，ビタミンを服用する人々はより健康的なライフスタイル（つまり，タバコを吸わない，運動する，節度ある食事をする，肥満を避けるなど）を取り入れる傾向もあるとすると，ビタミン摂取は，ビタミン摂取が心血管疾患を予防するかとは無関係に，心血管疾患発症率の低さと関係するであろう。交絡は曝露と疾患について観察された関係を強めることもあれば弱めることもある。

暫定的な定義

交絡変数とは，

- 曝露と関連し，
- 疾患と関連しているが，
- 曝露と疾患をつなぐ連鎖の一部ではない。

交絡変数は曝露と疾患の間の因果連鎖の中には存在しえない。曝露と疾患の間の因果連鎖の中にある変数は必然的に曝露とアウトカムの双方に関連しているが，発端となるイベントではない〔そのような変数は，**中間的アウトカム**（intermediate outcome）と呼ばれることもある〕。もしそのような影響が取り除かれれば，曝露と疾患の間に存在するあらゆる関連性も取り除かれることになろう。例えば，食事と心血管疾患の研究において，血清コレステロールが食事の結果で，もしコレステロールの影響を取り除いたなら，食事と心血管疾患の関係を誤って弱めてしまうであろう。

実際，**交絡変数**〔confounding variable：口語的には**交絡因子**（confounder）と呼ばれる〕は一つずつ検証されることが多いが，通常，多くの変数が曝露-疾患関係に交絡していて，すべてが検証さ

れ同時に制御される。

候補交絡因子

交絡因子かもしれないという変数はどのようにして決めるのだろうか？　1つの方法としては，他の研究によって，曝露あるいは疾患と関係することがわかっている変数すべてを見つけ出すことである。年齢はほとんど常にその候補要因であり，考慮の対象となっている疾患のリスク要因として確立されている。もう1つの方法は，研究データにおける変数に，曝露と疾患の間の統計学的関係があるかないか，可能性のある交絡因子を見逃さないよう，緩やかな基準を用いて選別することである。研究者はまた，曝露あるいは疾患との関係を示すエビデンスレベルの高い研究の有無に拘らず，臨床経験や疾患生物学に基づいて理に適っている変数を検討対象とするかもしれない。意図するところは，交絡因子の可能性のある変数を見逃さないよう，大きく網を張ることである。これは，本質的に交絡因子ではなくても，手元にあるデータが単なる偶然で曝露‒疾患関係に交絡することがあるためである。

交絡因子の確定

曝露と疾患の関係に交絡するかもしれない変数が本当にそうであると確定するにはどうしたらよいのだろうか？　1つの方法は，簡単なことで，当該変数が曝露と関連していること，そして（別個に）疾患と関連していることを示すことである。もう1つの方法は，交絡因子の可能性がある要因を組み込んで解析すると，曝露と疾患の粗関係が変化するかを調べることである。次の例に，2つの方法を示す。

> **EXAMPLE**
>
> 第4章での例で指摘したように，いくつかの観察研究によって，血中ホモシステイン高値が心血管疾患と関連していること，ビタミンの葉酸がホモシステインを低下させることがわかっている。葉酸摂取と脳卒中発生率の関係を調べるコホー

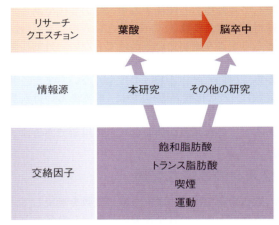

図5-4　交絡の例
葉酸の摂取と脳卒中発生率との関係は，いくつかの心血管疾患リスク，保護要因と交絡している。

> ト研究が行われた[10]。研究開始時に34～59歳の，全部で83,272名の女性看護師を対象に，食事と脳卒中の関係を評価するために2年に一度の質問票調査が，18年間にわたって追跡された。葉酸摂取について五分位最上群と最下群を比べて年齢調整すると，脳卒中の相対リスクは0.83であり，葉酸が脳卒中を防ぐことが示唆される。しかしながら，葉酸摂取は飽和脂肪酸やトランス脂肪酸の摂取，喫煙（すべての心血管リスク要因）と逆の相関があり，運動（保護要因）と正の相関があった（図5-4）。これら他の要因を考慮に入れると，葉酸は保護要因とならず，相対リスクは0.99となる。著者らは，曝露と疾患との間の粗関係は他の心血管リスク要因と保護要因の交絡を受けていて，葉酸は脳卒中発生率に対して独立的な影響はないと結論した。

交絡の制御

リスクや予後に関連する要因を決定するためには，他のすべての条件を同じにして，その要因を有するコホートと有さないコホートを比較することが理想的である。しかし現実には，コホート研究で"他のすべての条件"が同等にはならないのが常である。

表5-6　選択バイアスを制御するための方法

方法	定義	研究の相 デザイン	研究の相 解析
ランダム化	各群に振り分けられる可能性がどの患者でも同じになるように，患者を割り付けること	+	
限定	研究における患者特性の幅に制限を加えること	+	
マッチング	1つの群の1人の患者に，対照群として，同じ特性（研究対象となる特性を除く）を有する1人もしくは数人の患者を選ぶこと	+	+
層別化	アウトカムがほぼ同じ確率のサブグループ（層）内で率を比較すること		+
単純補正	同様なリスクを有する層に同じ重みづけをして，1つないしは複数の特性について，粗率を数学的に補正すること		+
多変量調整	数学的なモデルを用いて，アウトカムに関する多数の要因の違いについて補正すること		+
最善/最悪事例分析	選択バイアスに関して最も極端な（もしくは，実際には起こりえないような）場合を想定した時の結果の相違を記述すること		+

それではどうしたらよいだろうか。各群の違いを**制御**（controlling*）する方法がいくつかある。制御は，一つひとつの要因について独立した効果を調べると同時に，他の要因による効果を取り除くために行われるあらゆるプロセスを意味する一般的用語である。研究のデザインあるいは解析の際（表5-6に要約した。後述）に，様々な方法を応用できる。アウトカムに影響を及ぼしうる他の変数とは独立して，ある変数の効果を示そうとする観察研究において，1つ以上の方法が適用されなくてはならない。基本的な疑問は，"群間におけるリスクや予後の違いは，研究対象となっている特定の要因に関係しているのか，それとも別の要因に関係しているのか？"である。

ランダム化

群間ですべての外的要因を同等に割り付ける唯一の方法は，患者一人ひとりが曝露群または非曝露群に入る確率が等しくなるよう，患者をランダムに割り振ることである（第9章参照）。ランダム化の特徴は，アウトカムに影響を及ぼすことがわかっている変数について考慮するだけでなく，影響を及ぼすことが不明あるいは測定されない交絡因子も群間に等しく配分されることである。残念

---

*あいにくcontrolという語は他にも，コホート研究における非曝露群，実験的な治療を受けていない臨床試験における患者群，症例対照研究における疾患を持たない群（非症例），という意味を持っている。

ながら，通常，リスク要因や予後要因の研究をランダム化試験で行うことはできない。

限定

研究に登録した患者について，狭い範囲の特性によって細分化することを**限定**（restriction）という。これにより，比較される群のある特性を似たものにすることができる。例えば，既往に心血管疾患を有することが急性心筋梗塞後の予後に及ぼす影響を，既往に喫煙歴も高血圧も有さない患者を対象に調べることができる。しかし，これには欠点もある。研究対象者への登録を限定することは患者の均一化を確実なものにするが，代償として普遍性を損なう。対象患者を除外すると，コホートが当該状況における大多数の患者を代表しているとは言えなくなる恐れがある。また，限定することで，その研究で除外された要因の影響については知ることができなくなる。

マッチング

マッチング（matching）とは，2つの群を似たような群にするためのもう1つの方法である。簡単にいうと，ある群の患者一人ひとりについて，（関心を向けている要因以外の）同じ特性を持つ1人以上の患者を比較対照として選ぶ。マッチングは，典型的にはアウトカムに強く関係している変数が比較しようとしている群間であまり異なら

いということを確認する際に行われる。年齢と性別についてマッチングさせることが多いが、その理由はこれらの要因が多くの疾患のリスクや予後と強く関係しているためである。しかし、疾患の病期や重症度、先行治療のような他の要因によるマッチングも有用である。

　マッチングは多用され、有用であるが、限界もある。マッチングでは、マッチングに含めた要因についてのみバイアスが制御される。また、すべてのマッチング基準に適合する患者を見つけ出すことは実際には困難なため、数種類以上の要因についてのマッチングは通常不可能である。さらに、マッチング分類が比較的粗い場合には、マッチングさせた群間に実質的な違いが生じうる。例えば、ダウン症児の出産リスクの研究で、母親の年齢について10歳ごとにマッチングを行っても、30歳と39歳では、年齢に関連する頻度において約10倍の差が存在する。限定と同様、最終的にある要因についてマッチングを行った研究ではアウトカムへの影響は評価できない。このような理由から、いったんアウトカムと強く関係しているいくつかの特性についてマッチングを行ってしまうと、バイアスの制御の場合と同様、他の方法を用いなくてはならない。

層別化

　層別化(stratification)によってデータは解析され、その結果は患者のサブグループもしくは同じリスクや予後(研究対象となっている曝露以外)を有する層ごとに表される。このアプローチの例は、入院患者での一般的な外科手技である冠動脈バイパス手術による死亡率の違いの分析である(表5-7)。層別化は、今日注目を浴びている医師と病院に対する"成績表"と関係が深く、提供者や病院の特性の違いではなく患者に関わる特性の違いが報告されていることは重要である。

　冠動脈バイパス手術における死亡率を、A病院とB病院で比較するとしよう。A病院では1,200名の手術で48名(4%)が死亡し、B病院では2,400名のうち64名(2.7%)が死亡した。

　粗死亡率ではB病院のほうが優れているが、他のあらゆる条件が同じ場合に、本当に優れているのだろうか？　B病院の患者に比べてA病院の患者で術前リスクが高く、病院のケアではなくそのことが、両病院での死亡率の差の原因になっている可能性がある。観察結果に関するこの可能性を検証するため、両病院の患者を、年齢や過去の心機能、閉塞部位の範囲、その他の特性など、背景にある術前リスクに基づいて層別化した。そうすることで、リスク層ごとの手術死亡率を比較することができる。

　表5-7は、患者を術前リスクで層別化した結果、手術死亡率は2つの病院でまったく同じであることを示している(高リスク層で6%、中リスク層で4%、低リスク層で0.67%)。粗死亡率が異なる原因は、2つの病院で治療を受けた患者のリスク特性が大きく異なっていたためである。A病院では患者の42%が高リスク層であったのに対して、B病院ではわずか17%であった。

　層別化の利点は、バイアスを認識し制御する方法の透明性が高いことである。

標準化

　外的要因が特に強くアウトカムと関連している場合、その変数の重みづけを同等にするよう調整できれば、この変数に関するバイアスが入ることなく2つの率を比較することができる。このプロセスを**標準化**(standardization)あるいは補正(adjustment)と言い、ある集団の各層が同様の割合で構成されていると仮定して、各層に特有の率

表5-7　層別化の例：術前リスクに基づいて層別化した2つの病院の冠動脈バイパス手術による死亡率

術前リスク	病院 A			病院 B		
	患者数	死亡数	死亡率(%)	患者数	死亡数	死亡率(%)
高	500	30	6	400	24	6
中等度	400	16	4	800	32	4
低	300	2	0.67	1,200	8	0.67
合計	1,200	48	4	2,400	64	2.7

をあてはめた場合に全体としての割合がどうなるかを示すものである。

　この過程を示すために，A病院とB病院の各リスク層に同じ重みづけをすることで，両病院の各リスク層を共通にすることによって手術死亡率を調整できるとしよう。調整しなければ，両病院の各リスク層が異なる重みづけをされることになる。高リスク層における6％という死亡率はA病院では500/1,200として重みづけされ，B病院では400/2,400とA病院より軽く重みづけされる。その他のリスク層も，2つの病院では別々に重みづけされる。それぞれの層を統合すると，A病院での粗死亡率は，

$$\frac{500}{1,200} \times 0.06 + \frac{400}{1,200} \times 0.04 + \frac{300}{1,200} \times 0.0067 = 0.04$$

であり，B病院での粗死亡率は

$$\frac{400}{2,400} \times 0.06 + \frac{800}{2,400} \times 0.04 + \frac{1,200}{2,400} \times 0.0067 = 0.027$$

である。

　両病院を比較する際に等しく重みづけをするならば，比較は公平に行われるだろう（様々なリスク層において，異なる割合の効果がなくなる）。重みづけが2つの病院で同じように行われる限りは，何を重みづけするかの選択については重要ではない。重みづけは，どちらかの病院もしくは基準母集団の割合を用いて行われる。例えば，各リスク層が1/3ずつを占めると仮定すると，A病院の標準化粗死亡率は

$$\frac{1}{3} \times 0.06 + \frac{1}{3} \times 0.04 + \frac{1}{3} \times 0.0067 = 0.036$$

となり，これはB病院の標準化粗死亡率と同じになる。両病院での各層の割合を等しくすることによって，A病院におけるみかけ上の高いリスクが除去される。

　標準化は，あまり精緻でない比較を行う場合，年齢のように，比較される群で明らかに異なる1つの変数について調整する際によく用いられる。例えば，上述のように，葉酸と脳卒中の例での粗結果は年齢について調整された。標準化は，複数の変数について考慮しなくてはならない場合に，単独で交絡因子を制御する方法としてはあまり役に立たない。

多変量調整

　ほとんどの臨床現場では，多くの変数が相互に作用して影響をもたらす。これら複数の変数間の関連は複雑である。これらは対象となっているアウトカムに関連しているのと同じように，それらが相互にも関連している。ある変数の影響は，他の変数が存在することによって修飾されることもあれば，複数の変数が共同することで個々の変数の影響より大きくなることもある。

　多変量解析（multivariable analysis）によって，多くの要因の影響を同時に検討することができる。この方法は，数学的モデリングや多変量調整とも呼ばれる。モデリングは，ある変数が独立してもたらしている影響を知るために，多くの変数の影響を同時に補正（制御）する際に用いられる。この方法では，多くの変数の組み合わせの中から，アウトカム全体の変化に独立して影響を及ぼす要因を選びだすこともできる。また，アウトカムに影響を与える大きさ順に変数を並べることもできる。研究のデザインやデータごとに，いくつかの典型的なモデルがある。コホート研究と症例対照研究は，典型的には，アウトカムが二値化される場合に用いられる**ロジスティック回帰**（logistic regression）に基づく。**コックス比例ハザードモデル**（Cox proportional hazard model）は，生存分析のように，アウトカムがイベント発生までの時間である場合に用いられる（第7章参照）。

　観察研究の多変量解析は，研究結果を分析する段階で多くの変数を同時に制御できる唯一実行可能な方法である。ランダム化も多変数を制御するが，これは研究デザインの段階と実施の段階で行われる。マッチングでは同時に少数の変数しか扱えず，多くの変数について層別化分析しようとすると，層によっては対象患者数があまりにも少なくなる危険を冒すことになる。数学モデルの欠点は，多くの人にとってそれが"ブラックボックス"であるために，誤りがあってもそれが方法論上のどこに由来するのかがわかりにくい。モデリングは，マッチングや層別化分析にとって代わるものではなく，補助的に用いられるものである。

交絡因子を制御する包括的戦略

　ランダム化を除けば，群間の外的要因による違

いを扱う方法にはいずれも欠点がある。それらの方法が役立つのは，あらかじめ考慮の対象となった要因に対してのみである。これらの方法は，研究の時点でわかっていなかったり，わかっていても考慮しなかったりしたリスクや予後には対応できない。

このため，また様々な方法の利点と欠点を互いに補うため，バイアスの制御には1つの方法を用いるのではなく，同時に複数の方法を用いるべきである。

EXAMPLE

急性心筋梗塞後の低生存率と心室性期外収縮が関係するかを扱う研究では，交絡因子を次のように扱ってもよい。

- 極端な高齢者や若年者でなく，また梗塞が血管炎や解離性動脈瘤によるといった一般的ではない原因を有さない患者に限定する。
- 予後と強く関係する外的要因の年齢とマッチさせる。
- 臨床上の重症度に基づいた層ごとに結果を解析するという，層別化分析を用いる。これにはうっ血性心不全や，慢性閉塞性肺疾患のような他の疾患も層別化の対象となる。
- 不整脈以外で，予後に関係しそうな要因全部がもたらす影響について，多変量解析する。

観察研究と原因

多くの外的要因を制御することで慎重を極める観察研究の最終目的は，曝露-疾患関係を交絡するあらゆる要因とは別の真に独立した影響を可能な限り詳細に記述することである。しかしながら，重要な変数について，そのことが知られていなかったり測定されなかったり，測定できなかったりして，考慮されないことが常に起こりうる。**測定されない交絡因子**（unmeasured confounder）を**残余交絡因子**（residual confounding）という。このため，1つの研究での結果については"独立した関連性"と考えるべき（研究者は結果をそのように記載すべき）で，必ずしも因果関係が確立されたとするべきでない。因果関係を確立する方法については第12章に述べる。

効果調整

交絡とはずいぶん異質ではあるが，変数の存在によって曝露が疾患に及ぼす効果が変わるかという**効果修飾**（effect modification）の問題がある。Rothmanは次のように述べている[11]。

「最も重要な違いは，交絡は研究者が避けたい，あるいは可能ならデータから取り除きたいと思うバイアスであり，効果修飾は効果自体についての詳細な記述であるという点である。したがって，バイアスは予防すべきであり，効果修飾は報告すべき所見である。疫学分析の目的は，一般的に言って，交絡を排除し効果修飾を記述することにある」

第3の要因が効果を高めるのか弱めるのかにより，効果修飾を統計学者は**交互作用**（interaction）と呼び，生物学者は相乗効果（synergy）あるいは拮抗作用（antagonism）と呼ぶ。

EXAMPLE

アスピリンは心血管イベントを予防することが示されている。アスピリン服用を勧めるかどうかは，患者の心血管イベントとアスピリンの合併症―主として消化管出血―のリスクによって決まる。図5-5は消化管出血の増加率（アスピリンの寄与発生率）は年齢と消化性潰瘍の既往歴という2つの要因で決まることを示す[12]。潰瘍の既往のない50歳以下の男性では，合併症の発生率は1/1,000人-年であり，アスピリンによるリスク増加は事実上ないと言ってよい。潰瘍の既往のない男性では，リスクは年齢とともに少し高くなる。しかしながら，潰瘍の既往を有する男性では，合併症発生率は年齢とともに著しく高くなり，アスピリンの服用によってさらに高くなる。潰瘍の既往を有する80歳以上男性のリスクの最高点では，アスピリンはリスクを60/1,000人-年から120/1,000人-年へ2倍にする。

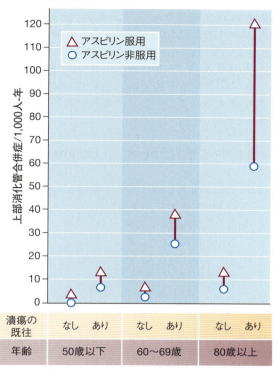

図5-5 効果修飾の例
アスピリンによる消化管合併症のリスク増加は年齢と消化性潰瘍疾患の既往により修飾される。(Patrono C, Rodriguez LAG, Landolfi R, et al. Low-dose aspirin for the prevention of atherothrombosis. N Engl J Med 2005；353：2373-2383 より)

　この例は，年齢と消化性潰瘍の既往がアスピリンの消化管合併症への影響を修飾することを示す。効果修飾に関する追加情報によって，医師は，アスピリンを処方するかを個々の患者の特性にきめ細かく合わせることが可能となる。
　交絡と効果修飾は互いに独立している。研究で問われる疑問点(リサーチクエスチョン)とデータによっては，当該変数は，交絡因子，効果修飾，それら双方，あるいは双方のいずれでもないことがある。

復習問題

問 5.1 について，正しいのはどれか。

5.1 前向きコホート研究と後ろ向きコホート研究の双方について正しくないのはどれか。
  A．疾患の発生率を直接測定する。
  B．曝露が複数の疾患に関連している可能性について評価できる。
  C．研究者があらかじめ測定項目を決定できる。
  D．研究対象としている結果がわかった後に曝露の有無を調べる場合に起こりうるバイアスを避ける。

問 5.2〜5.4 は，以下の例に関するものである。

　喫煙と脳卒中，年齢の関係を調べる研究が行われた[13]。年齢と喫煙状態との関連性を示す12年間の1,000人当たり脳卒中発生率(絶対リスク)を下に示す。

年齢	非喫煙者	喫煙者
45〜49	7.4	29.7
65〜69	80.2	110.4

5.2 40歳代において，非喫煙者に比べて喫煙者での脳卒中発症の相対リスクはどれか。
  A．1.4

B. 4.0
C. 22.3
D. 30.2
E. 72.8
F. 80.7

5.3 60歳代において，非喫煙者に比べて喫煙者での1,000人当たりの脳卒中発症の寄与リスクはどれか。
A. 1.4
B. 4.0
C. 22.3
D. 30.2
E. 72.8
F. 80.7

5.4 本研究について，正しくないのはどれか。
A. 60歳代の喫煙者における人口寄与リスクを計算するためには，もっとデータが必要である。
B. 40歳代に比べて60歳代では，より多くの脳卒中患者が喫煙によるものである。
C. 相対リスクの計算結果は曝露群と非曝露群での発生率に関する情報を反映するが，寄与リスクの計算結果はそうでない。
D. 相対リスクの計算結果は，60歳代に比べて40歳代で，喫煙が脳卒中の原因であることをより強く示す。
E. リサーチクエスチョンによっては，年齢は交絡因子と考えられる場合もあれば効果修飾因子と考えられる場合もある。

問5.5～5.11は，下記の例に基づく。

深部静脈血栓症（DVT）は肺塞栓症や死亡に繋がりうる重篤な疾患である[14]。DVTの発生率は，経口避妊薬（OC），遺伝子変異である第V因子ライデンなど，遺伝要因や環境要因によって高くなる。これら2つのリスク要因であるOCと第V因子ライデンは，相互に影響を及ぼす。第V因子ライデンのヘテロ接合体変異は，一般住民に比してDVT発症リスクを4～10倍高くする。遺伝子変異のない女性でのDVT発生率は，OCを服用しない場合は約0.8/10,000人/年であるが，OC服用者では3.0/10,000人/年に上昇する。ヘテロ接合体変異を有する者でのベースラインのDVT発生率は5.7/10,000人/年で，OCの服用者では28.5/10,000人/年に上昇する。第V因子ライデンは白人の約5％に認められるが，アフリカ人やアジア人には認められない。

● 問5.5～5.10について，正しいのはどれか。

5.5 遺伝子変異がなくOCを服用しない女性でのDVT絶対リスクはどれか。
A. 0.8/10,000人/年
B. 1.3/10,000人/年
C. 2.2/10,000人/年
D. 9.5/10,000人/年
E. 25.5/10,000人/年

5.6 遺伝子変異がなくOCを服用しない女性に比較して，遺伝子変異がなくOCを服用している女性でのDVT発症の寄与リスクはどれか。
A. 0.8/10,000人/年
B. 1.3/10,000人/年
C. 2.2/10,000人/年
D. 9.5/10,000人/年
E. 25.5/10,000人/年

5.7 遺伝子変異がなくOCを服用している女性に比較して，遺伝子変異がありOCを服用している女性でのDVT発症の寄与リスクはどれか。
A. 0.8/10,000人/年
B. 1.3/10,000人/年
C. 2.2/10,000人/年
D. 9.5/10,000人/年
E. 25.5/10,000人/年

5.8 全員がOCを服用している白人女性10万人中，第V因子ライデンのヘテロ接合体変異を有する女性でのDVT発症の人口寄与リスクはどれか。
A. 0.8/10,000人/年
B. 1.3/10,000人/年
C. 2.2/10,000人/年

D. 9.5/10,000 人/年
E. 25.5/10,000 人/年

5.9 第V因子ライデンのヘテロ接合体変異がなくOCを服用している女性に比較して，遺伝子変異がありOCを服用している女性でのDVT発症の相対リスクはどれか。
A. 3.8
B. 7.1
C. 9.5
D. 28.5
E. 35.6

5.10 遺伝子変異がなくOCを服用していない女性に比較して，変異がなくOCを服用している女性でのDVT発症の相対リスクはどれか。
A. 3.8
B. 7.1
C. 9.5
D. 28.5
E. 35.6

5.11 本研究における情報と問5.5～5.11での計算結果に基づき，DVT発症リスクに関して正しくないのはどれか。
A. 第V因子ライデンは，OC服用のDVT発症リスクに対する効果を修飾し，女性10,000人当たりおよそ3から30に上昇させる。
B. 第V因子ライデンのヘテロ接合体を有する場合，OCの服用に比べて，DVT発症リスクを約2倍高める。
C. 第V因子ライデンのヘテロ接合体を有する女性には，DVT発症の相対リスクが高いため，OCを服用しないよう勧めるべきである

問5.12について，正しいのはどれか。

5.12 アスピリンの定期的服用が心血管疾患による死亡を予防するかを知るための研究で，アスピリンの服用者と非服用者で死亡者数に変わりがなかった。しかしながら，アスピリン服用者はより重症で，アスピリンでの治療が必要な疾患を有する者がより多かった。アスピリン服用患者の特性を説明する最適なものはどれか。
A. 2群について心血管疾患による死亡の絶対リスクを計算して，アスピリン服用による寄与リスクの差を計算する。
B. アスピリン服用について同様な適応を有する患者のうち，アスピリン服用者と非アスピリン服用者のサブグループを作り，それらサブグループ間での死亡率を比較する。
C. アスピリン服用者一人ひとりについて，年齢，性，併発疾患について非アスピリン服用者をマッチさせ，それら2群での死亡率を比較する。

➡ 解答は付録を参照。

参考文献

1. Dawber TR. The Framingham Study：The Epidemiology of Atherosclerotic Disease. Cambridge, MA：Harvard University Press；1980.
2. Kannel WB, Feinleib M, McNamara PM, et al. An investigation of coronary heart disease in families. The Framingham Offspring Study. Am J Epidemiol 1979；110：281-290.
3. Wen CP, Wai J PM, Tsai MK, et al. Minimum amount of physical activity for reduced mortality and extended life expectancy：a prospective cohort study. Lancet 2011；378：1244-1253.
4. Madsen KM, Hviid A, Vestergaard M, et al. A population-based study of measles, mumps, and rubella vaccination and autism. N Engl J Med 2002；347：1477-1482.
5. The Editors of The Lancet. Retraction—ileal-lymphoid-nodular hyperplasia, non-specific colitis, and pervasive developmental disorder in children. Lancet 2010；375：445.
6. Geiger AM, Yu O, Herrinton LJ, et al.(on behalf of the CRN PROTECTS Group). A case-cohort study of bilateral prophylactic mastectomy efficacy in community practices. Am J Epidemiol 2004；159：S99.

7. Siris ES, Brenneman SK, Barrett-Connor E, et al. The effect of age and bone mineral density on the absolute, excess, and relative risk of fracture in postmenopausal women aged 55-99 : results from the National Osteoporosis Risk Assessment(NORA). Osteoporosis Int 2006 ; 17 : 565-574.
8. Hofman A, Vandenbroucke JP. Geoffrey Rose's big idea. Br Med J 1992 ; 305 : 1519-1520.
9. Reulen RC, Winter DL, Frobisher C, et al. long-term cause-specific mortality among survivors of childhood cancers. JAMA 2010 ; 304 : 172-179.
10. Al-Delaimy WK, Rexrode KM, Hu FB, et al. Folate intake and risk of stroke among women. Stroke 2004 ; 35 : 1259-1263.
11. Rothman KJ. Modern Epidemiology. Boston : Little Brown and Co. ; 1986.
12. Patrono C, Rodriguez LAG, Landolfi R, et al. Low-dose aspirin for the prevention of atherothrombosis. N Engl J Med 2005 ; 353 : 2373-2383.
13. Psaty BM, Koepsell TD, Manolio TA, et al. Risk ratios and risk differences in estimating the effect of risk factors for cardiovascular disease in the elderly. J Clin Epidemiol 1990 ; 43 : 961-970.
14. Vandenbroucke JP, Rosing J, Bloemenkemp KW, et al. Oral contraceptives and the risk of venous thrombosis. N Engl J Med 2001 ; 344 : 1527-1535.

第 6 章

リスク：疾病から曝露へ

> 疾患を有する人々と有さない人々を代表する2群を対象に，両群での特性の割合を決定する…こうして得られるのは真の率ではなく，通常言うところの相対頻度である。
>
> ―Jerome Cornfield, 1952

KEY WORD

潜伏期	マッチング	推定相対リスク
症例対照研究	アンブレラマッチング	有病率オッズ比
対照	オーバーマッチング	粗オッズ比
母集団に基づく症例対照研究	想起バイアス	調整オッズ比
コホート内症例対照研究	オッズ比	流行曲線

コホート研究はリスクを研究するための優れた論理的かつ直接的な方法であるが，実施するうえでは制限を伴う。ほとんどの慢性疾患は，症状として現れるまでに長い時間がかかる。**潜伏期**（latency period），すなわちリスク要因への曝露から病的効果が発現するまでの期間は，多くの慢性疾患では数十年単位で測られる。例えば，喫煙は，冠動脈疾患，肺がん，慢性気管支炎が発症するまで20年以上も先行し，高齢者での骨粗鬆症に伴う骨折は，生涯を通じた食事や運動のパターンに源を発する。また，対象疾患を発症するのはコホート中のわずかな人々であっても，コホートの全員について曝露の有無を測定し，観察しなければならない。結果として，リスクに関するコホート研究で答えを得るためには，経費は言うに及ばず，多大な時間と労力が必要とされる。この非効率は，非常にまれな疾患については特に大きな問題となる。

このような制限のいくつかは，前章で述べた後向きコホート研究や症例コホート研究など，コホート法を修正することで解決できる。本章では，リスク要因（または保護要因）の可能性を有する要因と疾患の関係をより効率的に研究できるもう1つの方法である症例対照研究について述べる。この方法はコホート研究よりも2つの点で優れている。第一に，対象疾患を発症することがなく，したがって研究結果に貢献することのほとんどない多くの人々からデータを集めなくてよい。第二に，曝露から結果の発現まで待つ必要がないため，研究を短期間で行うことができる。

しかしながら，効率性と迅速性と引き換えに代償を払わなくてはならない。症例対照研究ではバイアスの管理がより難しく，ときに不確実な結果をもたらす。加えて，この研究方法では相対リスクを予測することはできるが，第5章に記した絶対リスクや寄与リスク，母集団リスクといった他の効果尺度について直接情報を得ることはできない。

コホート研究や症例対照研究のそれぞれの利点と欠点について表6-1に示す。

症例対照研究のこのような欠点にも拘らず，科学的厳密性と実効可能性とのトレードオフは好ましい方向に傾くことが多い。実際，次に示す例のように，非常にまれな疾患について研究する場合，症例対照研究を欠くことはできない。

表6-1　コホート研究と症例対照研究の特徴

コホート研究	症例対照研究
コホートの定義からスタート	症例と対照の抽出からスタート
コホートのメンバーでの曝露を測定	症例と対照での曝露を測定（ときにアウトカム発生の後）
フォローアップ中に，コホート内で症例が発生	症例と対照に選出される前に曝露が起こっている
コホート内の曝露群と非曝露群での発生率を測定	症例と対照での曝露を測定
絶対リスクと相対リスク，寄与リスク，人口リスクを直接計算	相対リスクを推定できるが発生率についての情報はない

EXAMPLE

2000年代半ば，普通には見られないタイプの大腿骨骨折の症例が報告され始めた。骨粗鬆症の予防薬であるビスホスホネートが約10年前から使われるようになっていたことと骨リモデリングを抑制するという作用機序から，ビスホスホネートが原因ではないかと考えられた。症例シリーズでは，ビスホスホネートと非典型的な骨折との関連が記述されていたが，それらの研究で対象となった女性患者たちは，骨折のリスクを高めうる他の薬物の服用や，他の疾患を有していた。ビスホスホネートが独立してこの非典型的骨折と関連しているかについて，より決定的な答えを出すべく，スウェーデンの研究者たちが症例対照研究を行った[1]。National Swedish Patient Registerから，55歳以上の女性で2008年に非典型的大腿骨骨折を起こした59名の患者を調べ出した。また，同じ登録簿の中から，（骨折に対する脆弱性についてマッチさせるために）通常タイプの大腿骨骨折を起こした女性263名を取り出した。年齢，コルチコステロイドやエストロゲンなどの骨修飾性薬物，それに骨粗鬆症や骨折の既往といった，ビスホスホネート服用と非典型的骨折の双方に関連しうる他の変数についても記録。それらの要因を勘案すると，ビスホスホネートを服用している女性は，服用していない女性に比べて33倍，非典型的骨折を起こしやすかった。

研究者たちは比較対照群を加え，ビスホスホネート服用と非典型的骨折の双方に関連しうる他の変数をも考慮することによって，症例シリーズだけで推測できるレベルを超えて，ビスホスホネートが非典型的骨折の原因である可能性を示した。

リスクに関する3つめの章である本章のタイトルは"疾病から曝露へ"となっているが，これは，コホート研究が曝露から疾患へと時間を前向き（順行性）に観察するのに対して，症例対照研究は発症した疾患から曝露へと逆向き（逆行性）に観察するためである。

症例対照研究

症例対照研究（case-control study）の基本デザインを図6-1に示す。2つのサンプル，研究対象となる疾患を発症した患者群と，当該疾患を発症していない点を除けば同様の特徴を有する人々の群が選ばれる。そうして，研究者は時間を遡って，2群での可能性のあるリスク要因への曝露の頻度を測定する。結果として得られたデータは，リスク要因の疾患相対リスクを予測するために用いることができる。

EXAMPLE

スキーヤーとスノーボーダーに頭部外傷が起こりやすい。ヘルメットを装着することで頭部外傷を予防できるように思われるが，それに対して批判的な人々は，ヘルメットを装着すると視野が狭くなり，聴力が低下し，誤った安全意識を植えつけてしまうと言う。ヘルメットの実際の有効性に関して，より確実なエビデンスを得ることを目的にノルウェーの研究者たちが症例対照研究を行った[2]（図6-2）。症例群と対照群は，2002年の冬にノルウェーの8つの主要なアルペンスキーリゾートを訪れた人々から選ばれた。症例は，スキーパトロール隊によって頭部外傷を起こしたと報告された578名全員であった。対照は，同じ8つのリゾートでリフトの順番待ちをしていた人々から選ばれた。研究者たちは，症例群，対照群について，年齢，性別，国籍，用具の種類，

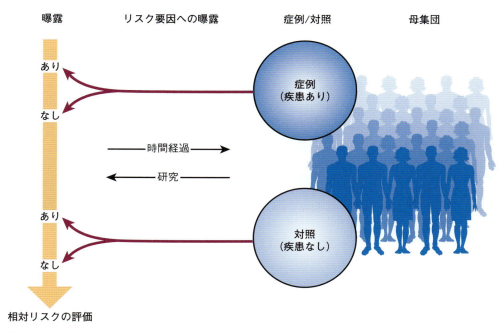

図6-1 症例対照研究のデザイン

スキー教室へ参加したか，用具はレンタルか自前か，スキーの能力など，ヘルメット装着と頭部外傷の関係に交絡する可能性のある，他の要因を記録した．交絡因子を考慮した結果，ヘルメット装着は，頭部外傷の60％の抑制と関連していた．

対照（control）という語は，別の状況下でも用いられる．実験研究においては，研究の介入に曝露しなかった人々，動物，生体試料を指す．診断検査室での"対照"は，検査対象となっている物質が一定量含まれている試料をいう．動詞としての"対照する"という語は，主要リサーチクエスチョンに外的影響をもたらす変数に配慮，中和，差し引きするプロセスを表すのに用いられる．本章では，"対照"という用語は症例対照研究の文脈の中で用いられ，研究対象となっている疾患ないしアウトカムを有さない人々を指す．

症例対照研究のデザイン

症例対照研究の妥当性は，症例と対照を選択する際の手続き，曝露がどの程度うまく測定されているか，そして交絡する可能性のある要因をどの程度完全に制御できているかによって決まる．

症例の選択

症例対照研究における症例は，すでに疾患を発生している症例（有病症例）ではなく，新たに疾患が発生した症例（発生症例）でなくてはならない．その理由は，第2章で述べた概念に基づく．ある時点での有病率は，当該疾患の発生率と罹病期間の関数である．そして罹病期間は，患者が当該疾患の状態から（完治もしくは死亡によって）抜け出る率と，その状態に（緩徐な進行もしくは成功裏の寛解により）とどまる率で決まる．このような関係から，有病率の高い疾患のリスク要因とは，発生率，罹病期間，あるいはそれら双方のリスク要因であり，発生率と罹病期間の相対的な貢献度を決めることはできないということになる．例えば，有病率の高い疾患について研究する場合，短期間で死亡に至る疾患を引き起こす曝露では曝露症例が少なくなり，相対リスクが低くなり，実際よりも曝露の害が小さく，あるいは予防的にさえ見えてしまうかもしれない．

優れた症例対照研究であるためには，対象集団

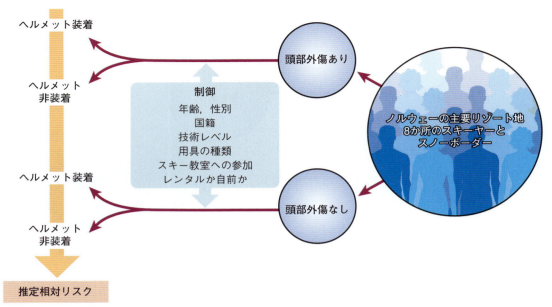

図6-2 スキーヤーとスノーボーダーのヘルメット装着と頭部外傷に関する症例対照研究
（Sulheim S, Holme I, Ekeland A, et al. Helmet use and risk of head injuries in alpine skiers and snowboarders. JAMA 2006；295：919-924 の概要）

中に発生した全症例，あるいは全症例を代表するようなサンプルが含まれなくてはならない。例えば，ビスホスホネート研究では，2008年のスウェーデン在住者全員が対象となり，ヘルメット研究では，ノルウェーの8つの主要なリゾート（同国のゲレンデの55％を占める）のすべてのスキーヤーとスノーボーダーが対象となった。

症例対照研究，特に古い症例対照研究の中には，まれな疾患が見つかる可能性が高い病院や紹介患者を受け入れる医療センターで患者を登録したものがある。この方法で患者を選択するのは便利ではあるが，妥当性の問題が生じる。そのような医療施設では，とりわけ重症または非典型的な症例，あるいはまれにしか起こらない曝露を受けた症例が集まるため，もし背後にある症例対照研究のリサーチクエスチョンが通常の疾患と曝露に関するものである場合には，誤ったサンプルということになってしまう。

また，この状況では，たとえ対照は選択されたとしても，曝露以外のすべての点で症例と本当に類似していると自信を持って言うことは難しく，これはこの種の研究の妥当性を左右する重大な要件である（次の「対照の選択」参照）。幸いにも，真

の母集団サンプリングが可能なデータベースが数多くあり，この科学的なリスクを冒さなくてはならない場面はまれである。

たとえ症例を決定することができたとしても，症例と対照の双方がリスク要因に曝露する可能性とアウトカムを経験する可能性を有さなくてはならない。例えば，運動と突然死の症例対照研究では，症例あるいは対照として選択されるためには，同程度の運動能力を持っていなくてはならない。

症例については診断が厳密につけられる（対照については，診断が厳密に除外される）べきであることは言うまでもない。ビスホスホネート研究では，研究者たちは，大腿骨の非典型的骨折の診断基準を作成し，すべてのX線写真をレビューして診断（骨折の類型化）を下した。そのうえで，X線写真の読影の結果を知らされていない研究者の1人が，無作為にX線写真を選んでもう一度読影し，最初の読影結果と比較して一致していることを確かめた。

対照の選択

症例対照研究の妥当性を決定するのは，何と言っても，症例と対照の同等性である。比較するには症例と対照とが同じ基盤を持つ母集団の構成員でなければならず，同じような曝露の機会がなければならない。この要求に適合する最良のアプローチは，症例を選択したのと同じ基盤を持つ母集団やコホートの非症例の中から対照をランダムに抽出することである。

母集団法

一定の母集団中の症例と対照が全例，あるいはランダムに抽出されている研究は**母集団に基づく症例対照研究**(population-based case-control study)という。実際のところ，第2章で述べたように，そのような母集団のほとんどは動的―つまり，常に変化していて，母集団から人々が出たり入ったりしている―である[3]。このことは，特に症例と対照の抽出過程に長期間を要し，その間に曝露が速く変化する場合，結果にバイアスが入ることがある。この心配は，母集団への出入りが研究結果にはほとんど影響をもたらさないほど非常に小さいか，症例と対照が暦日でマッチされる―つまり，症例が疾患を発症した同じ日時に対照が選択される―場合には無用となる。

コホート法

症例と対照の類似性を保証するもう1つの方法が，同じコホートからの対照抽出である。この場合，**コホート内症例対照研究**(nested case-control study)と呼ばれる。

大規模データベースと強力なコンピュータが利用可能な現在，症例対照研究ではなくコホート研究としてコホートデータを分析すればよいではないか？ 結局のところ，コホート中の多数の曝露者を包含することの非効率は，彼らのほんの少数の者しか疾患を発症しないとしても，強力な計算力によって克服できる。コホート研究で症例対照分析を行う最大の理由は，研究の変数，特に共変数の中に，コホートデータベースには含まれていないものがあり，その場合には研究対象患者個人について他の情報源からデータを収集しなければならなくなることである。診療録や質問票，遺伝子解析から欠落した情報を得て，他のデータベースと結ぶには資金も時間もかかる。したがって，コホートの対象者全員ではなく，症例と非症例標本についてのみこの情報を集めればよいことは，実際は好都合である。

コホート内症例対照研究では，粗発生率がコホート分析から，そして様々な共変数を考慮した精度の高い相対リスク予測値が症例対照分析から得られる。この情報に基づき，第5章に記したリスクのすべて―曝露者と非曝露者の絶対リスク，相対リスク，寄与リスク，母集団リスク―を入手できる。

ビスホスホネートの例は，補完コホートと症例対照分析の利点を示している。年齢のみを考慮したコホート分析は，ビスホスホネート服用に伴う非典型的骨折の絶対リスク増加が5/10,000人-年であることを示した。共変数データの収集は，全国標本すべてについて行うことはあまりにも資源が必要と考えられ，他のデータベースと結ぶことで行った。症例と対照に関するそのようなデータを用いることで，症例対照分析による相対リスク予測をより精緻なものとすることができた。症例対照研究から得られた相対リスク33は，コホート研究から得られた（年齢以外の可能性のある交絡因子は考慮していない）粗相対リスク47とほぼ一致していた。コホート分析と症例対照分析という2つの分析結果に基づいて，著者らは非典型的骨折の相対リスクは大きいが絶対リスクは小さいことを指摘することができた。

病院対照と地域対照

母集団から，あるいはコホートからの対照抽出が不可能な場合，症例と同等の対照を作ると見なされる選択を行う代替法がある。例えば，症例が病棟患者から選ばれる場合，対照は同じ病院に入院していて，一見曝露とは無関係で他の疾患を有する患者から選ばれる。前述したように，ほとんどのリスク要因と疾患について，医療施設における症例対照研究では，入院患者は，研究結果が適用されるべき地域住民からのバイアスが入った標本であることが普通で，母集団に基づく標本やコホートに基づく標本に比べて誤った結果をもたらしやすい。

もう1つのアプローチは，病院が診療対象としている地域から対照を選択することである。しかしながら，多くの病院は周辺のコミュニティから

限定的に患者を受け入れているわけではない。住民の中には別の病院に行く者もいれば，別の地域の住民が近隣の病院を飛び越して研究を行っている病院に来ることもある。結果として，曝露–疾患関係をゆがめてしまうような体系的な相違が症例と対照に生じてしまう。

複数の対照群

利用できる対照群がどれも理想的でない場合，いくつかの対照群を用いて結果を比較して，科学的な利点と欠点を補完することができる。異なる対照群を用いても相対リスクが同じであれば，バイアスはないと考えられる。なぜなら，同じバイアスが，それ以外異なる対象について同じ方向に同じ程度に影響を与える可能性は低いためである。相対リスクが異なる場合には，いずれかの群にバイアスが入っていて，その理由を調べる必要がある。

> **EXAMPLE**
>
> ヘルメットと頭部外傷の例[2]でのおもな対照群は，同じ日に同じゲレンデでスキーかスノーボードを行っていた外傷のない人々であったが，それらの対照者は症例と同レベルの危険を冒すような行動はとらなかったかもしれないという不利な点を挙げることができる。対照群の選択が結果に影響を与えるかどうか調べるため，研究者たちは，異なる対照群—他の外傷を被ったスキーヤー—を用いて分析を繰り返した。相対リスクの予測値は同じ—当初の対照群でのリスクである60％よりさらに低い55％—で，対照群の選択は結果にほとんど影響を与えないことが示唆された。

1 症例当たり複数の対照

1 症例群に複数の対照群を用いることと，1 症例に複数の対照を用いることとを混同してはならない。まれな疾患のように症例数が限られている場合，1 症例当たり複数の対照があると研究はより多くの情報をもたらすことができる。また，対照数が多ければ，存在するリスクの増減を検出する能力—統計用語で"統計学的パワー（第 11 章参照）"といわれる特性—が高くなる。実際は，1 症例につき 3 ないし 4 名の対照を用いるところまではパワーが高くなるが，それ以上対照を増やしてもパワーは高くならない。

マッチング

ある属性が曝露もしくは疾患のどちらかに強く関係するように見え，その属性が症例と対照で同じように観察されるか調べたいと思った時には，症例と対照を組み合わせる（マッチさせる）ことができる。**マッチング**（matching）では，ひと組の属性を有する症例 1 人につき，同様の属性を有する 1 人以上のマッチさせた対照を選ぶ。年齢と性別が曝露と疾患の両方に強く関係するため，一般に研究者は年齢と性別をマッチさせるが，曝露とアウトカムに別の要因が強く関わっていることわかっている場合には，年齢や性別といった属性以外の要因（例えば，リスクプロフィールあるいは疾患の重症度）についてマッチさせることがある。マッチングは，分析対象としている要因以外の疾患決定要因を両群で減らすことにより，関連性の検出（感知）力が増強され，症例と対照の組み合わせから得られる有益な情報が増える。

ときに，もし可能なら，曝露–疾患関係に交絡し，一度に測定するのが難しい多くの他の変数の代替として，病院あるいは地域という変数にマッチさせる**アンブレラマッチング**（umbrella matching）で，症例と対照が比較される。アンブレラのもとに捕捉しうる変数の例として，収入・教育・人種・民族などの社会的不利，医療施設の受診や指示に従う程度，地域特有の医療パターンが挙げられる。

マッチングが過剰に行われ，研究結果にバイアスが入ることがある。**オーバーマッチング**（overmatching）は，研究者が曝露にあまりにも密接に関係する変数についてマッチングを行い，母集団中での症例と対照の曝露率の違いに比べて，研究対象となった症例と対照での曝露率の違いがなくなってしまう時に起こる。その結果，観察される相対リスク予測値が 1（効果なし）に近づく。マッチング変数が曝露に関係する原因は多い。曝露から疾患に繋がる事象の連鎖の一部であることもある。また，変数の中には，同じ根本原因に発するため非常に似通っているものがあり，収入，教育，

人種，民族は互いに関連し，互いにマッチしあい，他の変数の効果をわかり難くしてしまう。同じ治療を受けた疾患についてマッチさせると，その治療の効果についてはオーバーマッチングになってしまう。例えば，非ステロイド性抗炎症薬（NSAID）と腎不全の研究で，もし症例と対照が関節症状についてマッチされたなら，関節症状のある患者は普通 NSAID で治療されるため，マッチされたペアでの NSAID 使用歴が人為的に同じにされてしまう。

マッチングには，変数がいったんマッチされてしまうと症例と対照で当該変数は同じになり，曝露-アウトカム関係にどのように影響を与えるかを知ることはできなくなってしまうという欠点がある。また，多くの研究では，数項目以上の特性にマッチできる対照を見出すことが不可能である。対照となりうる人々の数が膨大な場合，あるいはマッチング基準が緩い（例えば，同年齢ではなく5歳幅）場合には，この問題はある程度は克服できる。まとめると，交絡因子を制御するうえでマッチングは有用な方法であるが，リサーチクエスチョンは限られていて，バイアスが取り除かれるのではなく組み込まれてしまうことがある。

曝露の測定

症例対照研究の妥当性はまた，曝露の測定時に，誤分類（misclassification）が避けられるか否かに左右される。曝露測定の最も安全なアプローチは，疾患に罹患する前に収集された完全かつ正確な記録を用いることである。その例としては，薬剤リスクの研究における薬剤記録，手術合併症における手術記録，生体分子異常関連リスクの研究における保存血液試料などが挙げられる。そのような記録では，疾患の有無によって曝露の報告にバイアスが入ることはない。

しかしながら，多くの重要な曝露は症例と対照，または彼らの代理人に質問することのみによって測定される。その例としては，運動，食事，市販薬や快楽を得るための薬の使用などがある。次の例は，元来バイアスが入りやすい面接データを，研究者はどのようにすれば客観化できるのかを示す。

> **EXAMPLE**
>
> 中国における自殺のリスク要因はなんだろうか。研究者たちは，自殺者519名と，別の事故で死亡した536名について調査した[4]。両群は中国の23の地域から選ばれた。曝露については，家族や親しい者の面接によって測定した。この論文の著者らは，曝露の測定を"心理学的剖検"により行う他の報告と同様，"面接者が死者の死因（自殺なのか他の原因によるのか）を知っているために，面接者バイアスを完全には排除できないない"ことに気づいた。そこで彼らは，このバイアスを最小限に抑えるため，面接者の訓練をしっかりと積み，客観的にリスク要因を評価し，家族と同僚という2つの情報源から独立した証拠を得て，バイアスを最小限にするために症例と対照との面接を同じ日程で行った。また，研究者は，面接での回答に影響を与える重要な特性である，家族ないしは関係者が最近の事故で死亡した対照を選び，面接の際の反応に影響するような重要な属性をマッチさせた。
>
> この研究から，高いうつ症状スコア，自殺未遂の既往，死亡直前の急激なストレス，低いQOL，慢性ストレス，死亡2日以内の深刻な人間関係の軋轢，血縁者に自殺者がいる，友人や同僚に自殺者がいる，という自殺の8つの予測因子が同定された。

症例と対照に過去の曝露を思い出してもらう場合，いくつかの理由でバイアスが入りうる。症例は，研究対象となっている疾患を有すことを知っているため，曝露したか否かを覚えている可能性が高く，これを**想起バイアス**（recall bias）という。例えば，発熱小児でのアスピリン使用とレイズ症候群との関連について親に知ってもらうための大規模キャンペーンの後，レイズ症候群（脳炎の一種）を有する子供の親はアスピリンの使用を思い出す可能性が高い。前立腺がんの男性では，ニュースで精管切除術の既往と前立腺がんの関連が報告された後は，精管切除術を受けたことを報告する割合が高くなる。様々な環境と薬物曝露のリスクにまつわる広報活動によって，疾患に罹った人がそうでない人よりも曝露について想起しや

すいということはまったく自然なことである。

研究者は，研究の具体的な目的を患者に教えないことにより，患者の想起バイアスを抑えることができる。被験者にリサーチクエスチョンの概要を知らせないとしたら倫理に悖（もと）ることとなろうが，具体的な疑問や仮説について詳細な情報を与えることは，得られる情報にバイアスが入ってしまうという別の倫理侵害を引き起こしてしまう。

医師は，原因としてすでに疑われている曝露については，対照よりも症例患者で曝露について詳しく尋ね，診療録に記す可能性が高くなるであろう。そのため医師は，前立腺がんの患者で前立腺がんの家族歴を記録する可能性がより高く，脳腫瘍の患者で携帯電話の使用について記録する可能性がより高くなる。このバイアスは身体診察を行う者すべてが理解しておくべきである。比較的若年の心筋梗塞女性を受け持った研修医が避妊薬との関係に関する情報を知っていたら，患者にいつもより熱心かつ注意深く避妊薬の使用について聞き出すだろう。そのようなバイアスを防ぐ方法は上述したものと同じで，情報を複数の情報源から収集し，データ収集者に研究中の具体的な仮説を"知らせない"ことである。

特に研究対象となっている曝露が内科的治療の場合，疾患が存在すると曝露を引き起こすことがある。疾患の初期症状を認めれば治療を行うが，リサーチクエスチョンはその反対の，治療が疾患を引き起こすかどうかである。この問題が予測される場合は，次の例に示すように，研究デザインを工夫することで対応できる。

EXAMPLE

β遮断薬は，高血圧治療を受けている患者での初発心筋梗塞を予防するだろうか。症例対照研究でこの問いを解決することができる[5]。狭心症はβ遮断薬のおもな適応症であり，また冠動脈疾患の症状でもあるため，研究者は狭心症や冠動脈疾患を示唆する病歴を持つ者を注意深く除外した。β遮断薬で高血圧症を治療された患者では，非致死的心筋梗塞に罹るリスクが減少し，狭心症や冠動脈疾患を持つ患者を注意深く除外したあとでも，その結論は変わらなかった。

曝露測定時に述べたバイアスは，交絡についても当てはまる。多くの重要な共変数（喫煙，食事，運動，人種や民族など）は診療録やデータベースには記録されていないことがあるため，研究対象とする場合は，面接でデータを得る必要がある。

複数の曝露

これまでは，一種類の曝露の有無に関する症例対照研究について述べてきたが，症例対照研究はずっと多くの様々な種類の曝露―複数の曝露の効果，同じ種類の曝露であるが程度が異なるもの，疾患の初期症状（リスク要因ではない）という曝露―について効率的に評価することができる。

EXAMPLE

卵巣がんは，治療の効果が期待できる初期の診断が難しいことで悪名高い。英国の研究者たちが，プライマリケアにおける卵巣がんの症状について症例対照研究を行った[6]。症例は，2000～07年に，英国デヴォン州の39の一般診療科で初期卵巣がんと診断された40歳以上の女性212名であり，対照は，年齢と診療科について症例とマッチされた1,060名の卵巣がんを有さない女性であった。症状は，診断前1年間の診療録から抽出した。7つの症状―腹部膨満，更年期出血，食欲不振，頻尿，腹痛，直腸出血，膨満感―が，それぞれ独立的に卵巣がんと関連していた。"初期"症状の予測精度を高める目的で診断前180日までに報告されていた症状を除くと，3つの症状―腹部膨満，頻尿，腹痛―が独立的に卵巣がんと関連していた。

オッズ比：相対リスクの予測

図6-3は，コホート研究と症例対照研究の双方に典型的な，曝露と疾患の二項分類を示し，それらの研究でのリスクの計算方法が異なることを示す。この概念を，コホート研究と症例対照研究の双方が行われたビスホスホネートの研究を用いて例示する。

コホート研究では，最初に，研究対象者をビス

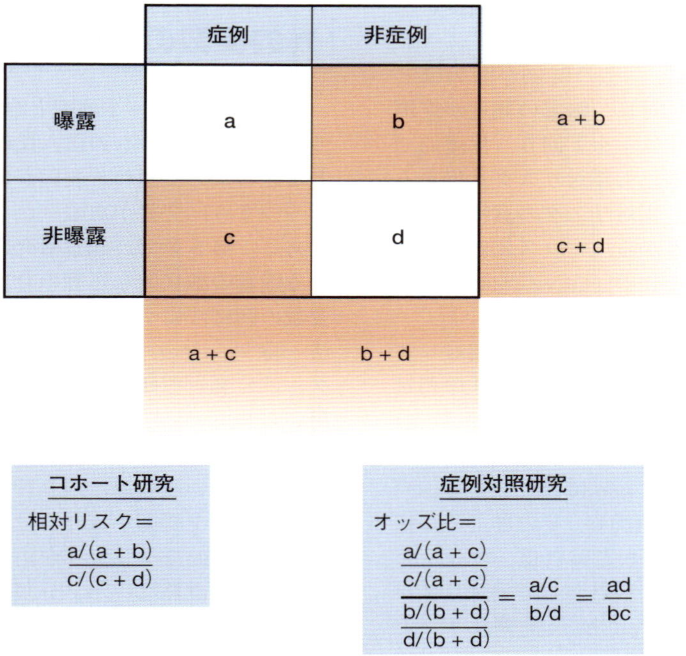

	症例	非症例	
曝露	a	b	a + b
非曝露	c	d	c + d
	a + c	b + d	

コホート研究

$$相対リスク = \frac{a/(a+b)}{c/(c+d)}$$

症例対照研究

$$オッズ比 = \frac{\dfrac{a/(a+c)}{c/(a+c)}}{\dfrac{b/(b+d)}{d/(b+d)}} = \frac{a/c}{b/d} = \frac{ad}{bc}$$

図6-3 コホート研究に基づく相対リスクと，症例対照研究に基づくオッズ比（推定相対リスク）

ホスホネートに曝露した群（a+b）と，ビスホスホネートに曝露していない群（c+d）の2群に分ける。経過中，非典型的骨折が自然に曝露群（a）と非曝露群（c）で起こる。これらが分子と分母となり，曝露群での非典型的骨折の発生率［a/(a+b)］と非曝露群での非典型的骨折の発生率［c/(c+d)］が計算される。相対リスクは，次の式で計算することができる。

$$相対リスク = \frac{曝露群での疾患発生率}{非曝露群での疾患発生率} = \frac{a/(a+b)}{c/(c+d)}$$

一方，症例対照研究は，非典型的骨折の症例（a+c）と他の骨折を起こした対照（b+d）の選択から始まる。この場合，自然経過の観察からではなく研究者の選択基準によってこれらの群が決められるため，疾患の発生率は知ることができない。したがって，ビスホスホネートに曝露した人々と，曝露しなかった人々での疾患発生率を計算することはできないため，相対リスクを計算することはできない。しかしながら，これが意味するところは，ビスホスホネートへの曝露について，症例と対照の相対的な頻度である。

症例と対照で曝露した頻度を比較することにより，概念的にも数学的にも相対リスクと同等のリスク評価が可能となる。これが**オッズ比**（odds ratio）で，曝露した症例でのオッズを，対照でのオッズで割ったものである。

$$\frac{a/(a+c) \div c/(a+c)}{b/(b+d) \div d/(b+d)}$$

通分すると，

$$\frac{a/c}{b/d}$$

ここで，オッズとは2つの確率の比で，ある事象の確率を，1からその確率を引いた確率で割ったものをいう。

オッズ比は，さらに整理して

$$\frac{ad}{bc}$$

図6-3に戻ると，オッズ比は表の斜め同士の数値を掛けて，その比を求めることで得られる。

オッズ比の意味するところは，コホート研究で

得られる相対リスクと似ている。曝露の頻度が症例群で高い場合，オッズ比は1を超え，リスクがあることを示す。曝露と疾患の関係が深いほどオッズ比は高くなる。反対に，曝露の頻度が症例群で低い場合，オッズ比は1を下回り，保護的であることを示す。オッズ比も相対リスクも伝える情報は似ていることと，相対リスクの意味として使われることが多いことから，オッズ比がしばしば**推定相対リスク**(estimated relative risk)として報告される。

オッズ比は，疾患の発生率が低ければ相対リスクにほぼ等しくなる。数学的には，図6-3の相対リスクの式を見てほしい。曝露群での症例数(a)が，その群での非症例数(b)に比べて相対的に小さければ，$a/(a+b)$はほぼa/bに等しくなる。同様に，非曝露群での症例数(c)が，その群での非症例数(d)に比べて相対的に小さければ，$c/(c+d)$はc/dでほぼ代用できる。したがって相対リスクは，a/bをc/dで割って，ad/bcと簡略化されたオッズ比となる。

オッズ比が相対リスクにほぼ正確に対応するためには，どの程度発生率が低くなければならないのだろうか。この問いへの答えは，相対リスクの大きさによって異なる[7]。一般には，非曝露者の疾患発生率が1/100，おそらく5/100を超えると，相対リスクの評価に影響を与えるほどバイアスが大きくなる。相対リスクが1以上の場合，アウトカムが起こる頻度が高くなるほどオッズ比は相対リスクを過大評価しやすく，相対リスクが1以下の場合には，相対リスクを過小評価しやすい。幸いなことに，大部分の疾患，特に症例対照研究で対象となる疾患については，発生率はかなり低い。

本章の冒頭で，症例対照研究が有病率ではなく疾患の発生率（新規発症）についての研究でなくてはならない理由を述べた。それにも拘らず，有病率を扱う研究で**有病率オッズ比**(prevalence odds ratio)が計算されることが一般的に行われ，医学文献として報告されている。有病率オッズ比は，関連性の測定値であり，あまり確実な情報とはいえないのであるが，その理由は，発生率に関わる要因と期間に関わる要因を区別するのが難しいだけでなく，まれな疾患でなくてはならないという前提が満たされていないからである。

外的変数の制御

観察研究（コホート研究と症例対照研究）の妥当性を損なう最大のものは，比較される群が，曝露と疾患の双方に関わる要因が体系的に異なっている―つまり，交絡がある―かもしれないという点である。第5章で，観察研究において，疾患に対する曝露の独立的な影響の有無を調べる際の外的変数の制御法について述べた。それらすべての方法―除外，マッチング，層別化分析，モデリング―は症例対照研究でも，しばしば組み合わせて用いられる。もちろんこれは，曝露-疾患関係に影響を与えると疑われている特性について，研究で測定されているものにのみ行うことができる。

外的変数を制御するために，実際はほとんどの場合，数学的モデリングが用いられることから，オッズ比の計算は，2×2分割表のクロス積に比べてずっと複雑になる。2×2分割表から直接計算されるオッズ比は，曝露と疾患以外の変数を考慮していないため，**粗オッズ比**(crude odds ratio)と呼ばれる。曝露と疾患以外の変数の影響について調整したオッズ比を**調整オッズ比**(adjusted odds ratio)という。

当然のことであるが，症例対照研究は，原因を究明するために行われる。しかしながら，たとえ外的変数が最新の科学的方法で制御されていたとしても，測定されていない変数が曝露-疾患関係に影響を与えている可能性は排除できない。したがって，研究で測定されている変数とは独立して曝露と疾患が関連している状況について記すことで，不満足ながら満足せざるを得ないのであって，測定されていない変数が結果に影響を与えている可能性については謙虚な態度で臨むのが適当である。これらの理由から，観察研究の結果は，せいぜい関連性についての記録であり，原因についてものではない。

疾病発生の調査

ここまで，慢性疾患のリスク要因を同定するための症例対照研究の活用法について述べてきた。同じ方法が，急性疾患―典型的には，感染症あるいは中毒―の突発（小流行）のリスク要因を同定する際に用いられる。細菌あるいは毒素は，症例の

診断的評価後，流行早期に明らかになるものの，伝播様式は明らかでないことが多い。疾患がどのように拡がったのかを知ることは，流行をくい止めるために必要であり，将来の流行制御にも役立つであろう。

> **EXAMPLE**
>
> 2011年5月，ドイツで，多くの患者で溶血性尿毒症症候群（急性腎不全と溶血性貧血，血小板減少症により死亡する可能性のある疾患）を合併した胃腸炎の大流行が起こった[8]。流行中，報告症例数は3,816名に上り，845名が溶血性尿毒症症候群を起こした。図6-4に流行の状況〔**流行曲線**(epidemic curve)〕，時間軸での患者数を示す。直接の原因菌が毒素産生型*Escherichia coli*であることはすぐにわかったが，その発生源はわからなかった。研究者たちは，年齢と住所についてマッチさせた26名の溶血性尿毒症症候群症例と81名の対照者を比べる症例対照研究を行った[9]。彼らは，24症例中6名(25%)と80対照例中7名(9%)が芽キャベツに曝露していたこと─オッズ比が5.8で，汚染された芽キャベツを食べることで伝染されることが示唆される─を見出した（オッズ比の計算はマッチングを考慮した方法で行われているため，厳密には，クロス積になっていないことに注意）。しかしながら，キュウリやその他の農産物の関連性も認められたが，その度合いは小さかった。研究者たちは，この研究結果を踏まえて，流行期間中，ある食堂で一緒に食事をした人々を対象に小規模のコホート研究を行った。症例は，経験に基づいて，食事をした者のうち血清の下痢か溶血性尿毒症症候群を発症，あるいは培養によって原因菌が見出された者と定義した。コホートの20%がこれらの基準を満たし，そのうち26%が溶血性尿毒症症候群を発症していた。芽キャベツ摂取についての相対リスクは14.2で，本症と強く関連するその他の食物はなかった。症例の全例が芽キャベツを摂取していた。研究者たちは，食堂への芽キャベツ納入業者からたどって，1名の生産者を特定した。しかしながら，可能性のあるロットの種から原因菌である*Escherichia coli*の培養はできなかった。研究の結果を踏まえ，生産者に注意喚起を行った後は，流行が止まり（図6-4），発生率は流行前のレベルに下がった。

本例はまた，症例対照研究とコホート研究，原

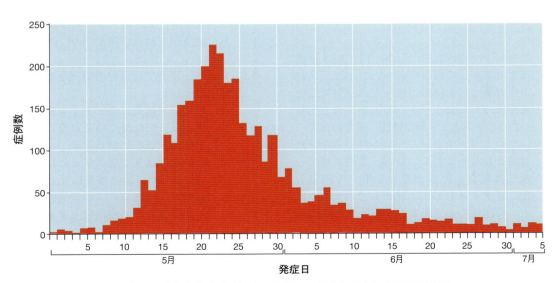

図6-4 ドイツでの，志賀毒素を産生する*Escherichia coli*感染の大流行の流行曲線
(Frank C, Werber D, Cramer JP, et al. Epidemic profile of shiga-toxin-producing *Escherichia coli* 0104：H4 outbreak in Germany. N Engl J Med 2011；365：1771-1780 より許可を得て引用)

因菌の検査，そして追跡時の"革靴"疫学が協調して行われて，流行の原因が同定できた良い例である。

復習問題

各設問について，正しいのはどれか。

6.1 経口避妊薬と心筋梗塞（心臓発作）の症例対照研究において，心筋梗塞が起こった時点での避妊薬への曝露の有無について，診療録から情報を得た。それらの間に関連があるという方向へのバイアスがかかった結果をもたらさないのはどれか。
   A．医師は，避妊薬の使用について，症例でより注意深く尋ねる。
   B．心筋梗塞を起こした後，経口避妊薬を処方したかもしれない。
   C．医師は，避妊薬使用の有無に関する記録を，症例でより記録に残す可能性がある。
   D．情報抽出者は，心筋梗塞を発症したことを知っている患者について，経口避妊薬服用のエビデンスをより熱心に探したかもしれない。
   E．心筋梗塞を発症した患者は，経口避妊薬の服用を難なく思い出したかもしれない。

6.2 ヨーロッパの研究者たちが，ビタミンD濃度と大腸がんの関連性について，52万人以上を対象とした国際コホート内症例対照研究を行った。コホート内で大腸がんを発症した1,248名と，年齢，性別，研究センターについてマッチさせた同数の対照者を研究対象とした。ビタミンDは，診断の何年も前に採取された血液標本を用いて測定した。ビタミンDは，大腸がん患者でより低く，可能性のある多数の交絡変数との関係性はなかった。この研究について当てはまらないのはどれか。
   A．ビタミンDレベルは，大腸がんと関連している。
   B．ビタミンD不足が大腸がんのリスク要因である。
   C．大規模コホート研究の中に組み込んだことは，本研究の強みである。
   D．研究結果には，ビタミンDと大腸がんに関わる変数で測定されていないものが交絡している可能性がある。
   E．ビタミンD不足が大腸がんの原因である。

6.3 症例対照研究で得られる最も直接的な結果はどれか。
   A．有病率
   B．リスク差
   C．相対リスク
   D．発生率
   E．オッズ比

6.4 急性感染症の流行曲線が示すのはどれか。
   A．原因病原体の，一般的な潜伏期。
   B．曝露群と非曝露群における疾患の継時的比較。
   C．症例での発症時期。
   D．発症者における，平均的罹病期間。
   E．感染から初発症状までの時間分布。

6.5 コホート研究で症例対照研究を行う最大の理由はどれか。
   A．症例対照研究によって，コホートデータセットでは見つけられない交絡因子を制御することができる。
   B．症例対照研究が提供するのは同様の情報であるが，より容易に行える。
   C．症例対照研究は，コホート内の曝露者と非曝露者での疾患発生率を決定できる。
   D．一般的に，症例対照研究はコホート研究よりも強力な研究方法である。

6.6 症例を同定する最良の方法はどれか。
   A．一般（動的）人口からのサンプル

B．プライマリケア医の診療所
C．地域
D．母集団を代表するコホート
E．病院

6.7 症例対照研究で，複数の対照群を設定する最大の理由はどれか。
A．より厳密な推定相対リスクを算出するため。
B．症例数に限りがあり，対照になりうる者が多いため。
C．交絡因子を制御するため。
D．結果の普遍性を高めるため。
E．主要対照群が，症例とは（研究対象の曝露以外について）体系的に異なっているかもしれないから。

6.8 症例対照研究を用いることができないのはどれか。
A．胃がんの初期症状。
B．小児突然死症候群のリスク要因。
C．成人人口中の自殺発生率。
D．アスピリンの予防効果。
E．感染性疾患の伝染様式。

6.9 運動と心臓突然死の症例対照研究で，マッチングが有用なのはどれか。
A．可能性のある交絡因子すべてについて制御するため。
B．少数の主要な特性について，症例と対照を互いに似たものとするため。
C．マッチさせた変数の推定相対リスクに与える影響を調べることができるようにするため。
D．症例に対して対照が正しく選ばれているかを検証するため。
E．研究の普遍性を高めるため。

6.10 長時間の飛行機での移動が静脈血栓塞栓症のリスク要因となるかを調べる症例対照研究において，症例100名中60名，対照者100名中40名が長時間，飛行機に乗っていた。この研究での粗オッズ比はどれか。
A．0.44
B．1.5

C．2.25
D．3.0
E．計算不可能

6.11 母集団に基づく症例対照研究がとりわけ有用な研究はどれか。
A．疾患の人口寄与リスク。
B．複数のアウトカム（疾患）。
C．まれな疾患の発生率。
D．疾患の有病率。
E．疾患のリスク要因。

6.12 関節リウマチの有病オッズ比から推定できるのはどれか。
A．関節炎の相対リスク。
B．関節炎の寄与リスク。
C．関節炎の罹病期間に関するリスク要因。
D．患者特性と関節炎有病率の関連性。
E．関節炎の発生率に関するリスク要因。

6.13 急性胃腸炎の流行時，症例対照研究が特に有用なのは下記のどれを同定する場合か。
A．感染者の特性。
B．時系列での感染者数。
C．流行の原因となっている細菌あるいは毒素。
D．伝播様式。
E．病原体の源。

6.14 症例と対照を，定義された母集団あるいはコホートから選ぶ理由はどれか。
A．疾患の発生（新規）症例を組み入れる唯一の方法であるから。
B．包含基準あるいは除外基準を設定する必要がなくなるから。
C．曝露以外の変数が同様な症例と対照を選ぶことができるから。
D．重要な変数について，症例と対照をマッチさせることができるから。
E．結果が一般化できることが保証されるから。

6.15 以下の疑問のうち，症例対照研究が有用でないのはどれか。
A．コレステロール低下薬は冠動脈疾患を

予防するか？
B．従来の（開腹による）胆嚢切除術に比べて，腹腔鏡下胆嚢摘出術での合併症発生率は高いか？
C．飲酒は乳がんのリスク要因か？
D．腹腔鏡下胆嚢摘出術で合併症はどのくらいの頻度で起こるか？
E．中耳炎に対する抗生物質の投与は有効か？

6.16　飛行機での移動と血栓性静脈炎に関する症例対照研究で，オッズ比が妥当な推定相対リスクとなるために満たす必要のない基準はどれか。
A．対照は，症例が抽出された同じ集団から抽出された。
B．症例と対照は，同じ包含基準と除外基準を満たした。
C．飛行機での移動と血栓症に関連している可能性のある他の変数について制御された。
D．飛行機での移動以外（移動能力，体重，最近被った外傷，静脈血栓塞栓症の既往など）の血栓性静脈炎の発症しやすさに関する要因は，症例と対照で同様であった。
E．血栓性静脈炎の発生率が5/100よりも高かった。

➡　解答は付録を参照。

参考文献

1. Schilcher J, Michaelsson K, Aspenberg P. Bisphosphonate use and atypical fractures of the femoral head. New Engl J Med 2011；364：1728-1737.
2. Sulheim S, Holme I, Ekeland A, et al. Helmet use and risk of head injuries in alpine skiers and snowboarders. JAMA 2006；295：919-924.
3. Knol MJ, Vandenbroucke JP, Scott P, et al. What do case-control studies estimate? Survey of methods and assumptions in published case-control research. Am J Epidemiol 2008；168：1073-1081.
4. Phillips MR, Yang G, Zhang Y, et al. Risk factors for suicide in China：a national case-control psychological autopsy study. Lancet 2002；360：1728-1736.
5. Psaty BM, Koepsell TD, LoGerfo JP, et al. Beta-blockers and primary prevention of coronary heart disease in patients with high blood pressure. JAMA 1989；261：2087-2094.
6. Hamilton W, Peters TJ, Bankhead C, et al. Risk of ovarian cancer in women with symptoms in primary care：population-based case-control study. BMJ 2009；339：b2998. doi：10.1136/bmj. b2998
7. Feinstein AR. The bias caused by high value of incidence for p1 in the odds ratio assumption that 1-p1 is approximately equal to 1. J Chron Dis 1986；39：485-487.
8. Frank C, Werber D, Cramer JP, et al. Epidemic profile of shiga-toxin-producing *Escherichia coli* 0104：H4 outbreak in Germany. N Engl J Med 2011；365：1771-1780.
9. Buchholz U, Bernard H, Werber D et al. German outbreak of *Escherichia coli* 0104：H4 associated with sprouts. N Engl J Med 2011；365：1763-1770.

第 7 章

予 後

> 生存する者と死亡する者，あるいは長期的ないし短期的に罹患しやすい者を正しく見分けるためには，知識と注意力を駆使してあらゆる症状を予測し，その力量を理性的に比べることができなくてはならない。
>
> —Hippocrates（ヒポクラテス），460〜375 B.C.

KEY WORD

- 予後
- 予後要因
- 臨床経過
- 自然歴
- ゼロ時
- 発端コホート
- ステージ移動
- 事象
- 生存分析
- カプラン-マイヤー分析
- 事象までの時間解析
- 打ち切り
- ハザード比
- 症例シリーズ
- 症例報告
- 臨床予測ルール
- 訓練セット
- 検証
- 検証セット
- 予後層別化
- 標本バイアス
- 移動バイアス
- 脱落
- 測定バイアス
- 感受性分析
- 最善事例/最悪事例分析

　人は病気になると，その病気がもたらす悪影響について，数えきれないほどの疑問が湧き上がってくる。危険な病気なのだろうか？ 死んでしまうのだろうか？ 痛みが起こるのだろうか？ どれくらいの期間，現在の活動を続けられるのだろうか？ 完全に治るのだろうか？ ほとんどの患者とその家族は，たとえ対応方法がほとんどない状態であっても，この先どうなるかを知りたいものである。

　予後（prognosis）とは，疾患が発症してからどのような経過をたどるのかを予測することを言う。本章では，疾患の経過を記録する方法を学ぶ。できるだけ正確に患者の将来を予測するという難しい職務を読者がよく理解できるようにすることを意図している。その目的は，不必要な曖昧さや誤解を招く確実さを避けることである。

　医師と患者が知りたいのは，疾患の一般的な経過だけでなく，もう一歩踏み込んで，可能な限りその情報を個々の状況にあてはめることである。例えば，卵巣がんは通常，長期的に見れば死に至る疾患であるが，患者によって生存期間は数か月から数年に及ぶ。知りたいのは，この時間軸の中で，眼の前の患者が位置する可能性の高いところである。

　予後に関する研究は，リスクに関するコホート研究と類似している。ある特定の疾患ないしは病気を持つ患者が集められ，将来に向かって観察され，臨床上のアウトカムが評価される。**予後要因**（prognostic factor）と呼ばれる，疾患のアウトカムと関連する患者特性が同定される。予後要因は，疾患からアウトカムまでの疾患の全体像の異なる部分を示していること以外は，リスク要因と似ている。ある疾患のアウトカムが良い人と悪い人とを対象にした症例対照研究は，様々な予後要因の相対リスクを算出できるが，アウトカムの率に関する情報は提供できない（第6章参照）。

リスク要因と予後要因の相違点

リスク要因と予後要因はいくつかの点で異なる。

患者が異なる

リスク要因の研究は健康な人々を対象とするが、予後要因の研究は患者を対象とする。

アウトカムが異なる

リスクについて算定対象となるのは、通常、疾患の発症である。予後では、死亡や合併症、機能障害、苦痛など、疾患の結果が算定対象となる。

比率が異なる

リスク要因は通常、確率の低いイベントである。様々な疾患について、年間発生率は概ね1/1,000～1/10万、あるいはそれ以下である。そのため、たとえ洞察力に優れた医師であっても、日々の臨床観察から曝露と疾患の関連性に気づいて確認することは難しい。一方、予後は比較的頻度の高いイベントである。例えば、急性心筋梗塞の患者のうち退院前に死亡する者は数％に達する。

要因が異なる

リスクを高める要因が、必ずしも予後を悪くする要因というわけではない。疾患によってそれらは、ずいぶん異なる。例えば、心血管疾患のリスク要因として確立されている多くの要因(高血圧、喫煙、脂質異常症、糖尿病、冠動脈疾患の家族歴)は、初めて心筋梗塞を発症した患者が入院中に死亡するリスクとは反比例していた[1](図7-1)。

医師は自分自身の経験に基づいて、短期予後はかなり正確に予測することができる。しかしながら、長期予後に関する様々な要因や、複数の予後要因が互いに関連している複雑な状況については、研究による支援がなければ、理解することは難しい。

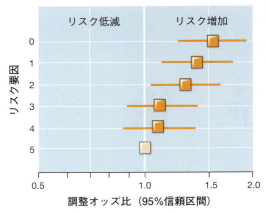

図7-1 初回心筋梗塞のリスク要因と予後要因
(Canto JC, Kiefe CI, Rogers WJ, et al. Number if coronary heart disease risk factors and mortality in patients with first myocardial infarction. JAMA 2011；306：2120-2127 より許可を得て引用)

疾病の臨床経過と自然歴

疾患の予後は、臨床経過または自然歴のどちらかで表される。**臨床経過**(clinical course)とは、診療の対象となり、その後の経過に影響を及ぼす様々な処置を受けた疾患の経過をいう。患者は普通、疾患の経過中に、痛みや発育障害、損傷、異常行動があると、医療施設を受診する。そのような例としては、1型糖尿病、肺がん、狂犬病が挙げられる。それらの疾患が診断されると、治療される可能性が高い。

医学的介入を行わない場合の疾患の予後を**自然歴**(natural history)という。自然歴とは、疾患に対して何もしないと患者がどうなるかを記したものである。先進的な医療制度を有する国においてさえ、非常に多くの病気が医療の対象となっていない。自覚症状を引き起こさない(例えば、前立腺がんの多くは無症状で進行が遅い)ため、疾患の存在に気づかないまま一生放置される。また、変形性関節炎や軽いうつ病、軽度の貧血などについては、日常、誰にでも起こる不快感の一種であって病気ではないと考え、医療を求めないこともある。

EXAMPLE

過敏性腸症候群は，他の疾患によらない腹痛と便通の異常を主症状とする，一般的に見られる疾患である。この疾患を有する患者はどれくらいの頻度で医師を受診するのだろうか。当初，過敏性腸症候群を有さない英国人 3,875 名のコホート中，15％の者が 10 年間に本疾患を発症した[2]。これらの者のうち，10 年間に少なくとも 1 回，本疾患に関連した症状のためにプライマリケア医を受診した者はわずか 17％で，前年に受診していた者は 4％であった。他の研究では，過敏性腸症候群を有する患者の医療機関受診と，腹部症状の性状は無関係であった[3]。

予後研究の要素

図 7-2 に，コホート予後研究の基本的デザインを示す。予後研究ではせいぜい，一定の臨床集団または地域集団を対象に，疾患の経過中のある時点で観察を開始し，適切な期間追跡し，臨床的に重要なアウトカムが測定されていればよい。

患者サンプル

対象母集団から選択された代表標本の目的は，研究結果の妥当性の範囲ができるだけ広くなるようにすることである。ときに，広範囲にわたって新たに疾患を発症した患者全員を対象に予後研究を行うことが可能なことがある。国によっては，全国的に統一された診療録があり，人口統計に基づく予後の研究が可能である。

EXAMPLE

オランダの研究者たちが，1 型糖尿病に罹患している妊婦での合併症のリスクを調べた[4]。過去 1 年間の間に妊娠し，118 の国立病院のうちの 1 つで 1 型糖尿病患者の治療を受けているオランダ人女性 323 名を対象とした。多くの妊婦は計画的妊娠であり，妊娠中は葉酸が補給され，血糖管理も良好であった。それにも拘らず，新生児の合併症発生率は一般人口よりも高かった。新生児が 1 つ以上の合併症を持つ出生時有病率は 80％にのぼり，先天性奇形と巨大児の頻度は一般人口より 3～12 倍高かった。この研究から，1 型糖尿病患者では，適切な血糖コントロールだけでは妊娠合併症を予防できないことが示唆された。

たとえ全国統一の診療録がなくても，人口に基づく研究は可能である。米国では，United Network for Organ Sharing が移植を受けた患者全員について，そして Surveillance, Epidemiology, and

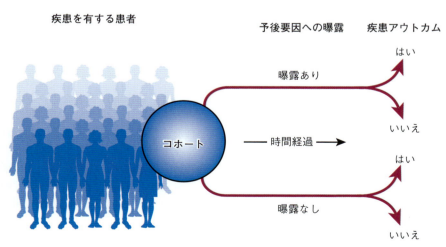

図 7-2 リスクに関するコホート研究のデザイン

End Results(SEER)プログラムが全米人口の28％を占める地域の新規がん患者全員について，発症率と生存データを収集している。プライマリケアの場での疑問に答えるべく，米国やその他の国々で，地域の個々の診療所が協力して"プライマリケア研究ネットワーク"を作って患者ケアの研究データを収集している。

ほとんどの予後研究，とりわけ頻度の低い疾患に関する予後研究は狭い地域に限った患者を対象としている。そのような研究では，研究結果の利用者が自身の診療の場にその研究結果を一般化して用いてよいかどうかを決めるための情報である患者特性（年齢，疾患の重症度，併存疾患など），患者が見出された状況（プライマリケア診療，地域病院，紹介患者を受け入れる医療センターなど），サンプリングの方法（完全標本，無作為標本，便宜的標本など）を提供することが特に重要となる。しばしば，地域病院における市中肺炎や血栓性静脈炎の研究の場合のように，この情報によって妥当性の範囲が決まる。

ゼロ時

予後研究では，コホートを構成する患者全員に共通な，疾患経過のある時点，例えば症状の発現時，診断時，治療開始時から観察を始めるべきであり，その時点は**ゼロ時**(zero time)という。コホートの患者ごとに，疾患経過の異なる時点で観察が開始されると予後に関する記録は不正確となり，回復，再発，死亡，その他のイベントの時期の解釈が困難になったり，誤解したりすることとなろう。疾患を発症した時点で患者が集められる場合，**発端コホート**(inception cohort)という。

がんの予後は，フォローアップ開始時の患者の臨床ステージ（広がりの程度）ごとに，別々に記録されることが多い。もしそうであるとすると，全体的にゼロ時をどのように設定するのかによって，たとえコホート中の一人ひとりの患者の臨床経過が変わらなくても，各ステージの予後が変わる。このことは，がんのステージ決定—予後と治療選択の目的で行う病気の広がりの評価で，高度なほど広がっていることを示す—の際に起こることが示されてきた。新たなステージ決定法が出現して，がんの拡大を古い方法よりもよく検出できるようになると，**ステージ移動**(stage migration)

が起こる。これまでは低いステージに分類されていた患者が，新たな技術を用いると，高いステージ（より広く拡大）に分類される。そのような患者を低いステージから高いステージに移すことで，治療効果や全体的な予後の改善の有無とは無関係に，双方のステージの予後が一見良く見えてしまう。ステージ移動は，1930年代の世界恐慌時に米国内での移住について，「オクラホマの奴らがカリフォルニアに移住したら，両方の州で知的レベルが上がったってさ。」と記したユーモア作家にちなんで，"Will Rogers現象"と呼ばれてきた[5]。

> **EXAMPLE**
>
> 現在，非小細胞肺がんのステージ決定には，がんの転移に対して感度の高い検査法である陽電子放射断層撮影〔positron emission tomography(PET)スキャン〕が用いられる。研究者たちが，PETスキャンが一般的に用いられるようになる前後でのがんのステージを比較して，ステージⅢ（胸腔内に広がっているがん）の患者数が5.4％減り，ステージⅣ（遠隔転移しているがん）が8.4％増えたことを見出した[6]。PETを用いたステージ決定法によるとステージⅢ，ステージⅣとも予後が改善していたが，以前のステージ決定法では変わりがなかった。著者らは，PETスキャンによるステージ決定法が導入されてから起こったステージⅢとステージⅣの生存率改善の，少なくともその一部はステージ移動によるものであると結論した。

追跡

患者は，臨床的に重大なアウトカムが起こったかを知るために，十分に長い期間にわたって追跡されなくてはならない。そうしなければ，真実の値よりも過小評価をすることになる。適切な追跡期間は，疾患によって異なる。手術創感染の研究では数週間でよく，HIV感染患者でのAIDSの発症とその合併症の研究では，数年間追跡しなくてはならない。

疾病のアウトカム

予後の記録には，患者にとって重要と考えられる，疾患によるあらゆる徴候を含めるべきである。これは死や疾患だけでなく，痛みや苦悩，身の回りのことができないことや通常の活動ができないことなどを意味する。5Ds—死(Death)，疾病(Disease)，苦痛(Discomfort)，機能障害(Disability)，不満(Dissatisfaction)—には，重要な臨床アウトカムがわかりやすくまとめられている(表1-2)。

医師は"科学的"であるために，ときには臨床的な重要性を犠牲にして，正確なアウトカム，技術的に測定されたアウトカムを尊ぶ傾向がある。第1章で述べたように，放射線照射による腫瘍径の縮小，血液検査値の正常化，心駆出率の向上，血清学的検査の改善など，患者が直接認識することのできない臨床効果は，臨床的に有用な目的とはならない。こういった生物学的現象が臨床アウトカムの代用として適切なのは，互いの関連性が明確な場合に限られる。したがって，肺炎患者で胸部X線写真に異常陰影が短期間見られても，解熱し，元気が出て，咳が出なくなれば，心配する必要はない。

現在では，患者中心アウトカムを測定する方法が，臨床研究で用いられる。表7-1に，がん治療の研究で用いられるQOLの簡単な測定法を示す。また，研究では，パフォーマンス状態，健康関連QOL，疼痛，そして患者の幸福のその他の側面を測定する方法もある。

予後の記述

疾患の経過を1つの率——定期間内に事象を経験した人々の割合—に要約すると便利である。この目的で用いられる率を表7-2に示す。ここに挙げた率すべてに共通するのは，発生率の基本要素—時間軸での患者コホートにおける事象の発生—である。

トレードオフ：簡略化対情報量

予後を1つの率に要約すると，簡略化できるという利点がある。率は記憶しやすく，また簡潔に伝えられる。欠点は，比較的わずかな情報しか伝えられないことである。要約された率では同じような値になってしまい，予後の大きな違いが隠されることがある。

図7-3に，4つの異なる患者群の5年生存率を示した。どの患者群においても5年生存率は約10%である。しかしながら，患者にとってのそれ以外の非常に重要な点で，臨床経過はかなり異なる。解離性動脈瘤の患者では病初期の死亡率は著しく高いが，最初の数か月を切り抜けることができると，死亡リスクは解離性動脈瘤の影響をほとんど受けない(図7-3A)。限局浸潤型の非小細胞肺がん患者では，診断後5年間の死亡率は比較的一定している(図7-3B)。筋萎縮性側索硬化症〔ALS：Lou Gehrig(ルー・ゲーリッグ)病。麻痺が徐々に進行する〕と呼吸機能障害を有する患者

表7-1 QOLの簡単な測定。The Eastern Cooperative Oncology Group(ECOG)のパフォーマンス状態

パフォーマンス状態	定義
0	無症状
1	症状あり。完全に歩行可能
2	症状あり。1日の50%未満をベッド上で過ごす
3	症状あり。1日の50%以上をベッド上で過ごす
4	1日中ベッド上で過ごす
5	死亡

Oken MM, Creech RH, Tomey DC, et al. Toxicity and response criteria of the Eastern Oncology Group. Am J Clin Oncol 1982；5：649-655 より許可を得て改変

表7-2 予後を報告する際に一般的に用いられる率

率	定義[a]
5年生存率	疾患のある時点から5年間生存する割合
致死率	患者がその疾患で死亡する割合
疾患特異的死亡率	人口10,000人(または10万人)当たりの特定の疾患で死亡する割合
反応率	ある介入によって改善を示す患者の割合
寛解率	疾患がまったく認められない状態になった患者の割合
再発率	いったん回復したあとに再度疾患に罹る患者の割合

[a]起こると見込まれるすべての事象を観察するため，観察期間は十分な長さを確保し，予定しておく

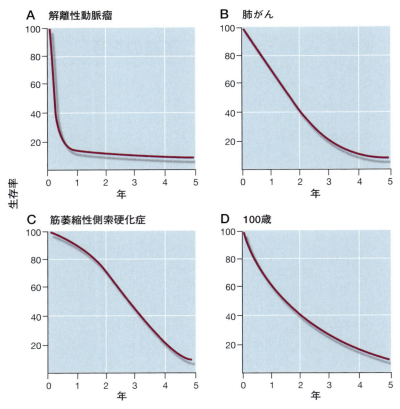

図7-3 5年生存率が10%である4つの事例における，5年生存率の限界

の生命は，直ちに脅かされるものではないが，神経機能は年余にわたり低下し続け，人口呼吸器の補助がなければ呼吸不全で死亡する（図7-3C）。図7-3Dはベンチマーク（比較するための基準）として挙げた。一般人口では100歳の人々のみが，上記3疾患の5年生存率に相当する5年生存率を有する。

生存分析

予後の解釈にあたり，特定の疾患を有する患者について，あらゆる時点でのアウトカム発生の平均値を知ることが望まれる。要約された率として予後が表されると，この情報は提供されない。しかし，図を用いると，疾患の経過のいずれの時期でも，事象が起こるまでの平均時間を示すことができる。ここでいう**事象**（event）とは，一度のみ起こりうる二値的臨床アウトカムを意味する。以下では"生存"に関するアウトカム記述という一般的な方法を説明するものの，同じ方法は逆の事象（死亡までの時間）に対しても，また，がんの再発，感染症の治癒，無症状期，関節炎症状の寛解といったあらゆる事象にも適用可能である。

コホートの生存

生存率を知る最も直接的な方法は，同じ疾患を有し，当該疾患の経過上の同じ時点（例えば，症状の発現，診断，治療の開始）にある患者コホートを集め，全員についてアウトカムを経験するかどうか観察を続けることである。小さなコホートでは，図7-4Aに示すように，ある疾患を有する患者の臨床経過を表すことができる。時間軸で生存者をプロットすると階段状になり，コホート中の10名の死亡者の一人ひとりに相当する。患者の数が増加すると，この段差は緩やかになる。非常に多くの患者について示すと，ほぼなだらかな曲線になる（図7-4B）。この情報を用いれば，同様の患

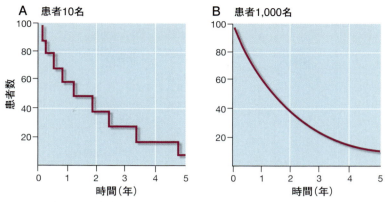

図7-4 すべての患者が最後まで観察された場合の，小さなコホートと大きなコホートにおける生存

者について，年ごとあるいは週ごとの予後予測を行うことができる。

　残念ながら実際は，いくつかの理由からこの方法での情報収集は難しい。患者の中には，他の疾患に罹患したり，研究対象地区外へ引っ越したり，研究に不満をもったりして，追跡期間の終了前に研究から脱落する者もいる。どんなに努力してそういった患者の脱落時点までのデータを集めていたとしても，そのデータは除外しなければならない。また，コホートの構成員全員について，生存率を計算するある時点に到達するまで待たなければならない。通常，全研究期間を通じて対象患者の状態が把握できるため，暦日のどの時点でも，研究開始初期に組み入れた患者については比較的長期間追跡できるが，最近になって組み入れた患者の追跡期間は短くなる。ある年までの生存情報が入手できるようになるのは，最後に研究に組み入れた患者の，その年までの追跡期間がすぎてからということになる。

生存曲線

　コホートの各患者から得られたデータすべてを有効に用いて，時間軸でのコホートの生存を予測する**生存分析**(survival analysis)が開発された。この手法の一般的なものは，開発者にちなんで**カプラン-マイヤー分析**(Kaplan-Meier analysis)と呼ばれる。生存曲線は，二値的に，経過中に一度だけ起こるあらゆるアウトカム(例えば，冠動脈イベントやがん再発までの時間)に適用できる。

生存以外の事象を扱う場合に有用で，より一般的な用語は「**事象までの時間分析**(time-to-event analysis)」である。

　図7-5に，簡略化した生存曲線を示す。縦軸に生存確率を，横軸に観察開始(ゼロ時)からの時間をとる。

　ある時点での生存確率は，先行期間ごとの累積生存率から推定される。先行期間は必要に応じて短縮でき，カプラン-マイヤー分析では，経過期間の長短に関係なく，新たな事象(例えば，死亡)ごとの期間となる。多くの場合，患者が死亡しないため生存率は1となる。患者が死亡した時，その時点での生存率は死亡するリスクのある患者に対して生存している患者の割合として計算される。すでに死亡した患者，研究から脱落した患者，まだ追跡期間が目標時点にまで達していない患者は死亡するリスクを有さず，その時点での生存率の推定には用いられない。患者が死亡しなければ生存率は変わらないため，生存率は患者が死亡した時にのみ計算される。個々の期間については，全くイベントが起こらなかったりイベントが1例のみであったりして計算された確率はあまり正確ではないが，その時点までの全体としての確率(すべての先行確率の積)は極めて正確である。どの時点であれ，患者が研究から脱落した場合，その患者は途中**打ち切り**(censored)患者といい，その時点以降，分母の患者数には含めない。

　図7-5に示す生存曲線の一部(ゼロ時から3〜5年)には，生存率を予測するうえで有用なデータであるリスクを有する患者，リスクがなくなった

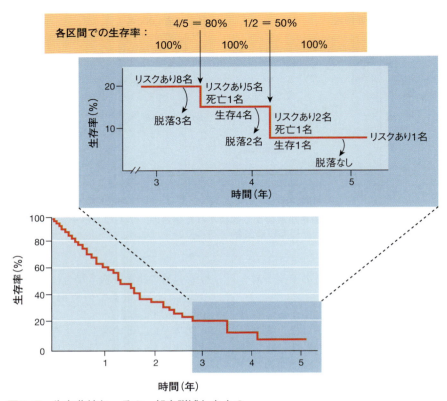

図7-5 生存曲線と，その一部を詳述したもの

患者(打ち切り患者)，アウトカム事象を経験した患者が時間軸に詳細に表されている。

基本的な生存曲線の変動は，より多くの情報を提供する。様々な時点においてリスクを有する患者数が示されていることは，特に追跡の終盤にかけて観察対象となる患者数が少なくなることから，観察された率が偶然性の影響を受けているかを考えるうえで手がかりとなる。縦軸には，アウトカム事象を経験しない患者の割合ではなく，アウトカム事象を経験した患者の割合を示すことも可能で，その場合は，右上に伸びる曲線になるであろう。生存率推定値の正確さは，時間とともに観察対象となる患者数が減るためだんだん低下するが，様々な時点での信頼区間として示すことができる(第11章参照)。各時点での患者打ち切り数が生存曲線に付け加えられることもある。

生存曲線の解釈

生存曲線を解釈する際，いくつかの留意点がある。第一に，縦軸は，コホート構成員全員を追跡した結果としての累積生存率ではなく，コホート構成員が生存する確率の推定値を示すものである。

第二に，生存曲線の各点は，コホート構成員が生存する確率について，与えられたデータセットを用いた場合の最も優れた推定値である。しかし，これらの推定値の正確度は，あらゆる標本の観察に共通することではあるが，推定がよって立つところの観察対象の患者数によって決まる。曲線の左側の部分では，追跡の初期の観察対象患者が多いため，推定値に自信を持つことができる。一方，右側の部分，曲線の尾部では，死亡や脱落，研究への組み入れへの遅れなどのために長期間追跡するに従って，患者数が相対的に減少する。その結果，追跡期間の終盤の生存率推定値は不正確となり，相対的に少数の患者で起こったイベントに強く影響される。例えば図7-5では，観察5年目で観察対象となっているのはわずか1名である。この残りの1名が死亡すると，生存確率は8%からゼロへと低下する。明らかに，これは文字ど

おりにデータを解釈しすぎている。したがって，生存曲線尾部の生存率推定値については，その解釈は慎重に行わなくてはならない。

最後に，多くの生存曲線は終盤にかけて傾斜が平坦化していることから，アウトカム事象が後期ではなく初期に頻繁に起こるとの印象を与える。しかし，これは誤った印象である。時が経つにつれ，生存率はより少ない患者数に適用され，したがってアウトカム事象が起こる率が変わらなくても，曲線の傾きは小さくなる。

あらゆる推定値と同様，事象までの時間についてのカプラン-マイヤー推定値は仮定に基づいたものである。打ち切り患者は予後に影響を与えないと仮定されているが，この仮定がどのくらい当てはまらないかの程度によって，コホートの生存率予測値の不正確度が決まる。カプラン-マイヤー法では，競合するリスク—複数のアウトカム事象—があったり，複数のアウトカムが独立的でなく，1つの事象が他の事象の発生に影響を与えたりする場合，正確度が劣る。例えば，強力な化学療法を受けたために感染症を起こして脱落した患者群では，がんによる死亡率は異なるかもしれない。競合するリスクがある場合の累積発生率の予測には，カプラン-マイヤー法以外の方法がある。

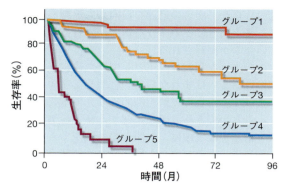

図7-6 予後層別化の例
予後層ごとの腎細胞がん患者での術後生存率。(Zisman A, Pantuck AJ, Dorey F, et al. Improved prognostication for renal cell carcinoma using an integrated staging system. J Clin Oncol 2001；19：1649-1657 より許可を得て引用)

予後要因の同定

しばしば，研究は均質な患者での簡単な予後記録にとどまらず，異なる特性を有する患者群での予後比較，すなわち，予後要因の同定に及ぶ。各特性の患者群ごとに生存曲線を描いて，複数の生存曲線を1つの図に表示することで，視覚的(そして統計学的)に比較することができる。

> **EXAMPLE**
> 腎細胞がんでは，他の多くのがんの場合と同様，患者によって診断後数年間の生存率に大きな差がある。予後は，ステージ(腎臓に限局しているものから遠隔臓器に転移しているものまでの，がんの広がり)，グレード(がん細胞自体の悪性度)，身体機能(自身での身の回りのケア達成度)

> といった，がんの特性と患者の特性によって異なる。研究では，それら3つの特性をまとめて5つの予後グループとした[7](図7-6)。最も予後が良かったグループでは，90％以上の患者が8年以上生存し，最も悪かったグループでは3年後に全員が死亡していた。この情報は，患者と医師にとってこれから先何が起こるのかを理解するためにとりわけ役立ち，「全体としては，腎細胞がん患者の5年生存率は70％です。」などというよりもずっと有益である。

他の予後要因と比べてある予後要因がどのくらい影響があるのかは，事象までの時間分析中のデータから，リスク比(相対リスク)に類似する**ハザード比**(hazard ratio)で要約することができる。また，複数の生存曲線を，予後に関連する他の要因をも考慮に入れて比較することにより，ある1つの変数の効果を独立させて評価することができる。

症例シリーズ

症例シリーズ(case series)とは，少数の症例(多くても30〜40例)での疾患の経過を記したものをいう。それよりもさらに少ない症例(10例以下)についての報告は，**症例報告**(case report)という。典型的には，症例は診療所や紹介を受ける病院で

見つけられ，疾患の経過を前向きに追跡・記録され，後ろ向きにどのようなことが先行して起こっていたのか記録される．

このような報告は，主として新たに定義された症候群あるいはまれな病態の経験を記述することによって，疾患の理解を深めるうえで重要な貢献をすることができる．予後に関する章で症例シリーズを紹介する理由は，対照との比較ができないにも拘らず，真のコホート研究のように繕うことがあるからである．

EXAMPLE

救急室の医師は，北米産ガラガラヘビによる咬傷患者を診ることがある．どの救急室でも本咬傷患者はまれなため，臨床経過に関する大規模コホート研究を行うことは難しく，医師は主として症例シリーズに頼らざるを得ない．1つの例は，カリフォルニアのある小児病院で10年間に観察された24名の小児での臨床経過の記述である[8]．19名は，実際に蛇毒が注入されていて，抗毒素が積極的に用いられた．3名は，外科的に軟部壊死組織の切除ないし組織減圧が行われた．抗毒素に対する重篤な反応はなく，すべての患者が機能障害なく退院した．

北米産ガラガラヘビによる咬傷を受けた小児を診る医師は，彼らの治療をガイドするより良い情報がなければこのような症例シリーズの恩恵を受けるであろうが，だからと言って，症例シリーズが蛇による咬傷の治療について完全で十分に信頼できる情報を提供しているということではない．その地域で咬傷を受けた小児のうち，状態があまりにも良好で，医療センターに搬送されなかった者がいるかもしれない．他にも，状態があまりにも悪く，急いで近くの診療所に搬送されたり，そもそも診療所に着く前に死亡したりした患者がいるかもしれない．つまり，症例シリーズは，蛇に咬まれた（開始時点）小児全員についての臨床経過を記述するものではなく，当該医療機関をたまたま訪れた小児という選択された標本についての記述である．事実上，症例シリーズは，発生症例を必ずしも代表する標本ではないが，一般的な症例を記述するものであり，"偽性"コホートといえる．

臨床予測ルール

どのような予後要因であっても，それを1つだけ用いるよりも，複数の予後要因を組み合わせたほうがより正確に予後を予測することができる．第4章で述べたように，**臨床予測ルール**（clinical prediction rule）は，病歴や身体視察，簡単な検査などで決まるひと組の患者特性に基づいて，アウトカム（予後あるいは診断）が起こる確率を予測するものである．これは，さらに診断のための検査や治療が必要との推奨を伴うことが多いことから"ルール"である．予測ルールを臨床現場で実際に役立てるためには，患者の日常診療でのデータを用いることができ，予測に不可欠なスコアリングが簡単に行えなくてはならない．

EXAMPLE

心房細動は，脳卒中のリスクを高める．規則的で組織的な収縮が起こらないと，心房内に血栓が形成され，もしそれが心房壁から剥がれると，脳まで運ばれて塞栓性脳卒中を引き起こす．この合併症は抗凝固薬で予防可能であるが，出血のリスクを伴う．医師と患者は，治療しない場合の脳卒中リスクと治療した場合の出血リスクを天秤にかけなくてはならない．この決断を支援するために，CHADS2と呼ばれる臨床予測ルールが開発され，妥当性が検証された[9]．臨床的に簡単に入手できる5つひと組の観察項目に基づいて，心房細動患者は，14倍の脳卒中リスク幅に分布する6段階のリスク層に分類される（表7-3）．そうすることで，抗凝固薬をどれだけ積極的に用いるのかが，CHADS2スコアに基づいて決められる[10]．例えば，脳卒中のリスクと抗凝固薬の効果に基づく典型的な推奨は，CHADS2スコアが0の患者では抗凝固薬なし，スコアが1の患者ではアスピリンあるいは抗凝固薬，2以上の患者では最も積極的な治療である経口抗凝固薬となる．

ある状況下で開発された臨床予測ルールは，当該状況下の患者に特有の特性に依存することがあ

表7-3　CHADS2スコアとCHADS2スコアに基づく脳卒中発症リスク

- 心不全の診断，過去あるいは現在（1点）
- 治療あるいは未治療の高血圧（1点）
- 75歳以上（1点）
- 糖尿病（1点）
- 既往に虚血性脳卒中，一過性脳虚血発作，血栓塞栓症を有する患者での二次予防（2点）

CHADS2 スコア＝合計点数

CHADS2スコア	100人-年当たりの脳卒中リスク
0	0.49
1	1.52
2	2.50
3	5.27
4	6.02
5～6	6.88

MedCalc 3000 by Foundation Internet, Pittsburgh, PAより許可を得て，UpToDateに発表されたCalculation：Atrial Fibrillation CHADS(2)Score for Stroke Riskを引用

るため，様々な状況でも有効なものであるかを確かめるため，必ず別の状況—異なる患者や医師，普通に行われる診療—で検証されなくてはならない。予測ルールを開発する際に用いられるデータを**訓練セット**（training set），開発した予測ルールの妥当性を**検証**（validation）するために用いられるデータを**検証セット**（test set）という。

患者を異なる予後を有するグループに分ける過程を**予後層別化**（prognostic stratification）という。この例では，心房細動が疾患，脳卒中がアウトカムとなる。この考え方は，患者を疾患発症リスクが異なる層に分類するリスク層別化（第4章）と似たものである。

コホート研究におけるバイアス

リスクあるいは予後に関するコホート研究では，疾患の経過の記録内容がバイアスの影響を受ける。バイアスはまた，実際には違いがないにも拘らず表面的な違いを作り出したり，実際には違いがあるのにそれを曖昧にしたりすることがある。これらのバイアスに相当するものは，症例対照研究でも見られる。これらは交絡，効果修飾（第5章）とは異なるものである。

系統的誤差の亜型はほとんど無限といってよいほどあり，その多くに特別な名前がつけられてい

るが，より基本型とされるものもある。それらは，研究過程のどこで最も起こりやすいのかを知っていると簡単に見出すことができる。そのことを念頭に置いて，コホート研究におけるいくつかのバイアスの可能性について述べ，引き続き行われる予後研究との関連で検討する。

> **EXAMPLE**
>
> ベル麻痺は，顔面神経支配下顔面筋の突発性で片側性の，説明できない筋力低下である。単純ヘルペスウイルスあるいは帯状疱疹ウイルス，糖尿病，妊娠，その他の様々な病気との関連が示されることもあるが，原因はしばしば不明である。臨床経過はどうだろうか？　デンマークの研究者たちが，ベル麻痺の患者1,701名を1か月に1回，筋力が戻るまで，あるいは1年間追跡した[11]。回復は患者の85%で3週間以内に，残りの15%で3～5か月にピークに達した。その時点までに，患者の71%は完全に回復しており，残る患者のうち軽度の機能喪失が12%，中等度が13%，重度が4%であった。回復は，低年齢，麻痺が軽度，早期からの回復開始などと関連していた。

この研究の妥当性については，少なくとも次の事柄を考慮すべきである。

標本バイアス

標本バイアス（sampling bias）は，研究対象となる患者が，同じ疾患を有する他の患者と似通っていない場合に起こる。この研究で対象となった患者は，ベル麻痺を有する他の患者と似通っているか？　答えは，利用者の視点による。対象は"コペンハーゲン"の患者で，耳鼻咽喉科専門医の診療を受けていることは明らかなことから，デンマークでのベル麻痺が世界の他の国々でのベル麻痺と同じである限り，結果は他の紹介患者に一般化できる。しかしながら，軽症患者については地域の医師が治療して速やかに回復していたり，そもそも医療機関にかからなかったりして研究対象となっていない可能性があり，したがってプライマ

リケアの現場での適用には限界がある。

標本バイアスはまた，群間で予後を比べるためのサンプリング時に，調べようとする要因を決定する前であっても予後に関して系統的に異なる群を設定してしまい，誤った結論を導くことがある。ベル麻痺の例では，高齢患者は，年齢のせいではなく，基礎にヘルペスウイルス感染を有するために予後が悪いのかもしれない。

これは交絡ではないのだろうか？　厳密には，これは交絡ではない。その理由は，この研究は予測を目的としていて，独立した回復の"原因"を見出すことを目的としてはいないからである。また，麻痺の重症度や回復の開始は，疾患の発症から回復に至る事象の連鎖の一部であり，これらの現象を原因と考えることは妥当でない。しかしながら，予後要因がアウトカムを独立して予測する要因であることを示したいという強い意欲がある場合は，交絡の独立性を確定的に示す方法（第5章）と同様の手順を用いればよい。

移動バイアス

移動バイアス（migration bias）は，研究対象にとどまる患者と系統的に異なる患者が，追跡中に研究から脱落する場合に起こる。多くの場合，当初のコホート構成員の中から，時間が経過するにつれて，研究対象であることを辞める（このことは，人を対象とした研究の倫理観に基づき，患者の権利であることが保証されている）者が出てきて起こる現象である。もし**脱落**（dropout）が無作為に，つまり，脱落患者の特性が研究対象にとどまる患者と平均して同じであるならば，バイアスは生じない。これは，脱落者の数が多くても，また比較されるコホートに似ていても同様であるが，通常，脱落患者の特性は，研究にとどまる患者とは異なる。脱落は，予後と関連する傾向がある。例えば，ベル麻痺の経過が著しく良いか著しく悪い患者は，研究のための別の医療機関の受診が負担になるため，脱落しやすい併発疾患を有する患者と同様，研究対象であることを辞める可能性が高い。このことは，研究の主要な（記述的）結果—回復の割合と程度—をゆがめることになろう。もし研究が予後要因（高齢患者と若年患者での回復など）を同定することをも目的としている場合，上記と同様の理由から，脱落患者によってバイアスが生じうる。

移動バイアスは，アウトカムの測定時に研究対象としてとどまっている患者が，研究開始時の患者群から選択されていることから，選択バイアスの一種とみなしうる。移動バイアスは，アウトカムの測定時，研究対象であることを辞めた患者が測定対象とならないことから，測定バイアスの一種ともみなしうる。

測定バイアス

測定バイアス（measurement bias）は，コホート構成員について，アウトカムの測定が全く同様には行われない場合に起こる。ベル麻痺の研究では，コホート構成員全員が，症状の改善が全く起こらなくなるまで毎月同じプロトコルに則って診察を受けたことから，この可能性は排除される。もし，診察の有無や時期，方法が患者や医師個人の判断に任せられていたなら，回復までの期間と完全性に関する記述への信頼度は低下するであろう。測定バイアスはまた，予後についての比較時に，アウトカム検出の可能性が特定の群の患者で系統的に高い場合に存在する。死亡や重症心血管疾患，主要ながんといったアウトカムは誰の目にも明らかなため，これらが見落とされる可能性は低い。しかし，特異的な原因による死亡，潜在的疾患，副作用，機能障害など，あまり明確でないアウトカムについては，アウトカムの検出法や分類法が異なるために測定バイアスが生じうる。

測定バイアスを最小にする方法には3種類ある。(i) コホート構成員全員について同じ方法を用いてアウトカム事象を調べる，(ii) 予後群の比較をする場合は患者が属する群について研究者が知らないようにする，そして(iii) アウトカムが起こったかどうかを決定するルールを慎重に設定する（そしてそのルールを守る）。研究論文の読者がこれらのバイアスが存在する程度を理解できるよう，報告文書に加えて，研究の進行に合わせて対象患者数がどのように変わったのか，その理由とともに図示することが慣習となっている。患者標本の抽出と追跡後に，研究対象となった患者とならなかった患者の特性を比べることもまた有用である。

"非差別的"誤分類によるバイアス

ここまでは，曝露群あるいは疾患群の分類方法に系統的誤差があると，どのようにして研究結果にバイアスが生じるのかについて述べた。しかしながら，誤分類が"無差別に"，つまり比較される複数の群で同じように誤分類が起こる場合にもバイアスが生じる。

EXAMPLE

唾液中の喫煙産物の有無をゴールドスタンダードとして，喫煙しているかどうかを単に質問した場合には，かなりの誤分類が起こる。それでも，喫煙と冠動脈疾患のコホート研究では，曝露時には冠動脈疾患を発症しているかわかっていなかったため，冠動脈疾患を発症した群と発症しなかった群の間で，喫煙の誤分類に差がなかった。たとえそうであっても，喫煙が誤って分類されている程度に応じて，喫煙者と非喫煙者でもし正しく分類されていたなら存在したはずの冠動脈疾患発症率の差が小さくなり，"効果なし"とされる可能性が高くなる。極端な場合，喫煙が完全に無作為に分類されると，喫煙と冠動脈疾患との間に関連性はなくなってしまう。

おそらくバイアス，でも本当に重要なのか？

臨床疫学とは，間違い探しゲームではない。むしろ，医師が患者について重要な決断を下すうえで，研究結果をどの程度信頼してよいのかを決めることができるよう，研究の信頼性を明確にすることが目的である。質の高い研究の結果を無視することは，質の低い研究の結果に縛られないのと同様，無責任といえよう。

このことを念頭に置いて，研究にバイアスが存在するかもしれないと認識するだけでは不十分である。さらに，特定の研究に実際にバイアスが存在するかを決めなくてはならない。そのうえで，臨床的に重大な結論を変えなくてはならないほど，バイアスの影響が大きいかを決めなくてはならない。もし研究結果への悪影響があまり大きくなければ，バイアスが存在しても事実上重要ではなく，研究の有用性は変わらない。

感受性分析

バイアスが研究結果にどのくらい影響を及ぼすかを知るための方法の1つが，欠損値やバイアスが入り込んでいる可能性のある測定値に関する様々な仮説を立てて，それぞれの場合に観察結果がどのくらい大きな影響を受けるかを分析する**感受性分析**(sensitivity analysis)である。**最善事例/最悪事例分析**(best-case/worst-case analysis)は，考えられる範囲内で最も極端な仮説を立てて，その影響を検証するものであるが，理不尽なまでに厳しい評価となることが多い。より一般的には，次の例のように，少し現実的でない値の影響をみる感受性分析が行われる。

EXAMPLE

灰白髄炎は，世界のほとんどの地域で撲滅されたものの，この感染症の後遺症は引き続き認められる。最初に感染してから何年もたって，灰白髄炎後症候群（筋力低下，疼痛，疲労感）を発症する患者もいる。灰白髄炎後症候群が起こる割合を知るために，研究者たちは，1950年代に灰白髄炎に罹患した939名の患者からなるコホートを同定した。コホートの551名については40年後まで症状に関する情報を得ることができ，灰白髄炎後症候群が551名中137名，25%の割合で認められた。当然のことではあるが，研究がこれほど長期間にわたったため，388名については追跡できなかった。

灰白髄炎後症候群の割合が，追跡された群と追跡されなかった群で異なっていたとすると，観察された灰白髄炎後症候群の割合にはどれほどバイアスが入っていることになるのだろうか？追跡されなかった患者での灰白髄炎後症候群発症の割合が，追跡された患者の2倍であったとすると，真の割合は(137＋194)/939＝35%となる（つまり，症候群を有する137名と追跡されなかった患者の50%を足した数を全コホート構成

員数で割る）。追跡されなかった患者での灰白髄炎後症候群発症の割合が，追跡された患者の半分であったとすると，真の割合は(137＋48)/939＝20％となる。このように，追跡されなかった患者群での灰白髄炎後症候群の割合をとても起こりそうにないほど大きく変動させても，真の割合は20〜35％の範囲であり，臨床上用いるうえでは有用な概数ということになる。

研究結果が，コホート構成員中の追跡されなかった患者にどのくらい"感受性"があるか（結論が容易に変わるのか）を調べるためには，多少とも極端な値が仮定されてもよい。リスクと予後に関するコホート研究や症例対照研究，診断検査の正確度，治療や予防の有効性評価の臨床試験といったあらゆる種類の研究結果に，様々なバイアスがどの程度影響を及ぼしうるのかを評価するうえで，感受性分析は有用な方法である。

復習問題

各設問について，正しいのはどれか。

7.1 バレット食道（がん前病変）を有する患者を対象とした食道がん発症リスクの研究について，次に挙げる疾患経過の時点のうち，ゼロ時の例として最適なのはどれか。
   A．各患者におけるバレット食道の診断。
   B．各患者の死亡。
   C．各患者での食道がんの診断。
   D．研究対象として最初に登録された患者の暦日。
   E．研究対象がだれもいなくなった暦日。

7.2 初めて熱性痙攣を起こして入院した小児患者で，1年以内の痙攣再発を調べるコホート研究が行われた。初発痙攣時の発熱の原因が感染症の小児と，予防接種の小児との間で，痙攣の再発を比較した。アウトカム（2回目の痙攣）を評価した1年後には，研究から脱落している小児もいた。下記のうち，研究結果に最も大きな影響を与える可能性の高いのはどれか。
   A．どうして脱落したのか。
   B．追跡期間内のいつ，脱落したのか。
   C．脱落が予後と関連しているか。
   D．脱落した小児の数が両群で同じか。

7.3 前立腺がんケアのコホート研究において，手術を受けた患者群と内科的治療のみを受けた患者群との間で，尿失禁の頻度を比較した。尿失禁の有無は診療録の記録に基づいて評価した。測定バイアスでないのはどれか。
   A．患者は，尿失禁について外科医に話す傾向がある。
   B．外科医は，自分が行った手術の合併症を診療録に記録しない傾向がある。
   C．手術を受けた患者はよりフォローアップ外来を受診する。
   D．診療録のデータ抽出者は，尿失禁の有無について個人的な判断基準を用いた。
   E．尿失禁の割合は，手術を受けた患者でより高かった。

7.4 市中肺炎の予後を分類するための臨床予測ルールが開発された。臨床予測ルールの特徴を最もよく表しているのはどれか。
   A．スコアの計算が簡単。
   B．臨床データの入手が容易。
   C．複数の予後要因が含まれている。
   D．結果は，その後の患者マネジメントの指針として用いられる。
   E．上記のすべて。

7.5 頻度の低い神経疾患を有する患者の臨床経過を記載する研究が行われた。対象者は，この疾患を専門的に扱う医療センターの患者である。患者の特性と治療，疾病の現状について，診療録のデータが収集された。この研究の種類について最もよく当てはまるのはどれか。
   A．コホート研究

B．症例対照研究
C．症例シリーズ
D．横断研究
E．ランダム化比較研究

7.6 うっ血性心不全との診断を受けた100名の患者の生存率を調べる目的で，事象までの時間分析研究が行われた．3年目までに，60名の患者が打ち切りとなった．患者が打ち切りとなる理由にならないのはどれか．
A．3年目までに，他の原因で死亡した．
B．患者が研究対象から辞退する決定をした．
C．致死的な他の疾患を発症した．
D．研究対象としての登録が3年未満であった．

7.7 予後要因を同定することができない研究方法はどれか．
A．有病率研究
B．事象までの時間分析
C．症例対照研究
D．コホート研究

7.8 生存曲線から得られる情報を最もよく表しているのはどれか．
A．研究から脱落した患者がいた場合でも，バイアスの入らない生存予測．
B．ゼロ時からの生存確率の予測．
C．追跡終了時点における，コホート中の生存者の割合．
D．開始時コホート構成員中，研究から脱落する者の割合．
E．時間軸での，コホートの累積生存率．

7.9 予後研究に最適の標本はどれか．
A．一般人口の構成員．
B．地域でプライマリケアを受けている患者．
C．地域病院に入院した患者．
D．専門医に紹介された患者．
E．研究の結果を用いる人によって異なる．

7.10 研究者たちは多発性硬化症の臨床経過を知りたいと思っている．彼らはすでに行われた臨床試験を活用し，対照群として通常ケアを受けた患者について調べた．この臨床試験では，三次医療センターで診断がついた時点で，厳格な適格基準を満たした患者が登録された．全患者が年1回の診察を受けて観察され，10年後，患者の40%が歩行可能であった．この研究の信頼性を制限するのはどれか．
A．ゼロ時設定の一貫性の欠如．
B．普遍性．
C．測定バイアス．
D．移動バイアス．
E．事象までの時間分析を用いることができないこと．

7.11 市中肺炎の重症度を評価するための臨床予測ルールが数多く開発されてきた．多くの臨床予測ルールのうちどれを用いるのかを決める理由で最も重要なのはどれか．
A．患者を著しく異なる予後の群に分類する．
B．異なる臨床状況での妥当性が検証されている．
C．多くの変数が含まれている．
D．予後要因に最新の診断検査が含まれている．
E．コンピュータを用いてスコアが計算される．

7.12 喫煙者で末梢動脈疾患を発症した患者に関する研究で，喫煙中止者に対する喫煙継続者の下肢切断ハザード比は5であった．ハザード比を最もよく表しているのはどれか．
A．この研究では，喫煙継続者中の下肢切断者の割合を喫煙中止者中の下肢切断者の割合で割った値である．
B．喫煙と下肢切断の症例対照研究から予測することができる．
C．予後に関する他の要因の有無について調整することができない．
D．相対リスクに似た情報を提供する．
E．喫煙継続者と喫煙中止者での下肢切断の累積発生率から計算される．

7.13 事象までの時間分析において，事象は

A．一度のみ起こりうる。
B．起こるか起こらないかのどちらか（二値的）である。
C．AとBの双方。
D．AとBのどちらでもない。

➡ 解答は付録を参照。

参考文献

1. Canto JG, Kiefe CI, Rogers WJ, et al. Number if coronary heart disease risk factors and mortality in patients with first myocardial infarction. JAMA 2011；306：2120-2127.
2. Talley NJ, Zinsmeister AR, Van Dyke C, et al. Epidemiology of colonic symptoms and the irritable bowel syndrome. Gastroenterology 1991；101：927-934.
3. Ford AC, Forman D, Bailey AG, et al. Irritable bowel syndrome：A 10-year natural history of symptoms and factors that influence consultation behavior. Am J Gastroenterol 2007；103：1229-1239.
4. Evers IM, de Valk HW, Visser GHA. Risk of complications of pregnancy in women with type 1 diabetes：Nationwide prospective study in the Netherlands. BMJ 2004；328：915-918.
5. Feinstein AR, Sosin DM, Wells CK. The Will Rogers phenomenon：stage migration and new diagnostic techniques as a source of misleading statistics for survival in cancer. N Engl J Med 1985；312：1604-1608.
6. Chee KG, Nguyen DV, Brown M, et al. Positron emission tomography and improved survival in patients with lung cancer. The Will Rogers phenomenon revisited. Arch Intern Med 2008；168：1541-1549.
7. Zisman A, Pantuck AJ, Dorey F, et al. Improved prognostification for renal cell carcinoma using an integrated staging system. J Clin Oncol 2001；19：1649-1657.
8. Shaw BA, Hosalkar HS. Rattlesnake bites in children：antivenin treatment and surgical indications. J Bone Joint Surg Am 2002；84-A(9)：1624.
9. Gage BF, Waterman AD, Shannon W, et al. Validation of clinical classification schemes for predicting stroke. Results from the National Registry of Atrial Fibrillation. JAMA 2001；285：2864-2870.
10. Go AS, Hylek EM, Chang Y, et al. Anticoagulation therapy for stroke prevention in atrial fibrillation. How well do randomized trials translate into clinical practice? JAMA 2003；290：2685-2692.
11. Peitersen E. Bell's palsy：the spontaneous course of 2,500 peripheral facial nerve palsies of different etiologies. Acta Otolaryngol 2002；(549)：4-30.
12. Ramlow J, Alexander M, LaPorte R, et al. Epidemiology of post-polio syndrome. Am J Epidemiol 1992；136：769-785.

第 8 章

診　断

現象には4種類ある。
見えるとおりに実在する。
実在せず，実在するようにも見えない。
実在するのに，実在するようには見えない。
実在しないのに，実在するように見える。
これらを的確に見極めるのが賢者の仕事である。
—Epictetus（エピクテトス），2世紀

KEY WORD

診断検査　　　　　　　カットオフポイント　　　　事前確率（検査前確率）
真陽性　　　　　　　　受信者操作特性（ROC）曲線　尤度比
真陰性　　　　　　　　スペクトル（変域）　　　　　確率
偽陽性　　　　　　　　バイアス　　　　　　　　　　オッズ
偽陰性　　　　　　　　予測値　　　　　　　　　　　検査前オッズ
ゴールドスタンダード　陽性予測値　　　　　　　　　検査後オッズ
参照基準　　　　　　　陰性予測値　　　　　　　　　並列検査
基準標準　　　　　　　事後確率（検査後確率）　　　直列検査
感度　　　　　　　　　正確度　　　　　　　　　　　臨床予測ルール
特異度　　　　　　　　有病率　　　　　　　　　　　診断決断ルール

　医師は患者の愁訴や異常の診断に多大な時間を費やすが，一般的には，様々な診断検査を行って初めて診断に至る。医師は，診断検査を解釈する際の基本原理に精通していなくてはならない。本章では，それらの基本原理について述べる。

　診断検査（diagnostic test）は通常，検査室で行われる検査を意味するものと理解されているが，本章で議論される基本原理は，病歴，身体診察，画像検査から得られる臨床情報にも同じように良く当てはまる。これはまた，多くの所見の集合体が診断検査の役割を果たす時にも応用される。したがって，古典的片頭痛の診断における神経学的前兆症状や頭痛，嘔気，嘔吐の重要性，または喫煙者での肺がんの指標としての血痰や体重減少の重要性を扱う。

データの簡略化

　第3章では，診断検査で得られるデータなどの臨床測定値は，3種類の尺度（scale）—名義（nominal），順序（ordinal），間隔（interval）—で表されることを指摘した。診断検査で生み出されるデータの種類に拘らず，一般的に医師はデータを実際に利用しやすいように単純化する。順序尺度の多くは，この単純化の例である。心雑音は"非常に大きい"から"微かに聴こえる"まで分類しうるが，臨床決断には雑音強度のわずかな違いを表現する必要はない。簡単な順序尺度—グレードⅠ～Ⅳ—で

十分目的は達成する。もっとよく行われるのは，複雑なデータの簡単な二項分類（あり/なし，異常/正常，罹患/健常など）への変換である。これは，輸血が必要な貧血のように，検査結果を治療決断に役立てようとする際によく行われる。どのような検査結果についても，治療方針の決定は二者択一の決断―つまり，治療を始めるか控えるかのどちらか―である。検査結果に基づいて治療の濃淡が決められる場合，データは順序尺度で扱われる。

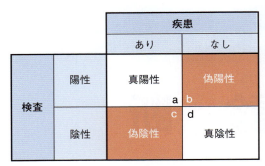

図8-1 診断検査の結果と疾患頻度の関係
検査結果が真実を表している可能性に2とおり（真陽性と真陰性），真実に反している可能性に2とおり（偽陽性と偽陰性）ある。

> **EXAMPLE**
>
> 　血圧測定値を治療方針決定に用いることは，いかに情報を実際の臨床上の目的に沿って単純化できるのかを示す例である。血圧は通常，最近傍の1 mmHg単位（つまり，間隔尺度）で測定される。しかし，Joint National Committee on the Prevention, Detection, Evaluation, and Treatment of High Blood Pressure(JNC)[1]などによる高血圧治療ガイドラインのほとんどは，高血圧の治療開始レベルとして特定の血圧測定値を選択している（例えば，収縮期血圧140 mmHg，拡張期血圧90 mmHg）。そうすることによって，間隔変数は二値化されている。この例をさらに用いるなら，JNCはデータを順序尺度に変換して，患者の血圧が"前高血圧"（収縮期血圧120～139 mmHgあるいは拡張期血圧80～89 mmHg），"ステージ1"（収縮期血圧140～159 mmHgあるいは拡張期血圧90～99 mmHg），"ステージ2"（収縮期血圧160 mmHg以上あるいは拡張期血圧100 mmHg以上）のいずれのステージなのかによって，治療計画を選択するよう内科医に推奨している。

検査結果の正確度

　診断は不完全なプロセスであり，結論は"確実である"という形ではなく，確率で表される。医師の診断に関する確実性や不確実性は，臨床診断名の前に"除外(rule out)"や"疑い(possible)"といった語を用いて表されてきた。医師は，患者がある疾病を有する可能性を確率で表すことが多くなっている。したがって，医師は診断検査の特性と様々な臨床状況における情報との間の数学的関係を知っておく必要がある。多くの場合，このような課題を理解することで，医師は診断上の不確実性を減らすことができる。状況によって，不確実性の度合いをより良く理解できるにすぎないということもある。ときには，不確実性が高まることを確認するだけのことさえあるかもしれない。

　検査の結果と真の診断との関係を見る簡単な方法を図8-1に示す。検査は陽性（異常）か陰性（正常）かのいずれか，疾患はあるかないかのいずれかと考えられる。そうすると，検査の結果には4種類あり，うち2種類は正しく（真），2種類は正しくない（偽）。疾患があって検査が陽性〔**真陽性**(true positive)〕になる，あるいは疾患がなくて検査が陰性〔**真陰性**(true negative)〕になる場合，検査は正しい結果をもたらしたことになる。一方，疾患がないのに検査が陽性〔**偽陽性**(false positive)〕になる，あるいは疾患があるのに検査が陰性〔**偽陰性**(false negative)〕になる場合，検査は誤解を生じさせる結果をもたらしたことになる。

ゴールドスタンダード

　検査の正確度とは，疾患が本当にあるのかないのかを知る方法―**ゴールドスタンダード**(gold standard)あるいは**参照基準**(reference standard)，**基準標準**(criterion standard)などと呼ばれる，より正確に真実を示す指標―に関連していると考えられる。溶連菌感染性咽頭炎の臨床所見

を確定するための溶連菌の迅速抗原検査（RSAT）や，ヒト免疫不全ウイルス（HIV）感染症における抗体検査のように，精度標準となる検査自体簡便で安価な場合もある。しかしながら，疾患の有無を確定的にするためには，比較的精緻で高価，あるいはリスクを伴う検査に頼らざるをえないことのほうが多い。例えば，生検，手術的検索，画像検査，それに当然ではあるが，剖検などである。

自己限定的な疾患ではなく，検査後，数か月から年単位で徴候が露わになる疾患については，経過観察の結果がゴールドスタンダードとなる。ほとんどのがんや慢性変性疾患のスクリーニングは，これに分類される。このような疾患においては，直ちに施行可能なゴールドスタンダードはリスクをもたらしたり，詳細であったり，高価であったりするため，検査結果を現場で確かめることが不可能であっても，納得される可能性が高い。経過観察を行う場合，疾患の存在が明らかになるまで経過観察の期間を十分にとるべきであるが，検査後に新たな症例が生じるほど長期間とするべきでない（第10章参照）。

真実をより確定的に示す方法は，ほとんどの場合，費用が嵩むかリスクが高くなり，あるいはその両方のこともあるため，医師や患者は，少なくとも当初は，厳密なゴールドスタンダードよりは簡易な検査を好む。肺炎の診断には，気管支鏡による病変肺組織の生検よりも，胸部X線検査と喀痰塗抹検査が用いられる。急性心筋梗塞の可能性を調べるためには，カテーテル検査や画像検査よりも，心電図と血液の検査がまず行われる。疾患の存在を確定的に示すための詳細で正確，あるいは精密な検査の代用としての簡便な検査は，誤解を招く結果をもたらすリスクがあることを承知のうえで用いられる。簡便な検査にこのリスクが伴っても，安全性と利便性がそれを上回る。しかし，簡便な検査が有用なのは，誤解を招く結果をもたらす可能性があることがすでにわかっていて，かつ許容できるほどの低い頻度でしか起こらない場合のみである。そのためには，適切な基準に対する検査の正確度を比較する必要があるだろう。

陰性の結果に関する情報の欠如

診断検査の価値を明らかにしようとするあらゆる臨床研究の目標は，図8-1の4つのセル（マス目）すべてを埋めるデータを収集することである。これらすべてのデータがなければ，検査の正確度を十分に評価することはできない。診断検査の価値に関する情報のほとんどは研究現場ではなく，臨床現場で得られるものである。そのような状況下では，医師は患者をケアする過程で検査を用いている。倫理上の配慮から，最初に行った診断検査が陰性の場合，通常は，より徹底的な検査に進むことは正当なこととは思われない。最初に行った検査が陽性でなければ，医師は，リスクも経費も伴うような精密検査をしようと思わないのは当然である。結果として，医学文献上，検査で得られる真陰性と偽陰性の数に関するデータ（図8-1のセルcとセルd）は，検査の陽性の結果に関して収集されたデータに比べると，ずっと不完全なことが多い。

検査が陰性となった患者では，特に生検などの侵襲的な手技を伴う精密検査を受けることにならないのが一般的であるため，この問題はスクリーニング検査で起こりうる。この問題を回避する方法の1つが，保管血液や組織バンクの利用である。前立腺がんに対する前立腺特異抗原（PSA）検査についての研究が，その後前立腺がんになった男性とならなかった男性から採取され保存されていた血液を用いて行われた[2]。4年間の経過観察の結果，PSAレベルが4.0 ng/mLの感度は73％，特異度は91％であった。研究者たちは，検査が陰性であった人々に追加検査を行うことなく，分割表の4つのセルすべてを埋めることができた（感度と特異度の定義は後述）。

疾病を有さない場合の検査結果に関する情報の欠如

検査の種類によっては，疾患ないし愁訴を有さない人々で異常な結果が得られることが多いものもある。当該疾患ないし愁訴を有する患者にその検査を用いると，結果が重大な誤解を招くことがある。

> **EXAMPLE**
>
> 腰痛患者の評価に，腰椎のMRIが用いられる。MRI上，椎間板ヘルニアが腰痛患者の多くで見出され，しばしば疼痛は椎間板ヘルニアが原因とされる。しかし，腰痛のない人に椎間板の異常が見出される頻度はどのくらいだろうか。既往に腰痛あるいは坐骨神経症を有さない人々を対象に行ったいくつかの研究の結果，平均年齢35〜65歳以上の無症状の対象者で見出された頻度は，椎間板ヘルニアが22〜58％，椎間板の膨隆が24〜79％の範囲であった[3]。言い換えると，椎間板の異常は健常人にも普通に見られることから，腰痛患者での所見は単なる偶然によるものかもしれない。

診断のための客観的基準の欠如

病態によっては，単に，診断を確実かつ迅速に下すための基準が存在しないものもある。狭心症はそのような病態の1つである。臨床徴候はほぼ1世紀前から記述されているが，いまだに詳細な病歴聴取以上の，狭心症の有無を実証する方法はない。確かに，血管造影での冠動脈閉塞所見，タリウム負荷心筋シンチグラフィでの灌流遅延，安静時および運動負荷時の特徴的な心電図異常といった，非常に多くの客観的に測定可能な所見が狭心症と関連している。これらすべての所見は狭心症を有すると考えられる患者でよく見られるが，この臨床症候群の有無を確定的に示す基準として使えるだけの密接な関連性を有するものはない。

簡単なゴールドスタンダード検査がないために診断が困難なその他の臨床病態としては，ホットフラッシュ，レイノー病，過敏性腸症候群，自閉症などが挙げられる。診療を標準化するために，専門家グループは，症状とその他の検査結果を組み合わせて臨床病態の診断に供するためのリストを開発することが多い。しかしながら，ゴールドスタンダードを欠くため，これらのリストがまったく正しいとは限らない。堂々巡り—検査所見の妥当性は，詳細な病歴と身体所見に基づく臨床診断と検査結果を比較することにより確定されるものの，いったん確定されると，病歴や身体所見に基づく臨床診断の妥当性を評価するために当該検査が使われる—が起こりうるのである。

不完全なゴールドスタンダードの影響

上記のような難しい問題のため，医師は自分たちが行っている検査が完全に信頼できる基準（標準）にどのくらい近いものなのかを知るすべを持たないのが普通である。医師は，妥当性の基準として，不完全とわかっていながらも最良と考えられる別の検査を選択しなければならない。このことにより，長い期間使用されてきた，あるいは優れていると専門家の意見が一致しているという理由から妥当性基準とみなされている検査に対して，ある不完全な検査を比較せざるを得なくなる。そうすると矛盾が生じる。新しい検査が古い（しかし不完全な）標準検査と比較される場合，その新しい検査のほうが実際には優れているにも拘らず，古い検査より劣ってみえる可能性がある。例えば，もし新しい検査が標準検査よりも感度が高いとしたら，新しい検査でのみ陽性となった患者は，古い検査と比較すると偽陽性と考えられることになる。同様に，新しい検査は真に疾患を有さない患者で陰性となる頻度が高くなり，そのような患者での結果は古い検査と比較すると偽陰性と考えられることになる。このように，新しい検査は確定されたゴールドスタンダードに比べて優れた性能を示すことができず，特別な方法を用いない限り，真実により近い性能を有する新たな検査であっても古い検査より劣っているようにみえてしまう。

> **EXAMPLE**
>
> 大腸がんとがんの前兆となりうる腺腫性ポリープのスクリーニング検査において，コンピュータ断層（仮想）大腸鏡検査と従来の（光学的）大腸鏡検査を比較した[4]。すべての患者で両方の検査が行われ，検査結果の解釈は，医師にもう一方の検査の結果を知らせないようにして行われた。無症状の成人での大腸がんやポリープの診断上，通常は，光学的大腸鏡検査がゴールドスタ

ンダードと考えられる。しかし，仮想大腸鏡検査は，従来の大腸鏡検査に比べて，より多くの大腸がんと腺腫性ポリープ（特に大腸壁の折り重なった部分のもの）を検出した。古い検査と比較して新しい検査が不利な評価を下されないよう，研究者はよく考えたうえで，新たなゴールドスタンダード—両検査結果の解釈に違いがあった場合には，光学的大腸鏡検査を再度行う—を設定した。

感度と特異度

図8-2は，診断検査と実際の疾患の有無の関係を示したものである。これは，図8-1にいくつかの有用な定義を加えた拡大版である。本章の残りの大半は，これらの関係について詳述する。

EXAMPLE

図8-3は，図8-2の関係を実際の研究結果で示したものである[5]。下肢の深部静脈血栓症（DVT）は肺塞栓を引き起こす可能性のある深刻な病態であり，DVT患者は抗凝固療法の適応となる。しかしながら，抗凝固療法はリスクを伴うため，DVTを有する患者と有さない患者を見極めることが重要である。圧迫超音波検査は，近位部下肢血栓症の診断において，感度，特異度とも高く，DVTの確定診断と除外診断に用いられてきた。圧迫超音波検査は高価で，かつ高度な訓練を受けた者が検査を行う必要があるため，より簡便な診断検査が求められた。内因性線維素溶解のマーカーであるDダイマーを同定する血液検査が開発され，DVTの診断性能が評価された。図8-3にDVTの診断におけるDダイマー検査の性能を示す。この研究のゴールドスタンダードとして，圧迫超音波検査の結果や3か月間の経過観察が用いられた。

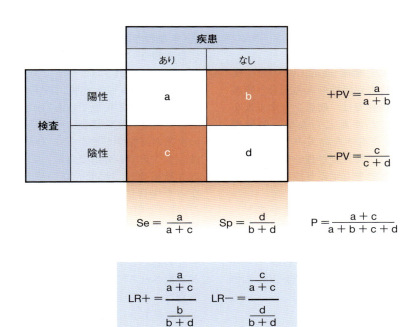

図8-2　診断検査の特性と定義
Se：感度，Sp：特異度，P：有病率，＋PV：陽性予測値，－PV：陰性予測値，LR＋：陽性尤度比，LR－：陰性尤度比。LR＋の計算はSe/(1－Sp)，LR－の計算は(1－Se)/Spに相当する

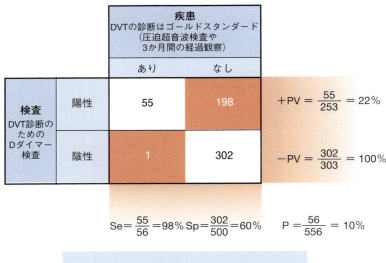

図8-3 深部静脈血栓症(DVT)の診断におけるDダイマー検査の診断特性
Se:感度, Sp:特異度, P:有病率, ＋PV:陽性予測値, －PV:陰性予測値, LR＋:陽性尤度比, LR－:陰性尤度比(Bates SM, Kearon C, Crowther M, et al. A diagnostic strategy involving a quantitative latex D-dimer assay reliably excludes deep venous thrombosis. Ann Intern Med 2003；138：787-794 より)

定義

図8-2に示すように，**感度**(sensitivity)は，疾患を有する人のうち検査が陽性の人の割合と定義される。感度が高い検査では，疾患を有する人を見逃すことはまれにしか起こらない。**特異度**(specificity)は，疾患を有さない人のうち検査が陰性の人の割合である。特異度が高い検査では，疾患を有さないのに疾患を有すると誤って判断することはまれである。

上記の定義をDVTの例(図8-3)に用いると，DVTを有する56名のうち55名でDダイマー検査が陽性であったことから，感度は98％となる。一方，DVTを有さなかった500名中，Dダイマー検査が正しく陰性となったのはわずか302名であったことから，特異度は60％となる。

感度の高い検査の利用

医師は，検査を選択する際，診断検査の感度と特異度を考慮しなくてはならない。感度が高い検査(すなわち，疾患がある場合に高い確率で陽性になる検査)は，疾患を見逃すと重大な結果が生じる場合に選択されるべきである。例えば，結核，梅毒，ホジキンリンパ腫，DVTが疑われる患者など，命に関わる疾患ではあるが治療可能な場合である。感度の高い検査は，診断過程の初期に複数の疾患の可能性が考えられていて，その可能性を減らすうえでも有用である。このような状況下での診断検査は，感度の高い検査で陰性の結果となった場合に疾患を除外する(DVTの例のような)目的で用いられる。もう1つの例として，肺浸潤影と体重減少の評価の初期には，後天性免疫不全症候群(AIDS)関連感染症を除外する目的で，感度の高いヒト免疫不全ウイルス(HIV)抗体検査が選択されるであろう。要約すると，感度の高い検査は，検査結果が陰性であった場合に医師にとって最も有用である。

特異度の高い検査の利用

特異度が高い検査は，他のデータで示唆されて

いる疾患を確定する(あるいは"絞り込む")場合に有用である。これは，特異度が高い検査は，疾患がない時に検査結果が陽性になることがまれで，偽陽性を生じることがほとんどないためである〔DVTの例では，Dダイマー検査で陽性となっても，治療を開始するほどには特異度が高くなかった(60%)ことに注意。Dダイマー検査の結果が陽性であった患者は全員，特異度がずっと高い圧迫超音波検査を受けた〕。特異度が高い検査は，偽陽性の結果が患者にとって身体的，精神的，経済的に大きな負担となる場合，とりわけ有用である。したがって，リスク，心的外傷，経済的負担を伴うがん化学療法の開始に先立って，一般的に組織検査(特異度が高い検査)が必須とされる。要約すると，特異度が高い検査は，検査結果が陽性であった場合に最も有用である。

感度と特異度のトレードオフ

　感度も特異度もともに高い検査が望まれることは明らかである。しかしながら，残念なことに，これは不可能なことが多い。代わって，検査結果がある範囲にわたる場合，当該診断検査には感度と特異度の間にトレードオフ関係が生じる。そのような状況において，検査結果の範囲の中で正常と異常の境界点である**カットオフポイント**(cutoff point)は恣意的に決定される。そのため，検査結果が連続値で表される場合，一方の特性(例えば感度)は他方の特性(例えば特異度)を犠牲にすることでのみ上昇させることができる。表8-1は，急性呼吸困難を訴えて救急室を受診した患者での心不全診断におけるB型ナトリウム利尿ペプチド(BNP)の利用について，この関係を示したものである[6]。カットオフポイントを非常に低く設定(50 pg/mL以上)すると感度は高くなる(97%)が，トレードオフで特異度は低くなり(62%)，結果として，多くの心不全を有さない人で精密検査を行うことになる。一方，カットオフポイントが非常に高い(150 pg/mL以上)と，多くの心不全患者が見逃されることになろう。論文の著者らは，妥協点としてのカットオフポイントは，感度90%，特異度76%の100 pg/mLを提案している。BNP検査のみを用いる限り，感度と特異度の双方を同時に改善することは不可能である。

表8-1 心不全の診断にB型ナトリウム利尿ペプチド(BNP)を用いた場合の感度と特異度のトレードオフ

BNPレベル (ph/mL)	感度(%)	特異度(%)
50	97	62
80	93	74
100	90	76
125	87	79
150	85	83

Maisel AS, Krishnaswamy P, Nowak RM, et al. Rapid measurement of B-type natriuretic peptide in the emergency diagnosis of heart failure. N Engl J Med 2002；347：161-167より許可を得て改変

受信者操作特性(ROC)曲線

　検査の感度と特異度の関係を表現するもう1つの方法として，**受信者操作特性曲線**(receiver operating characteristic curve：**ROC曲線**)と呼ばれる曲線の作成がある。表8-1のBNP値に関するROC曲線を図8-4に示す。これは，様々なカットオフポイントごとに，偽陽性率(1－特異度)に対する真陽性率(感度)をプロットして作成される。軸は，確率値0～1.0(0～100%)を示す。図8-4は，感度と特異度のトレードオフ関係を視覚的に表している。

　識別能が高い検査は，ROC曲線が左上に偏り，(カットオフポイントを下げて)感度を上げても，感度がかなり高くなるまで特異度はほとんど下がらない。性能がよくない検査では，グラフの左下から右上の対角線に近いカーブを描く。対角線は無益な検査での真陽性と偽陽性の関係―コインを投げて診断を決めるごとく，検査が行われる前にわかっていることに加える情報が何もないこと―を示す。

　ROC曲線は検査の感度と特異度のトレードオフ関係がいかに厳格かを示すもので，最適のカットオフポイントを決定する際に用いることができる。偽陰性あるいは偽陽性のどちらかを最小限にしなければならないといった臨床上の理由がなければ，最適のカットオフポイントはROC曲線の"肩"あるいはその近くに定められるのが一般的である。

　ROC曲線は，同じ診断に関する複数の検査を比較する場合にとりわけ有用である。検査の全般的

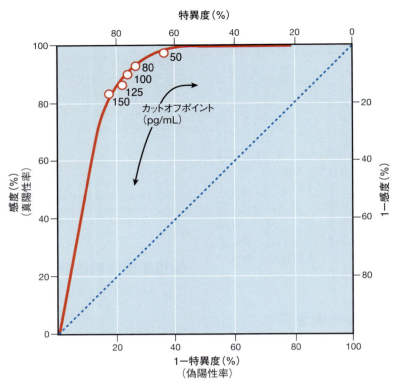

図8-4　受信者操作特性（ROC）曲線
救急現場での呼吸困難が心不全によるものなのかその他の原因によるものなのかを鑑別するための，B型ナトリウム利尿ペプチド（BNP）の様々なカットオフレベルでの精度。（Maisel AS, Krishnaswamy P, Nowak RM, et al. Rapid measurement of B-type natriuretic peptide in the emergency diagnosis of heart failure. N Engl J Med 2002；347：161-167 より許可を得て改変）

な正確度はROC曲線下の面積で表すことができ，その面積が大きいほど検査の正確度が高くなる。図8-5はBNPのROC曲線とこれまでの検査（超音波検査による心拍出率）のROC曲線を比べたものである[7]。BNPは，心拍出率に比べて感度，特異度はともに高く，曲線下面積も心拍出率（0.78）に比べてBNP（0.89）で大きい。また，救急の場面で，より簡単に，そしてより短時間で結果が得られる検査は，一分一秒でも早く結果を知りたい臨床状況下で重宝される。

感度と特異度がともに高い検査が強く求められ，価値が著しく高いことは明らかである。しかしながら，感度と特異度の双方が高いわけではない検査を行わざるを得ない場面がしばしば起こる。そのような状況下では，感度と特異度のトレードオフを避けるための別の方法を用いなくてはならない。後述するように，最もよく用いられるのは複数の検査の結果の活用である。

感度と特異度の決定

新しい検査は，最初に導入される際には熱狂的な言葉で表現されるものの，当該検査の経験が重ねられるにつれ，欠点が明らかになる。当初の熱狂が後に失望に変わるのは，初期の研究者が不誠実なためでも，後の医学会の不当な懐疑主義によるものでもない。そうではなく，最初に検査特性を確定した方法に限界があるためである。前述のように，不適切なゴールドスタンダードが用いられたために感度や特異度が不正確であった可能性がある。加えて，疾患を有する人と有さない人の選択に関わる他の2つの問題，検査を行う対象患者の**スペクトル**（spectrum，**変域**）と，検査特性を判定する際の**バイアス**（bias）が，感度と特異度の

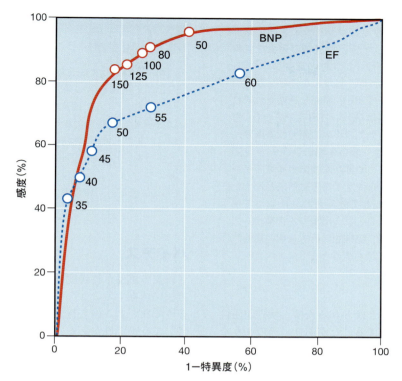

図8-5 急性呼吸困難を訴える救急患者での緊急心不全診断におけるB型ナトリウム利尿ペプチド（BNP）の受信者操作特性（ROC）曲線と心臓超音波検査による左心室拍出率

総体的には拍出率よりもBNPのほうが，感度，特異度とも優れていて，したがって曲線下面積も大きい。EF：拍出率（Steg PG, Joubin L, McCord J, et al. B-type natriuretic peptide and echocardiographic determination of ejection fraction in the diagnosis of congestive heart failure in patients with acute dyspnea. Chest 2005；128：21-29 より許可を得て引用）

決定に大きな影響をもたらすことがある。比較的少人数の患者を対象にした研究では統計学的不確実性が大きくなり，感度と特異度の評価が不正確になってしまう。

患者スペクトル

検査特性を明らかにする際の対象患者の属性と臨床現場で実際に検査される患者の属性に違いがあると，困難な問題が生じる。初期の報告では，疾患を有することが明らかな人と，医学生のボランティアのように疾患を有さないことが明らかな人とを対象として，検査特性を評価することが多い。検査は，このような両極端の群の判別能力は優れていても，群間に違いがあまりない場合には劣ることがある。また，疾患を有する患者についても，疾患の重症度やステージ，罹病期間がしばしば異なり，検査の感度はより重症な患者で高くなる傾向がある。

EXAMPLE

女性での皮膚以外のがんの中で4番目に多い卵巣がんは，大部分の患者で臨床的に発見される時までに卵巣を超えて広がってしまっており，そのような患者での5年生存率は約30％である。卵巣がんに対するスクリーニング検査には有効なものがないため，治癒可能な時点で疾患を見つけるために，骨盤内腫瘤を有する患者の産婦人科医への早期紹介ガイドラインが作成された。骨盤

内腫瘍を有する患者でのガイドラインの正確度に関する研究が行われた[8]。閉経後の患者を対象とした場合，ガイドライン全体の感度は93%，特異度は60%であった。しかしながら，がんのステージごとに分析すると，早期と晩期それぞれのステージでの感度は80%と98%であった。ガイドラインで見逃された14名の原発性卵巣がん患者のうち10名は，最も早期のステージⅠであった。したがって，卵巣がん検出ガイドラインの感度は，検査特性を決定する際に対象となった患者の疾患ステージとの組み合わせによって決まっていた。皮肉なことに，卵巣がんの場合，ガイドラインの感度は，臨床的に最も有用と思われるステージについて最も低かった。

EXAMPLE

約75万人の女性を対象に，乳がん検出のための臨床的乳房診察の感度と特異度に関する研究が行われた[9]。この臨床的乳房診察を，乳房の症状を訴える女性を対象に診断検査として行った場合，乳がん検出の感度は85%，特異度は73%であった。しかし，同じ検査を無症状の女性を対象にスクリーニング検査として行うと，感度は36%に低下し，特異度は96%に上昇した。

疾患を有していると疑われる人は，検査が陽性となる他の疾患を有することがあり，そのような場合，偽陽性が多くなり，特異度が低くなる。卵巣がん検出ガイドラインの例では，全ステージについての特異度は60%と低かった。この理由の1つとして，ガイドラインで推奨されているがんマーカー，CA-125が卵巣がん以外の疾患や病態で上昇することが挙げられる。これらの外的要因によって，ガイドラインの特異度が下がり，偽陽性が多くなった。診断検査とスクリーニング検査の特異度の低さが，卵巣がんの大きな問題であり，卵巣がんを有さない多くの女性が手術を受けることになってしまう。

疾患のスペクトルと有病率は，診断ではなくスクリーニングに用いられる場合に特に重要となる（スクリーニングの詳細については第10章参照）。理論上は，検査の感度と特異度は，検査特性を評価する際に対象となる患者の有病率と無関係である（図8-2を用いて自分で確かめてほしい）。しかしながら実際は，有病率の高低により患者特性が異なるため，疾患のステージや重症度などのいくつかの患者特性により検査の感度・特異度と有病率の双方が変化する。この点については疾患スクリーニングが好例である。スクリーニングでは，一般的に有病率が低く，疾患スペクトルが早期で重症度が低い集団を対象に検査が行われる。これと同じ検査を疾患が進行した患者に対して用いると，感度は低く特異度は高くなる。

バイアス

検査の感度と特異度は，診断を正確に決定する方法に依存することなく決定されるべきである。そうでないと，検査特性の評価にバイアスが入ってしまう可能性がある。すでに指摘したように，問題とされている疾患が疑われる患者の臨床的評価で得られたデータを用いて検査特性を決定しようとすると，検査が陽性と出た患者では診断を確かめるための精密検査が行われるため，疾患が発見される可能性が高くなる。他方，検査が陰性と出た患者では精密検査が行われず，たとえ疾患が存在したとしてもそれを見逃す可能性が高くなる。

したがって，検査の感度と特異度を決定しようとする場合，当該検査の結果が診断確定に用いられる情報の一部となってはならない。前述のDダイマー検査を用いたDVT診断の研究では，Dダイマー検査の結果が超音波検査の解釈に影響を与えることのないよう，ゴールドスタンダード検査（超音波検査と追跡評価）を行う医師がDダイマー検査の結果を知ることができないような仕組みとした[10]。

日常の臨床ケアの過程では，特に結果が主観的に解釈される検査について，この種のバイアスは利点となりうる。多くの放射線画像検査の解釈は主観的であり，提供される臨床情報の影響を強く受ける。すべての医師は臨床的な印象に引きずられて画像検査を過剰読影した経験，ないしは逆に，臨床所見が読影時に伝えられなかったために，特定部位に注目することができずに所見を見落としてしまい，後になって読影し直した経験を有する。このようなバイアスを最小限に，そして

バイアスを有効利用するために，放射線医の中には，最初は臨床情報なしで，次に臨床情報を勘案して，画像検査を2回読影することを好む者もいる。

上述のバイアスはどれも，検査とゴールドスタンダードとを一致させる傾向がある。すなわち，バイアスは検査を実際よりも正確に見せる傾向がある。

偶然性

感度と特異度の値は，通常，問題とされている疾患を有する人と有さない人からなる比較的少数の標本を対象に推測される。どのような標本についても，特に標本数が少ない場合，偶然性（無作為の変動）の影響のため，たとえバイアスが入っていなくても，検査の感度と特異度が真の値からずれてしまうことがある。具体的に観察された値は，ほとんどの場合，"95％信頼区間*"として真の値の存在する範囲が示される（第12章参照）。値のこの幅は，感度と特異度の予測値の精度を示す。すなわち，特に少数の患者を対象に行われた研究から導き出された感度や特異度の値は，額面どおりに受け取ってはならない。

図8-6に，観察対象となった人数が増加するにつれ，感度の推定値の精度が高くなる様子が示されている。この例では，この診断検査について観察された感度は75％である。図8-6は，もしこの推定がわずか10名の観察に基づいたとすると，偶然性により，真の感度が最低45％，最高ほぼ100％の範囲となることを示す。より多くの患者を対象として調べるなら，95％信頼区間はより狭く，推定値の精度は向上する。

予測値

感度や特異度は，検査を行うかどうかを決める際に考慮すべき検査特性である。しかしながら，いったん診断的検査の結果が得られたならば，検

---

*比率の95％信頼区間は，二項定理に基づいた下記の数式で簡単に推定される。

$$p \pm 2\sqrt{\frac{p(1-p)}{N}}$$

ここで，pは観察された比率，Nは観察対象となった人数である。より正確には，2ではなく1.96を用いる。

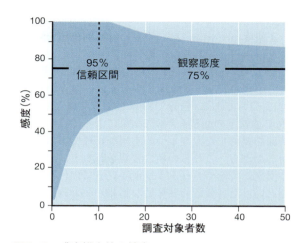

図8-6 感度推定値の精度
調査対象者数に対する，観察感度75％の95％信頼区間。

査結果が陽性であれ陰性であれ，それは疾患を有するか有さないかのどちらかの人からの結果であるため，検査の感度や特異度はその意味を失ってしまう。しかし，眼前の患者が疾患を有するかどうかがわかっているなら，そもそも検査を行う必要はないであろう。医師にとってのジレンマは，検査結果がわかってから疾患の有無を決めなくてはならないことである（実際，医師は検査の感度や特異度よりもこの問題に気を揉むことが多い）。

定義

検査の結果が出た時点での疾患が存在する確率を**予測値**（predictive value）という（図8-2を参照）。**陽性予測値**（positive predictive value）は，検査結果が陽性（異常）と出た患者で疾患が存在する確率である。**陰性予測値**（negative predictive value）は，検査結果が陰性（正常）と出た患者で疾患が存在しない確率である。予測値は，「もし私の患者の検査結果が陽性（陰性）と出た場合，彼（彼女）が疾患を有する（有さない）可能性はどのくらいだろうか？」という問いに答えるものである。予測値は**事後確率**（posterior probability）あるいは**検査後確率**（posttest probability）ともいわれ，検査結果がわかった後の疾病確率である。図8-3にこれらの概念を示す。Dダイマー検査が陽性となった253名の患者のうち，DVTを有していたのはわずか55名であった（陽性予測値22％）。この検査の陰性予測値はずっと高く，ほぼ100％であ

る。

　正確度（accuracy）は，検査の総体的価値を示すことがある。正確度は，陽性と陰性の反応双方について，検査結果が正しかった割合である。図8-3に示すDVTの例では，Dダイマー検査の正確度は64％である（自分で計算してみてほしい）。ROC曲線下の面積も，検査結果によって得られる情報を要約したもう1つの有用な指標である。しかしながら，これらの値に要約されると，感度や特異度，特定のカットオフポイントにおける予測値といった各要素の具体的な情報が失われ，あまりにも大雑把な情報となり，臨床的有用性がなくなってしまう。

予測値の決定要因

　検査の予測値は，その検査の特性だけで決まるわけではない。検査予測値は検査の感度と特異度，そして検査対象となる人々での**有病率**（prevalence）―明確に定められた集団について，ある時点で当該疾患を有する人の割合―によって決まる。有病率は**事前確率**（prior probability）あるいは**検査前確率**（pretest probability）とも呼ばれ，検査結果がわかる前の時点における疾病の存在確率である（有病率については第2章参照）。

　検査の感度が高ければ高いほど，その陰性予測値は高くなる（検査結果が陰性となった時に，問題とされている疾患が存在しない―除外される―との医師の確信の度合いがより強くなる）。反対に，検査の特異度が高ければ高いほど，その陽性予測値は高くなる（検査結果が陽性となった時に，問題となっている疾患が存在する―確定される―との医師の確信の度合いがより強くなる）。予測値は有病率の影響も受けるため，検査が行われる状況と無関係というわけにはゆかない。疾患を有する可能性が低い患者に検査が行われた場合，たとえ特異度が非常に高くても，ほとんどが偽陽性となる。同様に，疾患を有する可能性が高い患者に検査が行われた場合，たとえ感度がどれほど高くても，ほとんどが偽陰性となる。要約すると，陽性あるいは陰性といった診断検査の結果の解釈は，状況により異なる有病率によって変化するものである。

　有病率が検査結果の解釈に影響を及ぼす理由は，直感的に理解できるわけではない。理解が難しく感じる場合，有病率が両極端の時に検査パフォーマンスがどのようになるのかを考えるとよい。検査の感度と特異度が100％ではない限り，それらがたとえどれだけ高くても，誤って分類される患者が出てしまう。問題となっている疾患を有する人がいない集団を想定してみよう。そのような集団では，いかに特異度が高い検査であってもすべての陽性の結果は偽陽性となる。したがって，ある集団の有病率が0に近ければ近いほど，検査の陽性予測値は0に近づく。反対に，検査を受けた人々が全員疾患を有していれば，いかに感度の高い検査であってもすべての陰性の結果は偽陰性となる。有病率が100％に近ければ近いほど，検査の陰性予測値は0に近づく。理解が難しい場合にこの関係を納得してもらうためのもう1つの方法としては，図8-3で感度と特異度を一定にしたまま有病率のみを変えて，予測値を計算してみるとよい。

　図8-7に，感度と特異度が高い異なる検査について，有病率の違いが陽性予測値に及ぼす影響を示す。検査を行う集団の有病率が比較的高い―数％以上―場合，検査パフォーマンスは良い。しかし，有病率がそれよりも低くなると，陽性予測値は0に近くなり（陰性予測値は改善する），その検査は事実上役に立たなくなる（この図は，数百名を対象に評価される診断研究での陽性予測値が，通常数万名を対象に評価しなくてはならないスクリーニング研究よりずっと優れている理由―これら2つの状況下で有病率が異なること―を示している）。感度や特異度が低くなると，予測値に

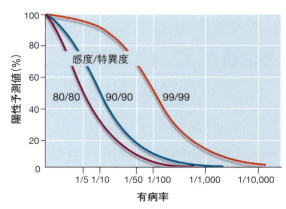

図8-7　感度，特異度，疾患有病率による陽性予測値の変化

対する有病率の影響はさらに大きくなる。

　臨床の場面では有病率に操作を加えることで，しばしば診断検査の有用性を高めることができる。

> **EXAMPLE**
>
> 　本章で前述したように，下肢痛の重要な原因の1つであるDVTは，特別な検査をしない限り診断することが難しい。下肢痛を訴える患者の多くはDVTを有さず，DVTに対する治療（抗凝固）はリスクを伴うため，DVTを有する人と有さない人を鑑別することは重要である。迅速かつ簡単にDVTを除外できる検査があれば有用であろうが，図8-3から明らかなように，Dダイマー検査の感度は良いが特異度は良くない。しかしながら，たとえ特異度が比較的低い検査であっても疾患の有病率が低い集団であれば，検査パフォーマンスはかなり良くなるであろう。DVTを除外し陰性予測値を改善する目的で，検査を行う前に，患者をDVTの確率（有病率）が異なる群に割り振った。計8,000名以上の患者を対象にDダイマー検査を使用した14の研究をまとめた結果，全体としてのDVT有病率は19％であった[11]。いくつかの臨床所見と病歴項目からなる簡単な臨床ルールで妥当性が評価されているものを用いて，患者をDVTの確率が低い群（5％），中等度の群（17％），高い群（53％）のいずれかの群に層別化したうえで高感度Dダイマー検査を行った。すべての群で感度は高かった（95～98％）が，DVTの有病率の違いにより特異度は変わり，低い群では58％，中等度の群では41％，そして高い群では36％であった。感度58％は非常に高いというわけではないが，DVTの臨床確率が低い患者群でDダイマー検査の結果が陰性であった場合，陰性予測値は99％以上となり，この群の患者のうち少なくとも3か月後の追跡調査でDVTと診断されたのは1％以下であった。したがって，この検査は，DVTの確率が低く（全患者の約40％），精密検査を行わない患者群でDVTを除外するうえで特に有用であった。これは，特異度が高くない検査を疾患有病率が非常に低い患者群に用いる場合，どのようにすれば陰性の結果が臨床上有用になるのかを示した例である。

　この例と図8-6から明らかなように，通常，予測値の決定において，感度や特異度よりも有病率のほうがより重要である。その理由の1つとして，感度や特異度に比べて有病率の変動範囲が大きいことが挙げられる。有病率は，患者の年齢，性別，リスク要因，臨床所見などにより，1/100万から1/10まで変動する。麻薬を使用せず，性的パートナーも限られ，アルコールをときどき摂取する健康な若年成人と，複数の性的パートナーを持ち，黄疸が見られる静注麻薬使用者での，肝臓病の有病率の違いの大きさを考えてほしい。対して，診断検査の感度や特異度は，通常，約50～99％のずっと狭い範囲での変動にとどまる。

有病率（検査前確率）の予測

　診断検査がどれくらい有用なのかを決定する要因として疾患の有病率はこのように非常に重要なことから，医師は検査のオーダーに先立って疾患の有病率を考えるべきである。とは言うものの，医師はどうすれば，患者における特定の疾患の有病率あるいは確率を推定できるのだろうか。つい最近まで，ほとんどの疾患の検査前確率の推定（通常，暗黙のうちに）は，臨床観察や医師の経験に頼りがちであった。研究では，そのようにして行われる推定がしばしば不正確であることが示されている（おそらく，医師には直近の患者や目立つ患者の記憶が強く残るため，結果としてそのような患者の影響が大きくなりすぎるのだろう）。

　インフルエンザやメチシリン耐性黄色ブドウ球菌などのいくつかの感染症については，米国疾病予防管理センター（CDC）による定期調査追跡システムにより有病率の変化を知ることができる。大規模臨床コンピュータデータバンクは，様々な組み合わせの臨床所見に基づいた疾患の定量的有病率の推定値を提供する。結果として得られる有病率推定値は非常に正確とはいえないが，暗黙の推定に比較すると，医学文献に基づく推定のほうがより正確である。

疾患の検査前確率を上げる

　臨床現場において，診断的査を行う前に，疾患の確率を上げることのできる方法がいくつかある。検査の予測値と有病率の関係を考えると，診

断検査を考慮の対象となっている疾患の可能性が高い患者に適用することが，医師にとって都合がよいことは明らかである．実際，診断検査は疾患の存在する可能性が極端に高くも低くもない場合に最も有用である．

臨床状況の詳細

臨床状況の詳細が，検査を行うという決断に強く影響することは明らかである．症状，徴候，疾患のリスク要因のすべてが，ある疾患が見出される確率を上げたり下げたりする．疾患によっては，DVTの場合のように，簡単な病歴と身体所見からなる臨床決断ルールで，疾患の有病率ないし発生率が明確な患者群を作ることができる．胸痛を訴える若年女性では，胸痛が狭心症に典型的で高血圧があって喫煙者の場合，冠動脈疾患の可能性が高くなる．その結果，このような女性で運動負荷心電図が異常だった場合，胸痛が非典型的で冠動脈疾患のリスク要因がない若年女性の場合に比べると，冠動脈疾患が存在する可能性がより高くなる．

診断検査をある特定の疾患を有する可能性が高い人に行うべきであることは，ほとんどの医師にとって直感的に明らかである．それにも拘らず，診断検査がますます簡単に行える状況下では，患者を選択することなく検査を行い易い．しかしながら，患者選択の恣意性と疾患の有病率がともに低ければ低いほど，検査の陽性予測値は低くなる．

> **EXAMPLE**
>
> 運動負荷心電図試験の結果に基づく冠動脈疾患の確率は，年齢，性別，症状，リスク要因によって異なる検査前確率で変動する．図8-8は，異なる年齢，症状，リスク要因（つまり，異なる冠動脈疾患の検査前確率）を有する男性での，運動負荷心電図の検査後確率を示す．楕円形曲線は，検査結果が陽性，陰性の場合の冠動脈疾患の確率である．無症状の45歳男性では，冠動脈疾患の検査前確率は非常に低く，検査結果が陽性の場合はわずかに上がり（＜10％まで），陰性の場合はほぼゼロになる．これと対極，つまり典型的な狭心痛を有する55歳男性では検査前確率が93％となり，検査結果が陽性の場合は冠動脈疾患の確率はほぼ100％まで上がるが，陰性の場合の検査後確率は75％となる．これは患者にとっても医師にとっても安心できる状況ではなく，さらなる精密検査が必要となるため，結果として，この検査は役立たないということになる．運動負荷心電図は，検査前確率が51％の非典型的胸痛を訴える45歳男性で最も有用である．検査結果が陽性の場合，検査後確率は75％まで上がり，より侵襲的で確定的な検査の適応となるが，検査結果が陰性の場合には冠動脈疾患の検査後確率は10％まで下がる．

有病率効果のため，医師は，同じ運動負荷検査の結果であっても，臨床状況が異なれば，その解釈を変えなければならない．若いジョギング愛好者や若くて健康な人の"役員検診"で時々行われるように，有病率の低い状況下で疑われてもいない疾患を検出するために検査を行えば，通常，その結果は誤解を招くことになろう．それと逆のことが，典型的な狭心痛を訴える高齢男性についていえる．この場合，運動負荷検査の結果が陰性であっても，ほとんどは偽陰性であり，冠動脈疾患は除外できない．図8-8で明らかなように，診断検査は有病率（検査前確率）があまり高くもなく低くもない，中間的な状況下で有用性が最も高い．

患者層の特定化

ある特定の状況では，人口学的特性からいって疾患リスクが高い群に診断検査を行うことによって，検査の有用度を高めることができる．非典型的狭心痛を訴える55歳男性での冠動脈疾患の検査前確率は65％であり，同様の痛みを訴える35歳女性での検査前確率は12％である[12]．同様に，鎌状赤血球検査はノルウェー系白人よりアフリカ系米国人で検査したほうが，陽性予測値は高くなる．

紹介プロセス

教育病院や診療所，救急部門に患者を紹介することによって，患者の愁訴の背後にある重大な疾患が見つかる可能性が高まる．したがって，そのような状況下では，診断検査を比較的積極的に用いても当然とされる（迅速に診断を下す必要性が

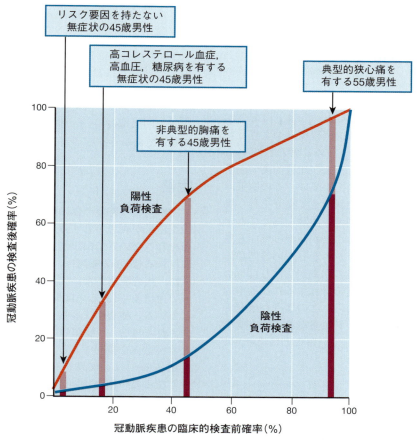

図8-8 異なる検査前確率を有する男性において，運動負荷心電図検査を行った後の冠動脈疾患の検査後確率

棒グラフ ▓ の頂点は，検査が陽性であった時に冠動脈疾患が存在する検査後確率を，■ の頂点は，検査が陰性であった時に冠動脈疾患が存在する検査後確率を表す．(Patterson RE, Horowitz SF. Importance of epidemiology and biostatistics in deciding clinical strategies for using diagnostic tests：a simplified approach using examples from coronary artery disease. J Am Coll Cardiol 1989；13：1653-1665 より許可を得て引用)

高いことも，速やかに診断検査を行うよう促している）．一方，プライマリケアの現場で，しかも自覚症状を訴えない患者では，疾患が見出される可能性は低いため，診断検査は控えめに行うべきである．

EXAMPLE

著者の1人の経験では，陸軍の診療所に勤務中，何百人もの頭痛を訴える人々を診療したが，診断検査はほとんど行わず，頭痛の原因として重症疾患が見つかることは皆無であった（患者が受診できるのは事実上この診療所のみで，軍人は受診後何か月もの間軍隊にとどまっていることから，重大な疾患を見逃す可能性は低い）．しかし，教育病院での研修を再開した最初の週に，陸軍で診ていた頭痛と似た頭痛を訴える患者でなんと小脳膿瘍が見つかった！

医師は有病率が異なる様々な診療現場で働くことがあるため，どの程度積極的に診断検査を行うべきかは診療現場によって異なることを心に刻ん

でおくべきである。

医学文献解釈時の意義

　診断検査の解説書には，感度と特異度に加え，検査結果が陽性あるいは陰性と出た場合の解釈（検査の予測値）に関する結論も，しばしば記されている。これは医師にとって直接役立つよう行われるものではあるが，このために使われているデータは，重篤な疾患の有病率が比較的高い大学の教育病院で収集されることが多い。その結果，有病率がそれほど高くない状況下で検査を行う場合，論文に記載された予測値は誤解を招くことがある。また，疾患を有することがわかっている患者群と疾患を有さないことがわかっている同数の患者群との間での検査性能の記載がしばしば行われる。これは感度と特異度を計算するには効率的な方法である。しかしながら，このような研究で報告された陽性予測値は，対象患者群での有病率が人為的に50％に設定されていることになり，ほとんど意味がない。

尤度比

　尤度比(likelihood ratio)は，診断検査の性能を表すもう1つの方法である。尤度比は感度や特異度などと同様の情報を要約し，検査結果が陽性あるいは陰性と出た場合の疾患の確率（陽性予測値や陰性予測値）を計算するために用いることができる。尤度のおもな利点は，検査結果の複数のレベルで使用できることである。

オッズ

　尤度比の利用にはオッズを用いるため，尤度比の理解に先立って，オッズと確率の違いを知っておく必要がある。オッズと確率は同じ情報を含むが，表現方法が異なる。感度，特異度，予測値を表す**確率**(probability)は，人の集団中，検査結果が陽性といった，ある具体的な特性を有する人々が存在する割合を表す。一方，**オッズ**(odds)は2つの確率の比であり，ある事象の確率の（1−当該事象の確率）に対する比をいう。確率とオッズは，簡単な式によって相互に変換できる。

　　オッズ＝事象の確率÷（1−事象の確率）
　　確率＝オッズ÷（1＋オッズ）

　これらの用語は日常会話でも使われるため，ほとんどの読者には馴染み深いはずである。例えば，今夜のアメリカンフットボールの試合でニューイングランド・ペイトリオッツが勝つオッズは4：1であるとか，勝つ確率は80％と言ったりするであろう。

定義

　診断検査の特定の値に関する尤度比とは，その検査結果が疾患を有する人で出現する確率を，疾患を有さない人で出現する確率で割ったものと定義される（図8-2参照）。尤度比とは，ある検査結果が，疾患を有さない人に比べて，疾患を有する人で何倍多く（あるいは少なく）出現するのかを表している。検査が二者択一の結果（陽性か陰性）で表される場合，2種類の尤度比によって，疾患群と非疾患群を識別できる。検査が陽性の場合の尤度比（LR＋）は，疾患を有する人のうち検査が陽性となる人の割合（感度）を，疾患を有さない人のうち検査が陽性となる人の割合（1−特異度）で割った値である。検査が陰性の場合の尤度比（LR−）は，検査結果が陰性の場合の計算結果をいう。つまり，疾患を有する人のうち検査結果が陰性になる人の割合（1−感度）を，疾患を有さない人のうち検査結果が陰性となる人の割合（特異度）で割った値である（図8-2参照）。

　DVTの例では（図8-3参照），Dダイマー検査が陽性あるいは陰性のデータを用いて，DVTの尤度比を計算することができる。DVTを有さない場合に比べると，DVTを有する場合に2.5倍多くDVTが陽性となる。Dダイマー検査が陰性の場合の尤度比は0.03となる。

尤度比の利用

　尤度比はオッズとともに用いられるべきであり，確率とともに用いられるべきではない。したがって，まず行うべきことは，前述のように，検査前確率（有病率）の**検査前オッズ**(pretest odds)への変換である。

　　オッズ＝事象の確率÷（1−事象の確率）

次に，下記の式により，尤度比を用いて，検査前オッズを**検査後オッズ**(posttest odds)に変換する．

検査前オッズ×尤度比＝検査後オッズ

今度は逆に，検査後オッズは下記の式を使って確率に戻すことができる．

確率＝オッズ÷(1＋オッズ)

これらの関係において，検査前オッズは事前確率ないし検査前確率(有病率)と同じ情報であり，尤度比は感度や特異度と，そして検査後オッズは陽性予測値(検査後確率)と同じ情報である．

尤度比を用いる理由

尤度比の概念は，有病率や感度，特異度，予測値よりも理解がずっと難しいのに，なぜそれが重要なのだろうか．尤度比のおもな利点は，あるカットオフポイントでの感度や特異度のみを用いて検査の精度を記すように，異常か正常のどちらかといった単純で扱いにくい分類を超えた用い方ができるからである．検査結果が極端な異常値のほうが，正常値に近い異常値の場合より，疾患が存在する可能性が高いことは明らかである．尤度比を使えば，異なるレベルでの複数の検査結果の情報を要約することが可能となる．検査結果の全範囲にわたって，それぞれの値での尤度比を定めることができる．こうすることで，単なる異常の有無でなく，異常の程度についての情報についても無駄にされることがなくなる．

検査結果の全範囲にわたって尤度比を計算することにより，感度と特異度の限界を克服することができる．尤度比は，異常な検査結果を示す人すべてを見つける性能をいうのではなく，特定の検査結果が疾患を有する人を見つける性能をいう．特異度の計算についても同様である．このように，尤度比は，結果がある範囲にわたる検査の，個の結果に関する情報をもたらす．一般的に，尤度比が1.0より大きく離れる(LR＋については10以上，LR－については0.1以下)と偽陽性も偽陰性もほとんどないが，1.0に近い(LR＋については2.1～5.0，LR－については0.5～0.2)と偽陽性も偽陰性も多くなる．

要約すると，特定の疾患が存在する確率(あるいはオッズ)を推測する際，尤度比は，正常と異常の境界付近の結果よりも，極端な異常値をより重視するという一般的で合理的な臨床実践に適っている．

EXAMPLE

胸水は，その原因が明らかでない場合，漏出液(体液が膜を透過したもので，細胞や破砕成分がほとんどない)なのか滲出液(細胞や破砕成分を含み，炎症性あるいは悪性疾患によることが多く，さらに精密検査を要する)なのかを知るための検査が一般的に行われる．これら2つを鑑別するための伝統的な方法の1つが胸水と血清の蛋白質測定であり，血清蛋白質に対する胸水蛋白質の比が0.50以上であれば滲出液と判断する．しかしながら，1つのカットオフポイントでは，重要な診断情報が曖昧になってしまう．この可能性について，漏出性なのか浸出性なのかがわかっている胸水を有する1,448名の患者を対象とした研究が行われた[13]．表8-2に，血清蛋白質に対する胸水蛋白質の比と尤度比の分布を示す．当然のことではあるが，胸水蛋白質の血清蛋白質に対する比が高いサンプルのほとんどは滲出液で，尤度比も高かったが，一方でその対極では，それと逆

表8-2 漏出液と浸出液を有する患者での胸水蛋白質の血清蛋白質に対する比の分布と尤度比

血清中蛋白質に対する胸水中蛋白質の比	検査結果ごとの患者数		尤度比
	浸出液	漏出液	
＞0.70	475	1	168.65
0.66～0.70	150	1	53.26
0.61～0.65	117	6	6.92
0.56～0.60	102	12	3.02
0.50～0.55	70	14	1.78
0.46～0.50	47	34	0.49
0.41～0.45	27	34	0.28
0.36～0.40	13	37	0.12
0.31～0.35	8	44	0.06
≦0.30	19	182	0.04

Heffner JE, Sahn SA, Brown LK. Multilevel likelihood ratios for identifying exudative pleural effusions. Chest 2002；121：1916-1920 より許可を得て引用

のことがいえた。全体的には，伝統的なカットオフポイントに近い比では，浸出液と漏出液の鑑別が不確実であった。また，伝統的なカットオフポイント0.50を用いると，0.50以上に比べて0.50以下での場合に，より多くの誤分類が起こった。

検査性能の表示方法として，感度や特異度に比べて，尤度比にはいくつかの利点がある。表8-2から明らかなように，検査が貢献する情報は，検査結果の一つひとつの値に対応した1つの数字で要約することができる。また，診断検査が連続して行われる場合，疾患の総体オッズを表すには尤度比が最適である（下記参照）。

尤度比の計算

図8-9Aに，検査後確率の2とおりの求め方—計算による方法とノモグラムを用いる方法—を示す。図8-9Bは，図8-3のDVTの例を使って計算したものであり，計算から得られる検査後確率（22％）は図のノモグラムから得られる陽性予測値と同じである。計算は概念的には単純で，個々の計算も簡単であるが，全体的には少々気が重くなる手順ではある。それを簡単に行える，診断検査の計算と同時にノモグラムも構築できるコンピュータプログラムが，ウェブに無料公開されている。ノモグラムは，検査前と検査後のオッズの違いを示すが，簡単に使えるようにする必要がある。

これらの計算から，尤度比に不利な点がわかる。確率ではなくオッズを使う必要があるが，ほとんどの人にとって，オッズを使って考えるのは確率を使って考えるよりも難しい。さらに，確率からオッズへの変換とその逆算には，計算やインターネットへのアクセス，ノモグラムの利用などが必要となり，日常の患者診療の間に検査後オッズや予測値を計算するのは少々面倒である。

表8-3に簡潔な方法を示す。尤度比が2，5，10と上昇すると，疾患が存在する確率はもとの有病率よりそれぞれ約15％，30％，45％増加し，逆に，尤度比が0.5，0.2，0.1と下降すると，疾患が存在する確率はそれぞれ15％，30％，45％減少す

a. 数学的方法
1) 検査前確率（有病率）を検査前オッズへ変換する
 検査前オッズ＝有病率／（1－有病率）
2) 検査前オッズに尤度比を掛けて検査後オッズを求める
 検査前オッズ×尤度比＝検査後オッズ
3) 検査後オッズを検査後確率（予測値）へ変換する
 検査後確率＝検査後オッズ／（1＋検査後オッズ）

b. 尤度比ノモグラムの使用法
有病率と尤度比の値に直定規を当て，直定規が検査後確率の軸と交わった点を読み取る。

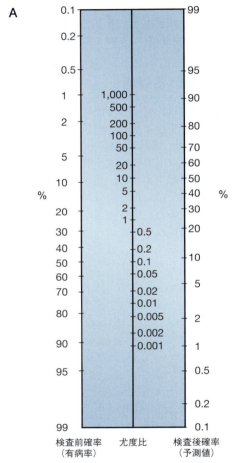

図8-9 A．疾患の検査後確率を決定するための検査の尤度比を用いた数式とノモグラム（続く）

a. 数学的方法
1) 検査前確率（有病率）を検査前オッズへ変換する
 0.10/（1−0.10）＝0.111
2) 検査前オッズに検査が陽性時の尤度比を掛ける
 0.11×2.5＝0.278
3) 検査後オッズを検査後確率（陽性予測値）へ変換する
 0.278/（1＋0.278）＝0.22＝22％

b. 尤度比ノモグラムの使用法
検査前確率は10％でLR＋は2.5である。これら2つの値に交わるように直定規を置くと，検査後確率の軸で約22％の点で交わる。

る[14]。これら3種類の特定の尤度比とその検査後確率に対する効果（15の倍数）を覚えておけば，特に医師が検査を行う前に患者が疾患を有する確率を予測できる場合，ベッドサイドで尤度比をより簡単に利用できる。DVTの例（図8-3）についてこのアルゴリズムを用いると，LR＋2.5での疾患の存在確率は約25％となる（もとの有病率10％に約15％上乗せされる）。これは数式を用いた場合に得られる値よりも若干高く推定されているが，Dダイマー検査の結果が陽性となった患者ではDVTを確定診断するために他の検査が必要になるという結論に至るには十分な値である。

複数の検査

医師は普通，感度や特異度が100％未満で尤度比が中間値を示す不完全な診断検査を行うため，単一の検査では疾患確率が患者マネジメント上，疾患確率が高くもなく低くもないような結果（例えば，10〜90％の間のどこか）をもたらす。通常，この時点で診断プロセスを終了することは受け入れられない。医師や患者は，大腸がんに罹患している可能性が20％あるといった結論に満足するだろうか。あるいは複数のリスク要因を有する無

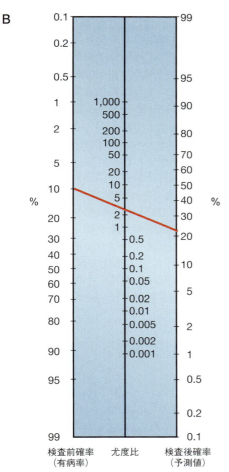

図8-9 （続き）B．例：深部静脈血栓症（DVT）診断におけるDダイマー検査の検査後確率の計算法（図8-3参照）

(Fagan TJ. Nomogram for Bayes's theorem. N Eng J Med 1975；293：257 より許可を得て改変)

表8-3 疾患確率に尤度比が及ぼす効果の簡単な"経験則"

尤度比	疾患確率のおおよその変化（％）
10	＋45
9	＋40
8	―
7	―
6	＋35
5	＋30
4	＋25
3	＋20
2	＋15
1	変化なし
0.5	−15
0.4	−20
0.3	−25
0.2	−30
0.1	−45

McGee S. Simplifying likelihood ratios. J Gen Intern Med 2002；17：646-649 より許可を得て改変

症状の45歳男性で，運動負荷心電図が陽性であったことから，冠動脈疾患を有する確率が30%ある場合はどうだろうか。死に至る可能性がより低い疾患でさえ，検査後確率が中間的な値の場合，精密検査が必要となる。このような状況下では，医師は疾患確率を大幅に上げるか下げるかしなくてはならないが，これは可能性のある疾患すべてが取るに足らない，検査結果に拘らず対応策がない，あるいは精密検査に伴うリスクが法外に高い，などということがない場合に限ることはもちろんである。このような例外が当てはまらない時，医師は疾患をより決定的に除外ないし診断する方法を見出したいと思うであろう。

複数の異なる検査を行って，それらの結果がすべて陽性，あるいはすべて陰性であれば，解釈は簡単である。しかしながら，ある検査は陽性で，ある検査は陰性ということがあまりにも多い。そうすると，結果の解釈はより複雑になる。このセクションでは，複数検査の適用と解釈の原則について述べる。

複数の診断検査は，2種類の基本的な方法で用いられる（図8-10）。**並列検査**（parallel testing：すべての検査を同時に行う）では，どの検査であれ陽性の結果が1つでもあれば，それを疾患が存在する根拠と考える。あるいは，**直列検査**（serial testing：検査を連続的に行う）では，次の検査を行うか否かを，先行する検査の結果に基づいて決める。直列検査では，陰性の結果が出た時点で診断プロセスは終了するため，診断が下されるためにはすべての検査が陽性とならなくてはならない。

並列検査

医師は通常，入院患者や救急患者，あるいはあまり動けない外来患者や遠方から来て再診が容易でない場合など，迅速な評価が必要な時に検査を並行して行う。

複数の検査を並行して行うと，個々の検査に比較して，一般に感度は高くなり，したがって特定の疾患有病率に対する陰性予測値も高くなる。他方，一つひとつの検査に比べて特異度や陽性予測値は低くなる。つまり，疾患を見逃す可能性が低くなる（紹介患者を受け入れる施設で，地域の医師が見逃した疾患を診断しているようにみえる理由の1つが，おそらく並列検査であろう）。しかし，偽陽性の診断も下されやすい（したがって，紹介患者を受け入れる施設では過剰診断の傾向もある）。まとめると，並列検査が特に有用なのは，医師が非常に感度の高い検査戦略を立てる必要があるのに，異なる臨床的現象を測定する複数の感度の低い検査しか行えない場合である。検査を並行して行えば，実質的に感度の高い診断戦略となる。しかしながらその代償として，疾患を有さない人に対して精密検査や治療を行うことがある。

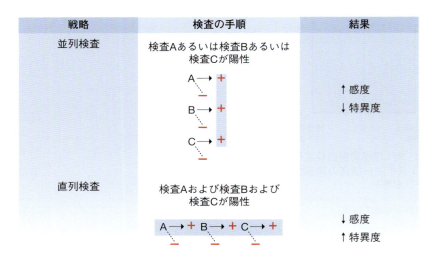

図8-10　並列検査と直列検査
並列検査では，すべての検査が同時に行われる。直列検査では，それぞれの検査は先行する検査の結果が陽性であった場合にのみ行われる。

表8-4　CA-125 と経腟超音波検査（TVU）の検査特性

検査	感度[a]（%）	特異度[a]（%）	陽性予測値（%）
異常 CA-125（≧35 U/mL）	55.2	98.7	4.0
異常 TVU	75.8	95.4	1.6
異常 CA-125 あるいは異常 TVU	100.0	94.1	1.7
異常 CA-125 および異常 TVU	31.0	99.9	26.5

[a]中間期に生じたがんを除いて推定された感度と特異度（本文を参照）
Buys SS, Partridge E, Greene M, et al. Ovarian cancer screening in the Prostate, Lung, Colorectal and Ovarian（PLCO）cancer screening trial：findings from the initial screen of a randomized trial. Am J Obstet Gynecol 2005；193：1630-1639 より

EXAMPLE

卵巣がんの診断に用いられる CA-125 と経腟超音波検査は，双方とも，単独で用いられると感度が高い検査ではない。卵巣がんスクリーニングの臨床試験で，計 28,506 名を対象に両方の検査が行われた[15]。どちらかの検査で異常が見つかった（並列検査戦略）女性については，さらに検査を行った。両方の検査が異常の場合（直列検査戦略）はもちろん，どちらかの検査のみが異常の場合の陽性予測値を決定した。著者らは，検査の感度と特異度の計算はしなかったが，そうするためには，最初のスクリーニングと次のスクリーニングの間に発生した卵巣がんの女性を組み入れる必要があったであろう。しかしながら，論文中の情報から感度と特異度の概数を予測することは可能である。表8-4 に，検査の感度と特異度の予測値はもちろん，陽性予測値を示す。2 つの検査を並列的に用いることで，予測感度を約 100% まで高めることができるが，検査を個別に用いる場合に比べると陽性予測値は低くなる（1.7%）。卵巣がんの検査で異常が見つかった後の精密検査では，腹部の外科手術が行われることが多いことから，陽性予測値の高い検査が重要となる。並列検査による低い陽性予測値は，精密検査が必要となる女性―大部分の者が手術を受ける―のほとんどが卵巣がんを有さないことを意味する。著者らは，もし直列検査戦略が採用されていた（精密検査に進むには 2 つの検査がともに陽性になる必要がある）ならどうなったのかを調べた。陽性予測値は 26.5% に上昇するが，予測感度は 31% まで著しく低下するため，この方法では，29 名のがん患者のうち 20 名を見逃してしまったであろう。

臨床予測ルール

医師が，あるものは陽性に，そしてあるものは陰性になる複数の検査を組み合わせて用いる時，並列検査の修正が起こる。通常，医師は病歴聴取と身体診察から始める。次いで，検査を行うことがある。そうして，病歴と身体所見，検査の結果を組み合わせて診断を下す。このプロセスは臨床医学における暗黙の部分であったが，より多くの診断テーマについて系統的な評価が行われてきた。医学的状況によっては，ある病歴の内容や身体所見，検査結果が，診断を確定するうえで特に重要になる。結果としての検査の組み合わせは**臨床予測ルール**（clinical prediction rule）あるいは**診断決断ルール**（diagnostic decision-making rule）と呼ばれ，患者を異なる有病率の群に分けることができる。

EXAMPLE

咽頭炎は，外来診療で最も多い症状の 1 つであるが，どの患者で溶連菌に対する抗生物質を投与すべきかを決めるのは簡単ではない。溶連菌感染症を診断するためのゴールドスタンダードは咽頭培養であるが，結果はすぐには出ない（そして，咽頭痛を訴える成人患者の 10% にしか咽頭培養が行われない）ため，培養が必要でない患者を見

表8-5 診断決断ルールの例。溶連菌(GAS)感染性咽頭炎の予測因子。修正 Centor スコア

基準	ポイント
体温＞38℃（100.4°F）	1
咳がない	1
前頸部リンパ節の疼痛を伴う腫脹	1
扁桃腺の腫脹あるいは滲出物	1
年齢	
3～14歳	1
15～44歳	0
≧45歳	−1

スコア	GAS 培養が陽性となる確率（%）
≦0	1～2.5
1	5～10
2	11～17
3	28～35
≧4	51～53

McIsaac WJ, Kellner JD, Aufricht P, et al. Empirical validation of guidelines for the management of pharyngitis in children and adults. JAMA 2004；291：1587-1595 より許可を得て改変

出す方法が探求されてきた。スコアに基づいた溶連菌感染症の異なるリスクについて，臨床予測ルールが研究された[16]（表8-5）。そうして著者らは，スコア結果に基づいた6つの異なる管理戦略を適用し，感度，特異度，不必要な抗生物質の使用，臨床スタッフの活動，コストの間のトレードオフを示した。臨床予測ルールによって，精査あるいは治療の対象とならないほど溶連菌感染症の可能性が十分低い患者を見出すことができるようになり，それがいくつかの組織が作成した現在の診療ガイドラインに採用されている。

直列検査

直列検査は，表8-4に示すように，特異度と陽性予測値を最大化するが，陰性予測値を低下させる。検査結果が陽性であれば疾患の存在が確かめられるが，疾患が見逃されるリスクも増す。直列検査は，医師が使える検査の中に高い特異度のものがない場合，特に有用である。

診療所や病院の外来で時間をとってフォローすることのできる外来患者のように，急いで診断する必要がない臨床状況下では，医師は直列検査戦略を採用することが多い（急性期ケアが必要な状況においては，時間が直列検査の敵である）。また，検査の中に高価であったり高リスクのものがあったりする場合にも直列検査が用いられる。そのような検査は，簡便で安全に行える検査によって疾患の存在が示唆された後でのみ行われる。例えば，ダウン症候群の児を出産するリスクが高いかどうかは，まず母親の年齢と血液検査，超音波検査を用いて調べる。これらの検査によってリスクが高いと判断された母親には，胎児死亡を引き起こすリスクのある絨毛採取あるいは羊水穿刺の施行が提示される。直列検査では，先行する検査の結果によって次の検査を行うかどうか決めることから，並列検査に比べると検査の数は少なくて済む。しかし直列検査では，先行する検査の結果がわかってから次の検査がオーダーされるため，より時間がかかる。通常，リスクがより低く，侵襲がより少なく，手技がより簡便で，より安価な検査を最初に行うべきである。これらの要素を満たす検査がない場合は，特異度が最も高い検査の施行が効率的なことが多く，複数の検査を受けなくてはならない患者が少なくて済む。

直列尤度比

図8-11に示すように，直列検査では，各検査結果の尤度比を用いて総括的確率を計算できる。最初に，検査前の疾患有病率を検査前オッズに変換する。各検査の後に検査後オッズを計算し，それが次の検査にとって検査前オッズとなる。最終的には，直列的に行われたすべての検査の情報を用いて，疾患の新たな有病率を求める。

独立性の仮定

複数の検査が用いられる場合の最終結果の精度は，各検査によって追加される情報が先行検査ですでにわかっている情報と単に重複しているのではなく，どの程度独立しているかによって決まる。例えば，心内膜炎の診断上，発熱（炎症の指標），新たに出現した心雑音（弁の破壊の指標），オスラー結節（塞栓の指標）は，それぞれ独立性の有用な情報を追加する。咽頭炎の例では，研究者ら

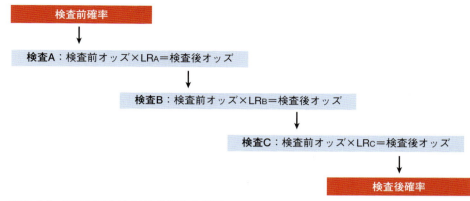

図8-11 直列検査における尤度比の利用
1つの検査が終わると，その検査の検査後確率が次の検査の検査前確率になる。

は統計学的手法を用いて，決断基準に含まれる診断検査の診断への貢献の独立性を確認した。2つの検査がもたらす情報の独立性が乏しければ乏しいほど，複数検査の有用性は劣る。例えば，感度60％と80％の2つの検査が並行して用いられ，感度の低いほうの検査で陽性になった患者全員が感度の高い検査でも陽性になったとすると，総括感度が80％より高くなることはない。2つの検査が互いに完全に独立している場合は，並列検査の総括感度は92％〔80％＋(60％×20％)〕になる。

前提としての独立性は，複数検査を用いたアプローチ全体に当てはまる。しかしながら，ほとんどの疾患に対する検査が相互に完全に独立しているという可能性は低い。検査が完全に独立しているという前提が成り立たないのであれば，複数の検査から計算された疾患確率は，検査の価値を過大評価する傾向にある。

復習問題

問8.1〜8.10は，以下の例に関するものである。各設問について，正しいのはどれか。

　副鼻腔炎の検査を受けた247名の患者を対象に，症状と身体所見に関する研究が行われた。最終診断はX線写真の所見（ゴールドスタンダード）に基づいた[17]。95名に副鼻腔炎が見出され，そのうちの49名が顔面痛を訴えていた。152名には副鼻腔炎がなく，そのうち79名が顔面痛を訴えていた。

8.1 この研究において，顔面痛の副鼻腔炎に対する感度はどれか。
 A．38％
 B．48％
 C．52％
 D．61％

8.2 特異度はどれか。
 A．38％
 B．48％
 C．52％
 D．61％

8.3 患者が顔面痛を訴えているという理由で副鼻腔炎という診断を医師が下した場合，何％の患者で医師は正しく診断することになるか。
 A．38％
 B．48％
 C．52％
 D．61％

8.4 患者が顔面痛を訴えていないという理由で副鼻腔炎でないという診断を医師が下した場合，何％の患者で医師は正しく診断する

ことになるか。
- A. 38%
- B. 48%
- C. 52%
- D. 61%

8.5 この研究での副鼻腔炎の頻度はどれか。
- A. 38%
- B. 48%
- C. 52%
- D. 61%

8.6 この研究において，顔面痛を訴える患者での副鼻腔炎の検査後確率はどれか。
- A. 38%
- B. 48%
- C. 52%
- D. 61%

顔面痛の陽性尤度比，陰性尤度比はともに1.0であった。医師が患者の症状について他のいくつかの質問をしたうえで身体所見の結果をも考慮すると，患者が副鼻腔炎を有するか否かの総合的な判断としての尤度比(LR)は，"高確率"群で4.7，"中間確率"群で1.4，"低確率"群で0.4 であった。

8.7 医師が"高確率"と判断した患者が副鼻腔炎を有する確率はどれか。
- A. ~10%
- B. ~20%
- C. ~45%
- D. ~75%
- E. ~90%

8.8 医師が"中間確率"と判断した患者が副鼻腔炎を有する確率はどれか。
- A. ~10%
- B. ~20%
- C. ~45%
- D. ~75%
- E. ~90%

8.9 医師が"低確率"と判断した患者が副鼻腔炎を有する確率はどれか。
- A. ~10%
- B. ~20%
- C. ~45%
- D. ~75%
- E. ~90%

8.10 問8.7~8.9 の回答を踏まえると，正しくないのはどれか。
- A. 副鼻腔炎が"高確率"であるとの臨床的印象は，"低確率"との臨床的印象に比べて，患者マネジメント上，より有用である。
- B. "中間確率"という臨床的印象は，コインを投げた時とほぼ同様である。
- C. 顔面痛があった場合の予測値は，副鼻腔炎の有病率が10%の臨床状況のほうがより高くなる。

● 問8.11と8.12について，正しいのはどれか。

8.11 正しいのはどれか。
- A. 診断検査を並列的に用いると，特異度を高め，陽性予測値が低くなる。
- B. 診断検査を直列的に用いると，感度を高め，陽性予測値が低くなる。
- C. 診断検査を直列的に用いると，感度と陽性予測値が高くなる。
- D. 診断検査を並列的に用いると，特異度と陽性予測値が高くなる。

8.12 正しいのはどれか。
- A. 複数の診断検査を直列的あるいは並列的に用いる場合，各検査は独立的に情報を提供するものでなくてはならない。
- B. 複数の診断検査を直列的に用いる場合，感度が最も低い検査を最初に行うべきである。
- C. 複数の診断検査を並列的に用いる場合，特異度が最も高い検査を最初に行うべきである。

➡ 解答は付録を参照。

参考文献

1. Chobanian AV, Bakris GL, Black HR, et al. The Seventh Report of the Joint National Committee on Prevention, Detection, Evaluation, and Treatment of High Blood Pressure : The JNC 7 Report. JAMA 2003 ; 289 : 2560-2571.
2. Gann PH, Hennekens CH, Stampfer MJ. A prospective evaluation of plasma prostate-specific antigen for detection of prostatic cancer. JAMA 1995 ; 273 : 289-294.
3. Wheeler SG, Wipf JE, Staiger TO, et al. Approach to the diagnosis and evaluation of low back pain in adults. In : Basow DS, ed. UpToDate. Waltham, MA ; UpToDate ; 2011.
4. Pickhardt PJ, Choi JR, Hwang I, et al. Computed tomographic virtual colonoscopy to screen for colorectal neoplasia in asymptomatic adults. N Engl J Med 2003 ; 349 : 2191-2200.
5. Bates SM, Kearon C, Crowther M, et al. A diagnostic strategy involving a quantitative latex D-dimer assay reliably excludes deep venous thrombosis. Ann Intern Med 2003 ; 138 : 787-794.
6. Maisel AS, Krishnaswamy P, Nowak RM, et al. Rapid measurement of B-type natriuretic peptide in the emergency diagnosis of heart failure. N Engl J Med 2002 ; 347 : 161-167.
7. Steg PG, Joubin L, McCord J, et al. B-type natriuretic peptide and echocardiographic determination of ejection fraction in the diagnosis of congestive heart failure in patients with acute dyspnea. Chest 2005 ; 128 : 21-29.
8. Dearking AC, Aletti GD, McGree ME, et al. How relevant are ACOG and SGO guidelines for referral of adnexal mass? Obstet Gynecol 2007 ; 110 : 841-848.
9. Bobo JK, Lee NC, Thames SF. Findings from 752,081 clinical breast examinations reported to a national screening program from 1995 through 1998. J Natl Cancer Inst 2000 ; 92 : 971-976.
10. Bates SM, Grand' Maison A, Johnston M, et al. A latex D-dimer reliably excludes venous thromboembolism. Arch Intern Med 2001 ; 161 : 447-453.
11. Wells PS, Owen C, Doucette S, et al. Does this patient have deep vein thrombosis? The rational clinical examination. JAMA 2006 ; 295 : 199-207.
12. Garber AM, Hlatky MA. Stress testing for the diagnosis of coronary heart disease. In Basow DS, ed. UpToDate. Waltham, MA ; UpToDate ; 2012.
13. Heffner JE, Sahn SA, Brown LK. Multilevel likelihood ratios for identifying exudative pleural effusions. Chest 2002 ; 121 : 1916-1920.
14. McGee S. Simplifying likelihood ratios. J Gen Intern Med 2002 ; 17 : 646-649.
15. Buys SS, Partridge E, Greene M, et al. Ovarian cancer screening in the Prostate, Lung, Colorectal and Ovarian (PLCO)cancer screening trial : findings from the initial screen of a randomized trial. Am J Obstet Gynecol 2005 ; 193 : 1630-1639.
16. McIsaac WJ, Kellner JD, Aufricht P, et al. Empirical validation of guidelines for the management of pharyngitis in children and adults. JAMA 2004 ; 291 : 1587-1595.
17. Williams JW, Simel DL, Roberts L, et al. Clinical evaluation for sinusitis. Making the diagnosis by history and physical examination. Ann Intern Med 1992 ; 117 : 705-710.

第 9 章

治　療

治療は，"効くはずだからではなく，効くからという理由で"行うべきである。
—L. H. Opie, 1980

KEY WORD

仮説	ランダム割り付け	効能試験
治療	ランダム化	効果試験
介入	患者基本特性	治療企図解析
相対的有効性	層別ランダム化	実行説明解析
実験研究	コンプライアンス	パープロトコル
臨床試験	遵守	優越性試験
ランダム化比較試験	準備期間	非劣性試験
均衡	クロスオーバー	劣性誤差
取り込み基準	盲検化	クラスターランダム化試験
除外基準	マスク化	クロスオーバー試験
併存疾患	割り付けの隠匿	1人の患者を対象とした試験
大規模単純試験	単一盲検	適応による交絡
実用臨床試験	二重盲検	第 I 相試験
実践臨床試験	オープンラベル	第 II 相試験
ホーソン効果	統合アウトカム	第 III 相試験
プラセボ	健康関連 QOL	市販後サーベイランス
プラセボ効果	健康状態	

　患者の病気がどのようなものかわかって今後の経過が予測されたなら，次に直面する疑問は「それに対して何をすべきか？」である。その病気のアウトカムを改善する治療法はあるのか？　本章では，善意で行う治療が本当に有効なのかを決定する証拠（エビデンス）について述べる。

発想（アイデア）とエビデンス

　効果的な新しい治療法を発見するには，将来性のある治療法に関する豊富な情報と，その治療法が実際に効果的であることを証明する厳密な方法の両者が必要である（図9-1）。

アイデア

　有用な治療法かもしれないというアイデアは，あらゆる医療活動から生まれると言ってもよい。そのようなアイデアが経験的検証を行うことを目的とした自然界に関するものである場合，**仮説**（hypothesis）と呼ばれる。

　治療仮説の中には，分子レベルでの疾病機序に

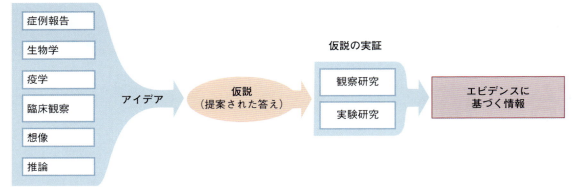

図9-1 アイデアとエビデンス

基づいて提唱されるものがある。抗生物質耐性菌に対する薬物は，耐性機序の知識に基づいて開発されるし，ホルモン類似薬は自然ホルモンの構造に手を加えたものである。治療に関するその他の仮説は，医師の鋭い観察に端を発し，症例報告として同僚と共有される。偶然から発見されるものもある。降圧薬として開発されたミノキシジルに男性型脱毛症の改善効果があることがわかった。また，避妊目的で開発されたタモキシフェンに，乳がんを発症するリスクが高い女性で予防効果のあることがわかった。何世紀にもわたる経験によって支持されてきた伝統医療の中には，効果的なものがあるかもしれない。アスピリン，アトロピン，ジギタリスは自然界にある物質で，厳格な評価が行われたのちに標準的治療薬として受け入れられた。さらには，試行錯誤を繰り返した結果生まれたアイデアもある。一部の抗がん薬は，数え切れないほどの物質を実験モデルで系統的にスクリーニングして発見された。また，治療に関するアイデア―予防に関するアイデアはもっと多いが―は，集団を対象とした疫学研究からも生まれている。心血管疾患のリスク要因に関するコホート研究であるフラミンガム研究は，血圧降下と血清コレステロール低下の臨床試験を行う元となった。

アイデアの検証

治療の中には，その効果が速効性で強力なことから，正式な手順による検証をしなくてもその価値が自明のものがある。細菌性髄膜炎に対する抗生物質や浮腫に対する利尿薬の有効性について疑念を持つ医師はいない。臨床経験で十分である。

対照的に，慢性疾患を含む多くの疾患では，治療効果があまり劇的でない。他の治療法と比較検証されると，効果はとりわけ小さくなる。また，効果が表れるのにはより長い時間を必要とする。したがって，偶然の一致，バイアスの入った比較，疾患経過中の自然な変化，希望的観測などの様々な状況によって，治療とアウトカムとの間の真の関係が曖昧になることがあるため，治療に関するアイデアは，臨床研究による正式な方法で検証する必要がある。

実験モデルやヒトでの生理学的研究に基づいて，疾患の病因に関する知識が豊富になると，その知識にのみ基づいて人での効果を予測したくなるものである。しかしながら，個々の人を対象とした厳格な臨床研究での検証をせず，疾病の機序に関する現在の知識にのみ頼ると，思いがけない不幸な結果を招くことがある。

EXAMPLE

上昇した血糖値のコントロールは，糖尿病患者のケアの要であり，その目的の一部は心血管疾患の予防である。糖尿病患者において，高血糖症は最も明らかな代謝異常である。糖尿病患者のうち心血管疾患を発症する者は多く，観察研究によって，高血糖と心血管イベントとの関連性が示された。血糖値を厳密にコントロールするとどのような効果を心血管疾患にもたらすのかを調べるため，ACCORD試験で，2型糖尿病とその他の心

血管疾患リスク要因を有する10,251名を強化治療群と通常治療群のどちらかに割り振った[1]。血糖値のコントロールは強化治療群でずっと良好であったが，3.7年間の追跡後には，思いがけず死亡率は強化治療が行われた患者群のほうが21％高かった。強化治療群ではまた，低血糖発作と体重が増えた者の割合が高かった5年後の追跡調査の結果も同じであった。"厳格な"血糖コントロール下での死亡率の上昇は，糖尿病に関する従来の考え方に反する（しかし，他の臨床試験の結果とは一致した）ものであり，血糖値の比較的緩やかなコントロールと，高血圧や喫煙，脂質異常症など，その他の心血管疾患リスク要因のより積極的な治療を促した。

この研究は，その時点での疾患の知識に基づいて合理的と思われる治療が，人を対象とした厳格な検証を行うと無効だとわかることがあることの一例である。実験モデルに基づく病因に関する知識は，実験室での研究が高度に単純化された状況で行われるため，人を対象とした研究では落胆するような結果となることがある。実験室での研究では，通常，遺伝的資質の多様性，物理的ないしは社会的環境，個人の行動や好みなど，疾患に及ぼす実世界での影響が排除もしくは制御される。

臨床経験と伝統的な考え方も，検証される必要がある。例えば，非常に多くの病態について，ベッド上安静が提唱されてきた。通常，これには論理的根拠がある。例えば，腰椎穿刺後の頭痛は，穿刺した部分から脳脊髄液が漏れて，髄膜が引っ張られるために起こると考えられてきた。しかし，15の異なる疾患でのベッド上安静について行われた39件の臨床試験をレビューしたところ，アウトカムが改善したものは1つもなかった。17件の試験ではベッド上安静でアウトカムが悪化し，その中には腰椎穿刺だけでなく急性腰痛症，出産，妊娠高血圧，急性心筋梗塞，急性感染性肝炎も含まれていた[2]。

もちろん，アイデアが誤っていたということばかりではない。重要なのは，有望と思われた治療は，論理的思考のみに基づいて患者ケアに取り入れるのではなく，臨床研究で検証されるべきであるという点である。

治療効果の研究

治療（treatment）とは，疾患経過を改善させることを意図して行われるあらゆる介入をいう。治療は，疾患の予防から終末期の緩和医療に至る自然歴のどの時点であれ適用される，一般的な意味での**介入**（intervention）の特別なケースである。通常，薬物治療，手術，放射線治療などが考えられるが，医療上の介入は，リラックス療法，レーザー手術，組織や医療費の変更など，様々な形をとりうる。どのような種類の介入であれ，それが他の代替策より優れているかどうかの判断基準は同じである。

相対的有効性（comparative effectiveness）とはそれほど新しい概念ではなく，有効であると信じられていて実際の診療ですでに行われている2種類以上の介入（薬物，器具，検査，手術，モニタリングなど）の直接的な比較をいう。比較は，有効性だけでなく，臨床上重要なあらゆる介入—益と害の双方—についてのものである。ともに合理的で代替可能と考えられている介入の比較は，どちらかを選択した時に起こりうるあらゆる結果を医師と患者が理解するうえで役立つ。

治療効果に関する観察研究と実験研究

介入が有効かを実証するために，2つの一般的な方法—観察研究と実験研究—が用いられる。この2つは，科学的厳密性と実行可能性の点で違いがある。

介入の観察研究では，様々な理由から介入に曝露した患者としていない患者で起こる事柄について，研究者が観察するだけである（第5～7章参照）。治療に関する観察研究は，一般的に予後研究の特殊なケースといえ，研究対象の予後要因が治療的介入になったものである。コホート研究について述べてきた事柄は，治療の観察研究にも当てはまる。このような研究の最大の利点は，実行のしやすさである。おもな欠点は，比較群間で，治療そのもの以外に系統的な違いがあり，治療効果について誤った結論を導いてしまう可能性があることである。

実験研究（experimental study）は特殊な種類のコホート研究であり，バイアスの入らない比較を

するために，研究の条件（治療群の選択，介入の種類，経過観察中の管理，アウトカムの測定）を研究者が具体的に決める研究である。このような研究は，一般に**臨床試験**(clinical trial)と呼ばれる。コホート研究に比べて，臨床試験はより高度に制御，管理されている。研究者は，実験室で行う実験と同様の実験を行う。患者の許可を得て，ある1つの特定要因の貢献度を明確にするために，アウトカムを決定する他のすべての要因をできるだけ限り一定に保つ。

治療を無作為（ランダム）に割り付ける**ランダム化比較試験**(randomized controlled trial)は，治療効果を科学的に研究する最も優れた標準的な方法である。以下，この方法について詳述し，その後，介入の有効性を研究する別の方法について述べる。

ランダム化比較試験

ランダム化比較試験の構造を図9-2に示す。治療が医師または患者によって決められるのではなく，ランダムに割り振られること以外，あらゆる要素はコホート研究と同じである。コホート研究における"曝露"はランダム化比較試験での"介入"に，"アウトカム"は治療のあらゆる最終結果（表1-2に示す5つのDなど）になる。

研究の対象となる患者は，研究の条件を備えた多数の患者の中から選ばれる。次にランダム化の手順に基づいて，患者を予後が同様となる2群（もしくはそれ以上の群）に分ける。一方の群は実験群といわれ，実際に行われている治療よりも有益と考えられる介入が行われる。もう一方の群は対照群（または比較群）といわれ，実験介入以外，すべて実験群と同様に扱われる。対照群の患者が受ける治療には，プラセボ，通常ケア，現在可能な最良の治療などがある。そうして両群の疾患経過が記録され，アウトカムの違いが介入によるものとされる。

このような手法で臨床試験を行うおもな理由は，複数の治療法のそれぞれの効果を比較するにあたって，交絡を避けるためである。臨床試験の妥当性は一に，検証対象となっている予後規定要因以外のすべてについて，実験群と対象群の両群に等しく分布しているように設定されているかによって決まる。

以下に，臨床試験を構成する要素について個別に詳述する。

倫理

治療が医師と患者によって決められるのではなく，ランダムに割り振られるのが倫理的であるとされるのはどのような状況だろうか。**均衡**(equipoise)と呼ばれる一般原理は，ランダムに割り付けられた治療のどれもが他の治療より優れていると信じるに足る理由が存在しない場合に，ランダム化は倫理的であるとしている。通常，実験的介入が対照治療より優れていると想定されてはいるが，そのことは厳密な方法で行われた研究で決定

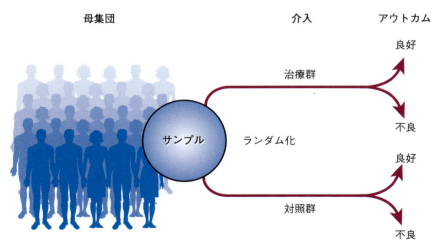

図9-2 ランダム化比較試験の構造

的に実証されてはいない。主要アウトカムは益であるべきで，治療を，他のものと比較してより害があるかどうかを知る目的でランダムに割り付けることはできない。もちろん，人を対象としたその他の研究の場合と同様，患者は研究に参加することでどのような結果になりうるのかを十分に理解し，受ける医療の質を損なうことなくいつでも研究から退くことができることを知ったうえで，自由意志に基づいて研究に参加することに同意するべきである。加えて，有効性や害，継続しても無駄なことなどについて納得のいくエビデンスが得られたなら，臨床試験は中止されなくてはならない。

サンプリング

臨床試験では，典型的には，患者は厳密な取り込み基準と除外基準を満たすことが求められる。これらは，研究対象となる患者の同質性を高めて内的妥当性を強化し，"雑音（バイアスと偶然性）"から"信号（治療効果）"を区別しやすくすることを意図している。

一般的な **取り込み基準**（inclusion criteria）の中に，患者が研究対象である条件を実際に有することという項目がある。少なくとも，研究対象となる患者は厳格な診断基準を満たす必要がある。まれな患者や軽症の患者，疾患の症状が明確でない患者は除外されるため，普遍性が限定される。

除外基準（exclusion criteria）になりうるものの数は多いが，患者数を制限するのは少数である。

1. 対象疾患以外の疾患である **併存疾患**（comorbidity）を有する患者は，それら他の疾患に対するケアとアウトカムによって，実験群と対照群での治療の違いとアウトカムが曖昧になる可能性があり，除外されるのが一般的である。
2. 研究対象のアウトカムが出現するまで生存することが期待できない患者は除外される。
3. どちらかの治療が禁忌である患者はランダム化できない。
4. 本章で前述したように，倫理的な理由によって，試験への参加を拒否する患者は除外される。
5. 試験の初期段階で協力的でない患者は除外される。こうすることで，努力が無駄になることを防ぎ，患者が割り付けられた治療を行わない，治療群間を移動する，試験から完全に脱落するなどによる内的妥当性の低下を避けることができる。

このような理由から，臨床試験での患者は，評価対象となる条件を満たす患者から厳選された，バイアスの入ったサンプルである。同質性を限定することで研究の内的妥当性が改善する。言い換えると，研究対象の治療とは関係のない差（アウトカムの差）が見られる可能性が低くなる。しかしながら，その代償として普遍性が低下し，臨床試験の患者は，日常診療で診る患者とは異なってしまう。

EXAMPLE

図9-3は，喘息治療のランダム化比較試験における患者選択の手順をまとめたものである[3]。研究者たちは，スコットランドの81の医療施設の喘息患者1,410名に参加を呼びかけた。そのうちの約1/3にあたるわずか458名が，試験への参加に同意した。さらに199名が，主として取り込み基準を満たさなかったために除外され，残った259名（参加を呼びかけた患者の18%に相当）がランダム化された。患者は地域医療の現場で集められたが，実際に試験に参加した患者は厳選され，おそらく，地域の一般的な患者とはかけ離れてしまった。

臨床試験では対象患者が厳選されるため，その研究結果を一般的な状況下で適用するには，かなり考慮すべき点がある。

ある時点のある場所で，科学的な妥当性を保証できるだけの十分な数の対象患者を集めることができない場合には，共通の取り込み基準・除外基準を用いて，複数の場所で集めてもよい。これは主としてサンプル数を確保するために行われるのであるが，場所が異なる度合いに応じて，普遍性も拡大する。

普遍性の問題を克服するための1つの方法が **大規模単純試験**（large simple trial）である。研究へ

患者取り込み基準	患者数
抽出された母集団 　81の一般診療施設の患者	462,526 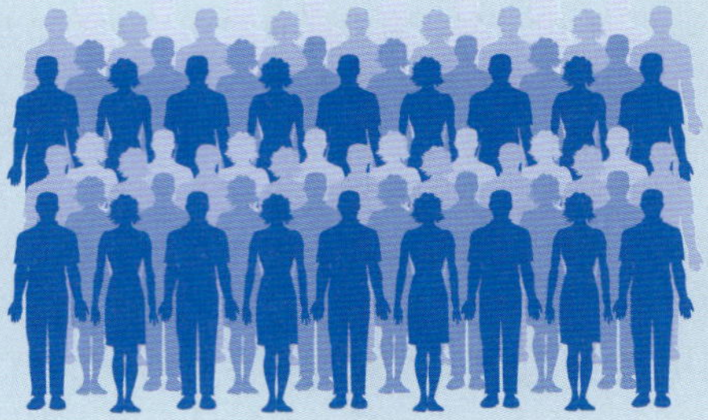
試験への参加を要請された 　喘息患者	1,410 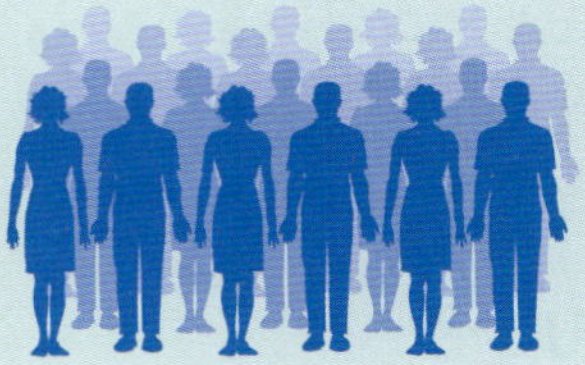
連絡がとれ, 　参加に同意した患者	458 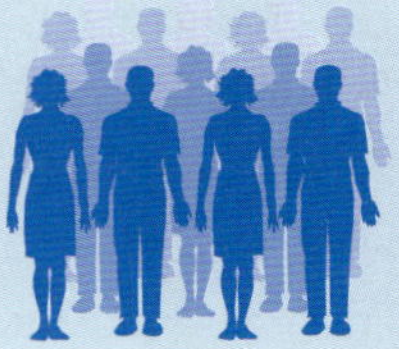
下記の基準を満たした患者 　1年以上, 気管支喘息を有する 　18歳以上 　吸入ステロイド治療を受けている 　2か月以上喘息のための受診がない 　ピークフローメーターが使用できる 　重篤な併発疾患を有さない 　麻薬使用者でない 　妊娠していない 　その他	318 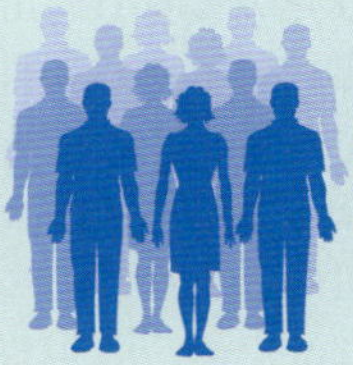
インフォームドコンセントを行い, 　自由意志で参加した患者	259 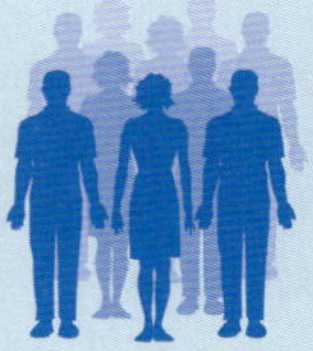
ランダム化	259 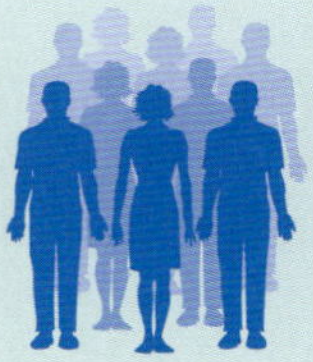

図9-3　気管支喘息マネジメントのランダム化比較試験での患者サンプリング
(Hawkins G, McMahon AD, Twaddle S, et al. Stepping down inhaled corticosteroids in asthma：randomized controlled trial. BMJ 2003；326：1115-1121 より)

の登録基準が単純化されていて，対象疾患を有する患者の大部分が適格者となる．参加する患者は治療のランダム割り付けを受け入れる必要があるが，それ以外は，臨床試験の一部としての大仰な検査もなく，通常の治療が行われる．追跡指標は，病院からの生存退院のように，簡単で臨床的に重要なアウトカムである．この方法は普遍性を改善するだけではなく，手頃なコストで数多くの患者を集めることが容易になり，中等度の効果の検出が可能となる（ほとんどの臨床上の疑問については大きな効果は望めない）．

実用臨床試験（practical clinical trial）は**実践臨床試験**（pragmatic clinical trial）とも呼ばれ，通常の診療状況下の患者や治療を含めることにより，現実的な疑問に答えようとするものである．

EXAMPLE

救急室を訪れる患者の中で，重症の足首捻挫はよく見られる問題である．よく用いられている治療の種類は多い．足首捻挫の4つの治療法―脛骨圧迫包帯法と3種類の機械的支持療法―の効果を比較した Collaborative Ankle Support Trial Group の研究で，英国の8つの救急室で重症足首捻挫の患者584名が登録された[4]．3か月後の足首の機能は，10日間の膝下ギプスが用いられた場合に最良で，脛骨圧迫包帯法で最悪であった．当時，英国の医療施設の75%は脛骨圧迫包帯法を行っていた．ギプスに比べて効果が劣っていた2つの機械的支持療法は，コストについてはギプスの数倍以上であった．すべての治療群で機能は改善し，4群間で9か月後のアウトカムに違いがなかった．

実践臨床試験は，内的妥当性を高めるために患者登録や介入，遵守を厳しく限定し，そのため研究結果が通常の患者でのケアの決断との関連性も限定的になる典型的な効能試験とは異なる．大規模単純試験にも実践上の疑問があるが，実践臨床試験は必ずしも大規模である必要はない．

介入

介入には3つの一般的な特性―普遍性，複雑性，強固性―がある．

第一に，介入は日常の臨床現場で実行可能だろうか．介入を標準化して，簡単に説明でき，他の条件下での再現性を高めようとする結果，日常診療では実行できない治療についての研究になり，臨床の仲間ではなく科学への配慮を優先してしまいかねない．

第二に，介入は診療現場で実際に行われる治療としては避けることのできない複雑さを反映しているだろうか．通常，医師は多数の要素を考慮して治療計画を立てる．単純で，非常に特異的な介入は的確な記述ができ，再現可能な方法で適用できるため，科学的に整然としているが，あまり効果的でない傾向がある．より効果的なことが多い多面的な介入についても，他の状況下で当該介入の内容が正しく適用されるか，慎重な評価を行うべきである．例えば，急性期病院で行われた転倒予防ランダム化比較試験では，患者ごとの具体的なリスクを考慮した介入を行ったうえで転倒リスク評価スケールの有効性を検討した[5]．

第三に，当該介入は，アウトカムに好ましい影響を与えることが期待できる他の方法と明らかに異なっているだろうか．疾患によっては，単独の主要な原因を治療することで回復するものもある．甲状腺機能亢進症でのラジオアイソトープ治療や外科的治療はその一例である．しかし，ほとんどの疾患は複数の要因がともに作用することで起こる．これらの要因の1つだけを，しかもごくわずかに変化させる介入では，目を見張るような治療効果は期待できない．そのような介入に関する臨床試験の評価で，単独で用いられた場合に効果がなかったという結論になっても驚くべきことではない．このため，新しい治療に対する最初の臨床試験では，治療に反応しやすく，用量を最大限まで増やしてコンプライアンスも最良な患者を取り込む傾向にある．

比較群

介入の価値は，代替法との比較により判断される．問題は，比較群を設定しているかではなく，リサーチクエスチョンに対して適正かである．結

果は，1つあるいは複数の比較群の測定データを背景とする。

- 未介入：実験的治療を提供された患者での最終結果は，何も提供されなかった患者に比べより良いのだろうか。未治療群に対する治療群の比較は，特異的および非特異的な効果を含め，当該治療と研究に参加していることの総体的な効果を測定する。
- 研究に参加していること：実際に治療を受けた患者での結果は，単に研究に参加している患者より良いのだろうか。臨床試験での対象患者には特別な注意が払われる。人は，研究を理由に特別な興味と注意の対象となると，受ける介入の種類はなんであれ自分の行動を変える傾向がある。この現象は**ホーソン効果**(Hawthorne effect)といわれる。原因は明らかではないが，可能性としては，患者自身満足したい，達成感を得たい，ということが考えられる。また，臨床試験に自発的に参加する患者は，良い結果が得られるよう，与えられた役割を果たしたいと思うものである。
- 通常治療(usual care)：医師や患者の個人的な決断に拘らず，通常の診療で行われている治療を受けた患者に比べて，実験的治療を受けた患者で結果が良いのだろうか。通常行われている治療の有効性が実証されている場合には，このリサーチクエスチョンが唯一有意義(かつ倫理的)なものとなる。
- プラセボ治療：実験的治療を受けた患者は，**プラセボ**(placebo：外観や色，味，臭いが実験的介入と区別がつかず，特異的な作用を有さない介入)で治療された同様の患者よりも良い結果になるだろうか。プラセボの例としては砂糖の錠剤や生理食塩水の注入がある。効果があると思い込んでプラセボを受けると，術後の疼痛や嘔気，痒みのようなひどく不愉快な症状が約1/3の患者で緩和されたという報告があり，このような現象を**プラセボ効果**(placebo effect)という。プラセボを用いることには，どちらの介入を受けているのか対象患者の判断を難しくさせるという利点がある(後述の「盲検化」参照)。
- 他の介入：対照が，現今の最良の治療であることがある。"比較効果"研究のポイントは，新しい治療が，現在行われている治療より優ってい

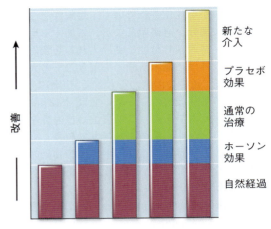

図9-4 治療全体の効果は，自然経過と，非特異および特異的反応の総和である

るかどうかである。

これら比較群についてのアウトカムの変化は，図9-4に示すように，累計的である。

治療の割り付け

交絡がなく，臨床上の介入による効果のみを研究する最良の方法は，患者を各治療群にランダムに割り付ける〔**ランダム割り付け**(random allocation)，**ランダム化**(randomization)ともいう〕ことである。患者は厳密に決められた方法—コイン投げに似た方法—によって，実験群と比較群のいずれかに割り付けられる。こうすることで，患者がどの治療群に割り付けられるかは，全く同じ(あるいは既知の)確率になる。

真に同じような群を作り出すことができるのはランダム化だけであり，患者のランダム割り付けに勝る方法はない。予後に関連するあらゆる要因は，研究以前からわかっていたか，あるいはあらかじめ測定されていたかに拘らず，すべての群に同じように分布する傾向がある。

研究の対象患者の人数が多ければ，長期的には，ランダム化は上述したような結果をもたらすことが多い。しかし，ランダム割り付けは各群が同一になることを保証するものではなく，特にランダム化の対象患者数が少ない場合，偶然性によって不均一が起こりうる。この種の"不運"が起こったかどうかを知るため，ランダム化比較試験

の論文の著者らは，治療群と対照群での様々な特性，特にアウトカムと関連性のあることがわかっている特性については，それらの頻度の比較表を示すことが多い。これらは治療が行われる以前の状態を表しており，治療群と対照群に等しく割り付けられるべきで，**患者基本特性**(baseline characteristic)と呼ばれる。

EXAMPLE

表9-1は，股関節手術後ハイリスク患者を対象に，輸血を自由裁量に任せた場合と限定的に行った場合の比較研究における患者基本特性を表す。登録された2,016名の術後患者は，心血管疾患のリスク要因あるいは貧血を有し，ハイリスクと判断された。主要アウトカムは死亡，あるいは補助がないと室内歩行ができないことのいずれかであった[6]。過去の研究や臨床経験から，それらアウトカムと関連していることがすでにわかっていたいくつかの特性を表9-1に示す。どの特性も，2つの治療群に同様に分布していた。少なくともいくつかの測定された特性について比較することで，ランダム化が適切になされ，死亡あるいは単独歩行不能に関するリスクが同様な複数のグループが作られたことの確信の度合いを強めることができる。

比較される複数の群に，重要な予後変数がほぼ同様に分布していることを確認することが重要である。大規模臨床試験において群間にかなりの違いが認められる場合は，ランダム化の過程で何らかの手違いが起こった可能性がある。偶然性によるわずかな違いであれば，データ分析による対応が可能である（第5章参照）。

状況によっては，特に小規模臨床試験の場合，"不運"な結果を招く可能性を減らすために，アウトカムと強く関連していることがわかっているいくつかの特性が，必ず治療群と対照群に同様に分布するようにすべきである。患者は同様の予後要因を持つ群（層）に集め，それぞれの層の中でランダム化—**層別ランダム化**(stratified randomization)という—を行う（図9-5）。結果としての群は，少なくとも層の作成に用いた特性については，確信を持って比較可能といえる。研究者の中には，"不運"による群間の違いはどのようなものであれあまり大きな違いではなく，データ収集後に数学的方法で補正できるとの理由から，この層別ランダム化を好まない者もいる。

ランダム化後に起こる相違

臨床試験の対象患者の中には，当初の計画どおり参加しない人もでてくる。研究の開始時点では当該疾患に罹っていると思われたものの，後になって当該疾患を有さないことがわかる人もい

表9-1 基本特性を比較する表の例：股関節手術後の輸血を自由に行った場合と限定的に行った場合のランダム化比較試験

特性	各群の特性の割合(%)	
	自由 (1,007名)	限定的 (1,009名)
年齢（平均）	81.8	81.5
男性	24.8	23.7
心血管疾患	63.3	62.5
タバコ＜600 mg/日	11.6	11.3
麻酔リスクスコア	3.0	2.9
全身麻酔	54.0	56.2
介護施設への入居	10.3	10.9

Carson JL, Terrin ML, Noveck H, et al. Liberal or restrictive transfusion in high-risk patients after hip surgery. N Engl J Med 2011；365：2453-2462 より

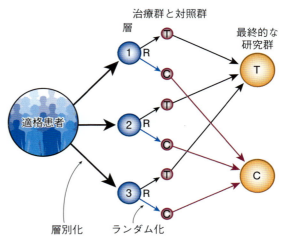

図9-5 層別ランダム化のダイアグラム
T：治療群，C：対照群，R：ランダム化

る。また，脱落する患者，割り付けられた治療を受けない患者，副作用や他の疾患のために試験から外れる患者，試験の中の異なる治療や研究とはまったく別の治療を受ける患者もいる。こうして，ランダム化直後には比較可能であった治療群が，時間が経過するにつれて，比較対象としは相応しくなくなってしまう。

患者が研究対象となっている疾患を有さない可能性

臨床試験においても実際の診療においても，想定している治療の対象となっている疾患を患者が本当に有しているか確定される前に，治療を始める必要があることが少なくない。

EXAMPLE

ヒドロコルチゾンは，敗血症性ショック患者，特にショックに対する副腎反応が異常―コルチコトロピン投与後の血漿中コルチゾール増加不良―患者での生存率を改善する可能性がある。治療は，検査結果が出る前に始めなくてはならない。イスラエルと欧州の研究者らは，ヒドロコルチゾンが敗血症性ショック患者の28日生存率を改善するかを研究した[7]。患者はヒドロコルチゾン群かプラセボ群のいずれかに割り付けられ，コルチコトロピン検査の結果が出る前に治療が開始された。この臨床試験に登録された敗血症性ショック患者499名のうち，233名（47%）が副腎不全を有していた。分析では，ランダム化されたすべての患者ではなく，ヒドロコルチゾンに反応したと思われる下位グループが，おもな分析対象となった。コルチコトロピンへの反応が乏しい患者群でのヒドロコルチゾン投与は，プラセボと比較して生存率に差がなかった。

コルチコトロピンへの反応はランダム化の前に存在していた特性であり，患者はランダムに割り振られていたため，ランダム化比較試験の利点は保持された。しかしながら，臨床試験の結果に貢献しない患者の登録とデータ収集という非効率を避けることはできなかった。また，研究対象となった患者数が減ったことから，たとえ生存率の差があったとしてもその検出はより難しくなった。とはいうものの，この種の臨床試験は，反応する可能性の高い患者群での治療効果は言うに及ばず，関連するすべてのデータが入手できる前に下さなくてはならない決断の結果についても情報を提供する重要な利点を有している（後述の「治療企図試験と実行説明試験」参照）。

コンプライアンス

コンプライアンス（compliance）とは，医療上のアドバイスに患者が従う度合いのことである。人によっては，この用語は医師患者間の従属関係を暗示することから，**遵守**（adherence）という用語のほうが好まれる。コンプライアンスは，ランダム化後に問題となる1つの患者特性である。

ノンコンプライアンスとは，有益なアドバイスを意図的に無視することを示唆するが，他の要因も関わる。患者は，薬物の種類や用量を誤って理解してしまうことがあり，処方薬を使い切ってしまっていたり，同じ薬物の複数様々な剤形を混同したり，さらには薬の購入代金や保険を持たないことがある。つまり，ノンコンプライアンスのために，理想的な状況下で示された治療法の有用性が制限される可能性がある。

一般的に，コンプライアンスは，治療とは関係なく予後を改善する。ランダム化臨床試験において，プラセボ治療に対するコンプライアンスが良い患者は，そうでない患者に比べてアウトカムが良かった[8]。

コンプライアンスは，病院外の医療ではとりわけ重要である。病院内では，患者の個人的行動を制限する様々な要因があり，患者のコンプライアンスを高める方向に作用する。一般的にいって，入院患者はより重篤で恐怖感を持っている。彼らは，慣れない環境の中で，命を含むあらゆることを病院スタッフの技術と配慮に任せている。加えて，病院では，医師，看護師，薬剤師の指示を患者が確実に守るようなシステムが構築されている。結果として，病棟における臨床経験やそれらに関する医学論文では，医師のアドバイスに従うことがより困難な病院外でのコンプライアンスの重要性が過小評価されがちである。

臨床試験では，典型的には，コンプライアンスの良い患者が選ばれる。プラセボが投与されてコンプライアンスの度合いが観察される**準備期間**

(run-in period)を設けることで，コンプライアンスが不良な患者を見出し，ランダム化の前に除外することができる。

クロスオーバー

患者はフォローアップの期間中に，ランダム化によって割り付けられた治療群から別の群に移動することがあり，この現象を**クロスオーバー**(cross-over)という。多数の対象患者が群間で移動してしまうと，割り付けられた群にとどまった場合の治療効果に比べて，観察される治療効果は小さくなってしまう。

併存介入

ランダム化後に，患者は研究の介入とは異なる他の介入を受けることがある。例えば，気管支喘息治療の研究で，患者は実験薬以外に，自宅におけるアレルゲン制御を最大限行うために，通常用いている様々な薬を用いることがある。このような介入が2群間で不平等に行われてアウトカムに影響した場合，割り付け時には存在しなかった2群間の系統的な違いが入り込む可能性がある。

盲検化

もし研究に関わる者が，どの患者がどの治療を受けているか知ってしまったなら，系統的に（バイアスのかかった方法で）自分の行動ないしアウトカムの報告を変えるかもしれない。この影響を最小限にする方法の1つが**盲検化**(blinding)である。これは自分がどの群に割り付けられたか研究の参加者に気づかせず，患者が行動変容を起こさないようにして，研究の内的妥当性を損なわない方法である。用語としては**マスク化**(masking)のほうがより適切かもしれないが，盲検化が以前からよく使われている。

盲検化は臨床試験では4段階で行われる（図9-6）。第一に，患者の割り付けを行う者が，これから割り付けようとする患者がどの治療群に割り付けられるのかあらかじめわかってしまう―つまり，ランダム化に反する―ことのないようにしなくてはならない。このタイプの盲検化を，**割り付けの隠匿**(allocation concealment)という。これを欠くと，研究者の中には，ルールに反して患者に適していると思われる治療法を行うという誘惑にかられる者もでてこよう。第二に，患者のコンプライアンスや自覚症状の報告に変化が起こらないよう，患者自身，どちらの治療を受けているのかわからないようにしなくてはならない。第三に，研究において患者の診療にあたる医師が，たとえ無意識的にであっても患者への対応を変えないよう，どの患者がどの治療を受けているかわからないようにしなくてはならない。最後に，アウトカムの測定に影響がでないよう，アウトカム評価を

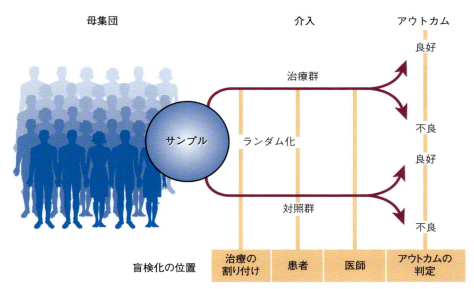

図9-6 ランダム化比較試験において盲検化が可能な位置

担当する研究者が，どの患者がどの治療を受けているのかを知らないようにしなくてはならない。

単一盲検（single-blind）や**二重盲検**（double-blind）という用語が用いられることがあるが，これらの意味は曖昧である。これらの用語を用いるよりも，どういうことを行ったのかを記述したほうがよい。盲検化しない臨床試験はオープン試験（open trial），あるいは，薬物を対象とした臨床試験の場合，**オープンラベル**（open label）試験といわれる。

薬物研究では，プラセボを用いることで盲検化が可能となることが多い。しかし，手術や放射線治療，食事，診療組織の有効性など，多くの重要な臨床上の疑問について患者と医師を盲検化することは，不可能ではないにせよ難しい。

盲検化が一見可能な場合であっても，問題を孕むことのほうが多い。β遮断薬による脈拍数の低下，他の薬物による消化管症状や傾眠といった生理的影響がきっかけになって，患者はどちらの治療—活性のある薬物なのか，プラセボなのか—に割り付けられたのか気づいてしまうことがある。

アウトカム評価

ランダム化比較試験はコホート研究の特殊型であり，したがって，臨床的に重要なアウトカムの代用として中間的アウトカムを用いることの危険性（第1章）はもちろん，これまでに述べてきたコホート研究での効果測定やバイアスに関する事柄（第5章）はランダム化比較試験にも当てはまる。

EXAMPLE

高密度リポ蛋白質（HDL）低値は心血管疾患のリスク要因である。薬物のナイアシンはHDL値を上昇させ，低密度リポ蛋白質（LDL）と中性脂肪（両者もまた心血管疾患のリスク要因）の値を低下させることから，シンバスタチンなどの"スタチン—LDL値を低下させるが，HDLあるいは中性脂肪には影響を与えない—"の服用に加えてナイアシンを服用すると心血管疾患の予防効果が高まるであろうと考えられた。シンバスタチンにナイアシンを加える治療のランダム化比較試験において，シンバスタチンのみを服用した患者群に比べて，ナイアシンが加えられた患者群ではHDL値がより高く，LDL値と中性脂肪値はより低かった[9]。しかしながら，主要アウトカムである統合心血管イベント（下記参照）の割合はナイアシンを加えた群で16.4%，シンバスタチン単独群で16.2%と，両群間で差がなかった。著者らは，"スタチンにナイアシンを加える治療法にはHDLコレステロールと中性脂肪の改善効果はあったものの，臨床上の増分利益はなかった"と結論づけた。

臨床試験では，主要アウトカムとして**統合アウトカム**（composite outcome）—互いに関係する複数のアウトカムで，1つのアウトカムとして扱われる—が測定されることがある。例えば，僧房弁閉鎖不全症の経皮的修復術と開胸手術を比較した研究における統合アウトカムは，治療後12か月の時点での，死亡と僧房弁手術，重度僧房弁逆流の3つが存在しないことである[10]。これにはいくつかの利点がある。統合アウトカム中の一つひとつのアウトカムは，生物学的にも臨床的にも相互に強く関連しあっていて，それらを切り離して考えることは不自然である。1つのアウトカム（例えば死亡）が存在すると，他のアウトカム（重度の僧房弁逆流）は起こりえない。1つのアウトカムイベントが複数の経路で起こる場合，研究によって治療効果を検出できる可能性が高い（第11章参照）。統合アウトカムの欠点は，一つひとつのアウトカムについての効果が不明確になることである。加えて，1つの要素によって結果の大部分が説明されることがあり，その場合には，介入が他の要素にも影響を与えているとの誤った印象を与えてしまう。これらすべての欠点は，単に統合したアウトカムだけでなく，その構成要素である一つひとつのアウトカムに対する効果を調べることで克服することができる。

臨床試験では，生存や疾患の寛解，機能の回復といった"ハードな"アウトカムに加えて，**健康関連QOL**（health-related quality of life）を**健康状態**（health status）に関する包括的統合指標で測定することがある。がん研究者共同グループが用いている簡単なQOL測定法を表9-2に示す。この"パ

表9-2 QOLの簡単な測定法。The Eastern Collaborative Oncology Groupによるパフォーマンススケール

パフォーマンス	定義
0	症状なし
1	症状あり，歩行は普通どおり可能
2	症状あり，1日の50％以下臥床
3	症状あり，1日の50％以上臥床
4	寝たきり
5	死亡

フォーマンススケール"は，症状に，歩行能力などの機能を組み合わせたものである。もっと複雑なものもあり，Sickness Impact Profileは100以上の項目と十数個のカテゴリーからなる。さらには，特定の疾患にのみ適用されるものもある。重要なことは，このような測定値が，死亡や疾患の再発などの"ハードな"測定値とともに報告されることによって，臨床試験の価値が高まることである。

臨床試験における効果の大きさを記述する方法を表9-3に示す。これらは，リスクと予後の総合指標と同様ではあるが，介入の結果としてのアウトカムの変化で異なってくる。

効能と効果

臨床試験での介入の結果は，理想的な状況下，あるいは実臨床の状況下のいずれかについて記述される（図9-7）。

第一に，治療は理想的な状況下で有効だろうか。この疑問に答えるための臨床研究を**効能試験**（efficacy trial）という。理想的な状況の要素には，提示された介入を受け入れ，忠実に指示に従い，可能な最良のケアを受け，併存疾患へのケアを受けることのない患者が含まれる。ほとんどのランダム化試験は，そのように計画される。

第二に，治療は通常の状況下で有効だろうか。この疑問に答えるための臨床研究を**効果試験**（effectiveness trial）という。効果試験には，患者ケアにおける通常の要素すべてが含まれる。患者は割り付けられた治療を受けないかもしれない。研究から脱落する患者もいれば，割り付けられた治療とは異なる治療を受けようとする患者もいる。医師も施設も最高とはいえないかもしれない。つまり，効果試験では，大部分の患者が実際に経験することになる結果が示される。効能と効果の違いは"実行格差—理想的なケアと通常のケアの差—"とされていて，それ自体，改善目標とみなされる。

通常，効果試験に先立って効能試験が行われる。その理由は，もし治療が最良の条件下で有効でなければ，通常の条件下で有効ということはあり得ないからである。そして，もし効果試験が最初に行われて効果がないという結果であっても，それは治療が最良の条件下でも有効でないのか，本当は有効なのに治療が行われていないのか，両方の可能性があるからである。

治療企図試験と実行説明試験

ランダム化比較試験の結果を解析し報告するにあたって，患者を最初にランダムに割り付けられた治療群に留めたまま行う方法と，実際に受けた治療群に組み入れて行う方法のどちらを採用すべきか，という問題がある（図9-8）。

リサーチクエスチョンの1つに，決断を下さなくてはならない時点において，どちらの治療を選

表9-3 治療効果の概要

概要の指標[a]	定義
相対リスク減少率	(対照群のイベント発生率−治療群のイベント発生率) / 対照群のイベント発生率
絶対リスク減少率	対照群のイベント発生率−治療群のイベント発生率
治療必要例数	1 / (対照群のイベント発生率−治療群のイベント発生率)

[a] 連続データが治療の前後で測定された場合，類似の測定は治療後の治療群と治療後の対照群の平均値，もしくは治療群と対照群の治療前後の値の差のどちらかに基づいて算出している

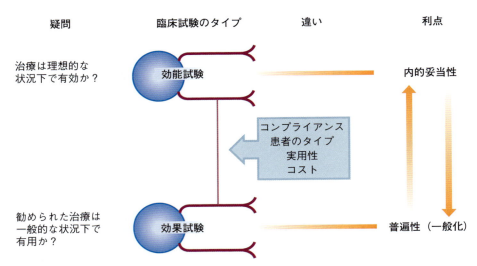

図9-7 効能と効果

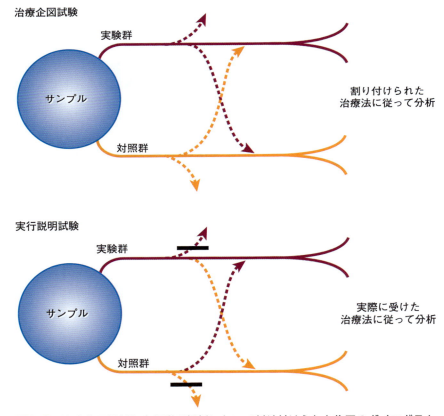

図9-8 治療企図解析と実行説明解析において割り付けられた集団のダイアグラム

択すればよいのか，というものがある．この疑問への回答は，受けるよう期待された治療を実際に受けたかどうかに拘らず，患者はランダムに割り付けされた群の一員として解析される．試験結果のこの解析方法を**治療企図解析**(intention-to-treat analysis)という．この方法の利点は，治療を申し出るべきかという，医師が実際に直面している疑問と合致していることである．加えて，比較されている群は最初にランダム化されたままであり，ランダム化比較試験のあらゆる利点を保持している．欠点は，割り付けられた治療を受けなかった患者が多い場合，その度合いに応じて効果の差が曖昧になりやすく，効果がわずかしかない，あるいは統計学的有意差がないといった誤った結論が引き出される可能性が高まるという点である．結果に有意差がなかった場合，問題が治療そのものにあるのか，患者が割り付けられた治療を受けなかったためなのかは不明なままである．

もう1つのリサーチクエスチョンは，実験的治療法それ自体が優れているかどうかである．この疑問に対する適切な対応は，患者がどの治療群に割り付けられたにせよ，実際に受けた治療の群に属するものとして解析を行うことである．この解析法は，単に割り付けされた治療ではなく，実際に受けた治療によって違いが生じるかを調べることから，**実行説明解析**(explanatory analysis)，または**パープロトコル**(per-protocol)と呼ばれる．この方法の問題点は，もし大部分の患者が割り付けられた治療を受けなかったなら，その研究はもはやランダム化比較試験ではなく，コホート研究にすぎないことである．実験的治療以外の群間の不一致が問題となるため，比較の妥当性を確保するためには，非実験的研究で行われるような限定，マッチング，層別化，補正などの方法を用いなくてはならない．

解析方法以外の試験の側面も関わるものの，一般的には，治療企図解析は効果を知りたい時，実行説明解析は効能を知りたい時に，より相応しい方法である．おもな解析方法は通常，治療企図解析であるが，実行説明解析も報告されている．双方とも正当な方法であり，どちらが適切なのかは，求められる疑問の種類によって決まる．これら2つの解析方法での結果は，臨床試験での患者のうち，割り付けられた治療を計画どおり受ける者の割合に応じたものとなる．

優越性，同等性，非劣性

ここまでは，ある治療法が他の治療法より優っていることを示そうとする**優越性試験**(superiority trial)について論じてきたが，ときに，最も重要な疑問として，ある治療法の効果が他の治療法の効果より劣っていないことを知りたい場合がある．典型的な例として，すでに評価が確立している薬物に比べて，新薬が安全性，価格，投与のしやすさなどの点で優っている時，もし効果が同等であれば，選択して用いられることとなるだろう．**非劣性試験**(non-inferiority trial)の目的は，他の研究でプラセボと比較して有効性が高いことが実証されている現在受け入れられている治療法に比べて，効果が劣っている可能性が低いことを，少なくとも臨床的に重要な範囲で示すことにある．疑問は新たな治療法が劣っていないかという一方向性のもので，優れているかは考慮しない．

ある治療法が他の治療法より絶対に劣っていないということを統計学的に確定することは不可能である．しかしながら，あらかじめ設定された"臨床的に重要な最小の差—臨床的に重要と考えられる効果の最小の差で，**劣性誤差**(inferiority margin)とも呼ばれる—"よりも効果が小さければ，研究によって除外することができる．実際，劣性誤差はこの臨床的な差と研究の統計学的な不正確さの双方を考慮する．次に，非劣性試験の例を示す．

EXAMPLE

イチゴ腫（フランベジア）は，アフリカ，アジア，南米の貧困農村地域で50万人以上の小児が罹患する感染症である．本症は慢性の変形性疾患で，主として皮膚，骨，軟骨を冒す．長時間作用性のペニシリンの静注が第一選択の治療であり，安価で，耐容性は良好である．しかしながら，資源が乏しい状況下では，静注には，主として必要な器材や人員の準備が難しいことと，静注手技によってHIVや肝炎などを引き起こす血液媒介性病原体を伝染させるリスクという欠点がある．効果的でより実践的な代替法を探るべく，パプア

> ニューギニアの研究者たちが，経口抗菌薬アジスロマイシンの単回投与とペニシリン静注を比較するランダム化比較非劣性試験を行った[11]．非劣性は，比率差の95%信頼区間以内（第11章参照）―ペニシリンに比べるとアジスロマイシンでは10%低くなる―と定義された．治癒率は，アジスロマイシン群で95%，ペニシリン群で93%であり，それらの差の信頼区間はアジスロマイシンが非劣性であるとの基準を満たした．より簡単な治療の効果がペニシリン静注に劣らないというエビデンスが得られ，1960年代の目標であった本症の駆逐が再度現実的なものとなった．

通常，優越性試験に比べて非劣性試験では，特に劣性誤差が小さいか，小さな差が存在する可能性を排除したい場合，規模の大きいサンプルが必要となる．また，例えば多数の患者が脱落あるいはクロスオーバーした試験や，アウトカム測定が不正確な試験での治療企図解析といった，比較される群間の差を小さくする傾向にある試験の場面では，非劣性である可能性を人為的に高める方向に働き，結果として，非劣性試験の力を弱めてしまう．

ランダム化試験の変型

クラスターランダム化試験（cluster randomized trial）では，医師ごと，病院ごと，診療所ごと，地域ごとなどと自然に形成される患者群（"クラスター"）がランダム化され，クラスターごとに割り付けられた治療を受けた患者でのアウトカムイベントが測定される．いくつかの理由から，クラスター内の患者個人ではなく，クラスターをランダム化するほうがより好ましいことがある．個人よりもクラスターをランダム化するほうがより現実的というだけのこともある．クラスター内の患者の特性が他のクラスターの患者より一致していれば，研究対象となっている治療は別として，この変動原因を研究では考慮せざるを得ない．もし患者がクラスター内でランダム化されたなら，患者あるいは患者の医師たちによって互いの治療について情報が交換され，行動に影響を与えてしまうであろう．例えば，1人の医師が，ランダム化されたある尿路感染症患者にはAという治療を，他の患者についてはBという治療を，果たしてうまく行うことができるだろうか．同様に，病院内のある集中治療室の患者には静脈内カテーテル感染症の予防策を行い，他の集中治療室では行わないという新たな計画を，医師たちは双方の集中治療室の患者をケアしている状況下で，果たして策定できるだろうか．このような理由から，条件によっては，患者ではなくクラスターをランダム化するほうが望ましいことがある．

通常（"並列群"）のランダム化比較試験には，その変型版が存在する．**クロスオーバー試験**（crossover trial）では，ランダムに割り付けられる2つの治療の一方を患者が受け，その後もう一方の治療を受ける．もし最初の治療の効果が短時間で消失する，あるいは2つめの治療を受ける時までには消失（"wash-out"）していると考えられる場合には，患者が受ける治療の順番はランダムに決めてよい．そうすることで，治療効果以外の患者群間の違いを制御することができる．

試験結果を患者個人に適用する

臨床試験は，どのような事柄が起こるのかの平均値を表す．多数の患者が体験した事柄をまとめて利用しようとするものであるが，個別にみると，患者はそれぞれ異なっていて，また試験結果が適用される患者も異なっている．治療効果について，患者の個別性をより綿密に考慮して予測するには，どうすればよいのだろうか．

サブグループ

臨床試験において，対象患者は，年齢や疾患の重症度，併存疾患といった治療効果に差を生じると考えられる特性（あるいは特性の組み合わせ）によって，サブグループに分類される．つまり，データは，効果修飾の要因ごとに分析される．そのようなサブグループの数はサブグループ内の患者数―合理的で安定した推定値が得られるだけの，十分な数でなければならない―によって決まる．サブグループを定義する特性がランダム化する時点でわかっている場合は，各サブグループ内で，患者はランダムに治療に割り付けられる．つまり，実質的には，臨床試験の中で小さな臨床試

験を行っているようなものである。一人ひとりの患者の特性（例えば，重症の高齢患者ではあるが，併発疾患は有さない）についてマッチさせるうえでは，臨床試験全体について行うよりも，サブグループのどれかについて行うほうがより精密なものとなる。マッチさせたサブグループでの治療効果は個々の患者での近似値により近づき，第11章で述べるように，偽陽性と偽陰性という統計リスクのみが関わるようになる。

患者個人での効果

　患者集団について統計学的には有効な治療であっても，個々の患者では有効でないこともある。したがって，眼前の患者で治療を開始するかを妥当な方法で行われた臨床試験の結果をもとに決めるのは非常に合理的であるが，その治療を継続するかどうかは，当該患者での治療が奏効しているかという実際の経験に基づくほうがよい。個々の患者を診療する際に，次のような点について自問することが勧められる。

- 当該治療は，（ランダム化比較試験によって）あらゆる患者について有効であることがわかっているか。
- 眼前の患者に似た患者で，平均すると，その治療が有効だとわかっているか。
- その治療は，眼前の患者で効いているか。
- 得られる利益は，（患者の価値観や選好による）不快やリスクを超えるものか。

　これらの疑問を考え，単に研究結果だけに頼るようなことをしなければ，正当な根拠を欠く治療を選択したり，悪い結果が出ているにも拘らずいったん開始した治療に固執したりすることが避けられる。

1人の患者を対象とした試験

　バイアスと偶然性に細心の注意を払った科学的に厳密な臨床試験を，1人の患者のみを対象に行うこともできる。この方法は**1人の患者を対象とした試験**（trials of $N=1$）といわれ，臨床現場では昔から行われている試行錯誤的なやり方の改善版である。患者に，活性のある薬物あるいはプラセボのどちらかをランダムに，短期間投与する。どちらの薬が投与されているのかについては，患者も医師も盲検化される。単純にどちらの治療を好むか，あるいは点数化された症状といったアウトカムを，それぞれの投与期間の終わりに評価する。そのような治療を数多く行った後，通常のランダム化比較試験の場合と同様，反応パターンについて統計学的に解析する。この方法は，個々の患者のケアを決めるうえで，疾患の活動度が予測不能で，治療への反応が速やかで，期間を超えて治療効果が持ち越されない場合に有用である。この方法を用いることができる疾患の例として，片頭痛，気管支喘息，線維筋痛症が挙げられる。理論的には大変魅力的ではあるが，この1人を対象とした試験が行われることはまれで，研究結果が発表されるのはさらにまれである。

ランダム化比較試験の代替法

　ランダム化比較試験は介入の有効性を証明するうえでのゴールドスタンダードである。観察された結果の説明として，介入以外の別の原因である交絡を決定的に排除できるのは，大規模ランダム化比較試験のみである。

ランダム化試験の限界

　しかしながら，うまく実施されたランダム化比較試験がいくつかあったとしても，疑問の解決にはならない。例えば，30年以上にわたって21のランダム化比較試験（そのうちの1つを本章で述べた）が行われた敗血症性ショックに対するコルチコステロイドの有効性は，いまだ解決されていない。試験結果が様々になる理由には，薬物の用量や投与期間の違い，相対的副腎不全を有する患者の割合の違い，さらにはアウトカムがショックからの回復なのか生存なのか，などが関連しているようである。つまり，臨床試験の扱う疑問は，総論的には同じでも，具体的にはずいぶん異なっているのである。

　臨床試験は実践の段階でも制限を受ける。臨床試験は費用がかかり，2011年のデータでは，薬物の臨床試験での患者1人当たりのコストは50,000ドルと推定され，何億ドルもかかった大規模試験もある。物流や管理の面でも凄まじく，特に複数の施設による共同研究では，異なる研究現場で同

一の方法を維持し，割り付けの隠匿をうまく実施することは難しい。ランダム化自体が，試験の遂行そのものではなく，参加者全員にバイアスなく参加してもらううえで障害となる。ランダム化試験が治療の有効性について決定的な証拠を欠く場合の確立された方法として認められている現在，患者のランダム化について患者自身を説得するのはとりわけ難しい。

これらの理由から，医師が下す重要な治療決断の中には，臨床試験が行われていないものが少なくない。たとえそうであっても，決断は下されなくてはならない。ランダム化比較試験に代わる方法はあるのだろうか？　それらは信頼できるのだろうか？

介入の観察研究

複数の治療法の中の1つが最も有望であるとのコンセンサスがない場面では，患者個人と医師の意向に従って，様々な治療が行われる。そのため，通常の診療では多くの患者が様々な治療を受け，その効果も様々ということになる。そのような患者での経験が記録され正確に分析されると，ランダム化比較試験から得られる情報を欠く分を補うことができ，どのようなテーマについて臨床試験が不足していて，新たな臨床試験が必要なのかがわかる。

EXAMPLE

非小細胞肺がんは高齢者に多い。進行がん患者では，緩和的化学療法によって余命が延長されるものの，高齢者では，若年患者に比べて発熱や感染症，神経傷害，深部静脈血栓症(DVT)などの副作用の頻度が高いのではないかとの危惧から，緩和的化学療法が行われる頻度が低い。地域の高齢患者で副作用の頻度が本当に高いのかを調べる目的で，研究者たちが，副作用以外はすべての点について同じ患者群について，肺がん診療とアウトカムに関するコホート研究のデータを分析した[12]。どの研究においても副作用の可能性の低い化学療法が行われたが，化学療法を受けた高齢患者の数は少なく，治療前の副作用は比較的少な く，比較的侵襲度の低い治療を受けていた。それでも，高齢患者での化学療法後の副作用の発生率は，若年患者に比べて34～70％高かった。このことは，年齢とともに罹患頻度が上がる他の併存疾患とは無関係—併存疾患について調整した後も結果は同様であった—であり，年齢に伴う臓器機能の低下との関連性がより強かった。治療の益が副作用の発生率を上回る価値があるかは，別に考える必要がある。

しかし残念なことに，治療の観察研究で交絡を確実になくするのは難しい。治療の選択は，疾患の重症度，併存疾患，地域や領域での好み，患者の協力など，非常に多くの要因が関わる。異なる治療を受ける患者は，治療そのものだけではなく，他にも異なる点が多い。

とりわけ扱いが難しいのは，何であれ観察されたアウトカムの原因が，治療のみではなく，医師に治療選択を迫る理由(適応)にある場合であって，**適応による交絡**(confounding by indication)—ときに，逆原因(reverse causation)—と呼ばれる。例えば，手術でのリスクが低い，あるいはあまり激烈な疾患でないとの理由から，新たな手術手技によって恩恵を被る可能性が非常に高くみえる患者には，そのような外科手術が勧められる可能性がある。他の交絡因子の場合と同様，治療選択の理由がわかる範囲内で，交絡因子への配慮が可能である。

EXAMPLE

インフルエンザは，小児気管支喘息患者での気管支攣縮を悪化させる。インフルエンザ予防接種が推奨されるが，おそらく複数の観察研究が示唆しているように，予防接種が気管支喘息を悪化させるのではないかとの危惧から，気管支喘息を有する小児患者の多くは予防接種を受けようとしない。この関連性は，適応による交絡の結果—つまり，気管支喘息の重症度が高い小児では，予防接種を受ける可能性と気管支喘息の悪化を経験する可能性の，双方の可能性が高くなる—かもし

れない。この可能性を検証するために，研究者たちは，インフルエンザ3シーズンにわたって，4つの大規模健康維持機構(health maintenance organization)の1〜6歳の小児を対象に，インフルエンザ予防接種と気管支喘息悪化の関係を調べる母集団に基づくコホート研究を行った[13]。粗(未調整)分析では，予防接種を受けた患者での気管支喘息悪化率は，予防接種を受けなかった患者に比べると2〜3倍高かった。年齢，性別，所属健康維持機構，暦日，気管支喘息の重症度(服用薬と医療機関の受診頻度に基づく)，予防的行為などで調整するとリスクは小さくなったが，それでも高いままであった。気管支喘息の重症度についてより精度の高い調整を行うために，予防接種後2週間以内の気管支喘息悪化の頻度と，同じ小児患者における予防接種後2週間以降での気管支喘息悪化の頻度とを比較した。この解析では，対象となった小児患者は，自分自身が対照となった。結果としての相対リスクは，予防接種が予防的であることを示すもので，各シーズンについてそれぞれ，0.58，0.74，0.98であった。ランダム化比較試験の結果は，インフルエンザ予防接種が気管支喘息悪化の原因である可能性は低いと要約できよう[14]。

臨床データベース

ときに，膨大な数の患者のベースライン特性とアウトカムを含むデータベースが利用できることがある。医師は，データベース内である患者と似た患者の特性をマッチさせ，アウトカムを調べることができる。データベースの使用が正式な研究の一部でない場合，交絡と効果修飾の説明はできないが，厳選されたほとんどの臨床試験と異なり，予測することは実際の患者についてのものであるという利点がある。

ランダム化研究対観察研究？

観察研究はランダム化比較試験の代替法として信頼できるだろうか？ ゴールドスタンダードとしての対照試験によって，ほとんどのリサーチクエスチョンに対する観察試験の大部分は正しい答えを引き出す。しかしながら，劇的な例外がある。例えば，観察研究は一貫して抗酸化ビタミンが低心血管リスクと関連していることを示してきたが，大規模ランダム化比較試験はそのような効果がないことを示してきた。したがって，医師は，頼れるランダム化比較試験が行われていない場合，治療効果に関する観察研究を指針としうるが，健全な疑念を持ち続けるべきである。

介入についてのよく計画された観察研究は，通常のランダム化比較試験の欠点を補うという強みがある。治療の提案ではなく，実際に行った治療の効果を調べる。通常は，実際の人口中，あるいは臨床や地域のありのままの人々が対象となるため，厳しい登録基準や除外基準がない。疾患やアウトカムが生じるまでの期間によっては，臨床試験よりも追跡が長期間にわたることがしばしばである。治療と生じるアウトカムの特徴を生かすことで，観察研究(特に，診療記録を用いる症例対照研究とヒストリカルコホート研究)は，ランダム化比較試験よりも早く臨床上の疑問への答えを出すことができる。もちろん，費用も少なくて済む。

理想的なランダム化比較試験が最高のスタンダードとみなされているため，治療に関する観察研究は，同じ疑問に対するランダム化比較試験のデザインにできるだけ近づけるべきと考えられてきた[15]。もし研究がランダム化比較試験であったなら，取り込み基準と除外基準(例えば，どちらかの介入が禁忌である患者の除外)はどうなるのか，曝露を精緻に定義するとどうなるのか，脱落とクロスオーバーはどのように扱うのか，などの疑問が生じよう。そのようにして行われた観察研究は，すべての弱点を克服できるわけではないが，少なくとも科学的厳密性はより高くなるであろう。

臨床試験の相

薬物に関する臨床試験は，慣習的に，行われる順に3相に分けられる。**第Ⅰ相試験**(phase Ⅰ trial)は，(少なくとも高頻度の重篤な副作用に対して)耐容性があることを示し，安全な用量の範囲を同定することを目的として，ごく少人数の患者を対象にして行われ，対照群は置かれない。**第Ⅱ相試験**(phase Ⅱ trial)は，薬物の効能や用量依存関係の情報を得るために行われる。この試験には対照群が置かれることもあるが，治療群の患者が非常

に少ないため，主だった治療効果以外は検出できない。**第Ⅲ相試験**(phase Ⅲ trial)はランダム化比較試験であり，薬物の効能や一般的な副作用の発生率に関する決定的なエビデンスを得るために行われる。この試験では，臨床的に重要な治療効果を検出するために十分な数，ときには数万もの患者を対象にして行われ，その結果は通常，医学雑誌に発表される。

第Ⅲ相試験は，まれな副作用の発現率の差を検出できるほどには大規模ではない（第11章「統計学的パワー」参照）。したがって，薬物が一般診療で用いられるようになってから，多数の患者の観察が必要となる。このプロセスは**市販後サーベイランス**(postmarketing surveillance)といわれる。

復習問題

各設問について，正しいのはどれか。

9.1 気管支喘息の治療で広く用いられている2つの薬物を比較するランダム化比較試験が行われた。300名の患者が登録され，適格基準は広範囲にわたっていた。登録後，割り付けられた治療群については，患者の盲検化を行わなかった。治療内容は，研究対象の薬物を除けば，医師と患者が自由に決めた。アウトカムは，簡便な質問票を用いて喘息関連QOLを測定した。この臨床試験はどれか。
   A．実用臨床試験
   B．大規模単純試験
   C．効能試験
   D．同等性試験
   E．非劣性試験

9.2 急性心筋梗塞の治療として，血管形成術と溶解療法とを比較するランダム化比較試験が行われた。著者らは，「治療企図解析を行った」と述べている。この解析方法の利点はどれか。
   A．実際に患者が受けた治療の効果を示す。
   B．治療効果を過小評価する可能性が低い。
   C．研究から脱落した患者の影響を受けない。
   D．実際にどの治療を受けたかどうかに拘らず，割り付けられた治療の結果を示す。
   E．理想的な環境下において治療の効果があるかどうかを示す。

9.3 ランダム化比較試験において，コルチコステロイドが投与された髄膜炎患者では，死亡，聴力低下，神経学的後遺症の出現率などが低かった。比較のためランダム化されたのはどれか。
   A．ランダム化時点で，重症髄膜炎に罹患している患者群。
   B．他の治療を受けた患者 vs. 他の治療を受けなかった患者
   C．ランダム化後，研究対象として試験にとどまった患者 vs. 脱落した患者
   D．治療薬に反応した患者 vs. 治療薬に反応しなかった患者
   E．治療薬を服用した患者 vs. 治療薬を服用しなかった患者

9.4 患者から，突然死のリスクを減らすために運動プログラムを始めたほうがよいのか相談を受けた。この疑問に関するランダム化比較試験を探したが，見つかったのは観察研究のみであった。運動をしている人としていない人での突然死発生率とを比較したコホート研究もあれば，突然死した人々とマッチさせた対照群とでの運動パターンを比較した症例対照研究もある。ランダム化比較試験に比較して，上記のような観察研究の利点でないのはどれか。
   A．報告された効果は，実際に介入を受けた患者についてのものである。
   B．過去に違う目的で収集されたデータを用いて研究を行えることがある。
   C．研究結果は，普通の現実的な状況に適用できる可能性がある。
   D．複数の治療群の予後は，それぞれの治療による影響を除けば，同様である。

E．容易に大規模なサンプルサイズを達成できる。

9.5 糖尿病患者を対象とした下肢合併症低減プログラムのランダム化比較試験において，40歳未満の患者，30歳以前に発症した患者，高血糖に対して特定の治療を受けている患者，他の重症疾患や障害を有する患者，準備期間中に処方された治療を遵守しなかった患者などが除外された。この研究の利点はどれか。
A．治療企図解析が可能となる。
B．選択バイアスを避ける。
C．研究の普遍性を高める。
D．効果試験が可能となる。
E．研究の内的妥当性を高める。

9.6 治療企図解析でできないのはどれか。
A．実験的治療を実際に受けた場合の効果を比較する。
B．実験的治療を提示することの効果を比較する。
C．治療効果についてランダム化を行い比較する。

9.7 ランダム化比較試験の論文を読んでいるあなたは，その研究で用いられている層別ランダム化が果たして内的妥当性を高めるか疑問に思った。層別ランダム化がとりわけ有益な研究はどれか。
A．対象患者が多数に上る研究。
B．基本変数のうちの1つが予後と強く関連している研究。
C．治療群への割り付けが盲検化されていない研究。
D．脱落する患者が多数に上ると予想される研究。
E．治療企図解析が計画されている研究。

9.8 ランダム化比較試験の結果を，患者が実際に受けた治療について解析している。この解析方法を最も適切に表すのはどれか。
A．優越性試験
B．治療企図解析
C．実行説明解析

D．第I相試験
E．オープンラベル試験

9.9 ランダム化比較試験によって，プラセボに比べてβ遮断薬はあがり症に対してより有効なことが明らかになった。β遮断薬を服用すると徐脈となりだるさを感じるという副作用がわかっている。盲検化が可能なのはどれか。
A．患者の主治医。
B．患者を治療群に割り付ける研究者。
C．研究に参加する患者。
D．アウトカムを判定する研究者。

9.10 2種類の薬物についてランダム化比較試験を行う論理としての"均衡"を最もよく表しているのはどれか。
A．両薬物とも，同様に効果的であることがわかっている。
B．片方の薬物の毒性がより強いことがわかっている。
C．どちらの薬物についても他方の薬物よりも効果的であるとはわかっていない。
D．一方の薬物がより効果的であるとわかってはいるが，もう一方の薬物のほうは副作用が少なく服用しやすい。

9.11 抗生物質Aは，市中肺炎に対する確立された治療薬であるが，高価でかつ多くの副作用を引き起こす。最近になって，市中肺炎に対して抗生物質Bが新たに開発され，より安価で副作用も少ないものの，抗生物質Aに比べてどのくらい効果があるのかは不明確である。抗生物質Bを評価するための最適の臨床試験はどれか。
A．優越性試験
B．クロスオーバー試験
C．クラスター試験
D．非劣性試験
E．同等性試験

9.12 冠動脈疾患に対する2種類の薬物のランダム化比較試験において，主要アウトカムとして，急性心筋梗塞と重症狭心痛，そして心臓死の統合アウトカムが用いられた。こ

の方法のおもな利点はどれか。
- A．個々のアウトカムに比較して，アウトカムイベントの頻度が高くなる。
- B．すべてのアウトカムが，介入によって同等の影響を受ける。
- C．臨床試験の結果の普遍性の度合いが高まる。
- D．個々のアウトカムの重要性に変わりはない。
- E．アウトカムの1つがまれにしか起こらない場合，他のアウトカムがそれを補う。

9.13 小児細気管支炎に対する2つの治療方法に関するランダム化比較試験において，200名の小児の基本属性は，ランダムに割り付けられた2グループ間でやや異なっていた。この所見を説明できるのはどれか。
- A．ランダム化における"不運"。
- B．割り付け隠蔽の破綻。
- C．上記の両方。
- D．上記のどちらでもない。

9.14 通常，第Ⅲ相の薬物試験で判明するのはどれか。
- A．用量と効果の関係。
- B．まれな副作用の発生率。
- C．効能あるいは効果。
- D．服用可能な用量の範囲。

9.15 治療効果に関して，観察研究に比べてランダム化比較試験のおもな利点はどれか。
- A．倫理的な課題が少ない。
- B．交絡の予防。
- C．通常の診療に似ている。
- D．早く結論が出る。
- E．安価。

➡ 解答は付録を参照。

参考文献

1. Action to Control Cardiovascular Risk in Diabetes Study Group, Gerstein HC, Miller ME, et al. Effects of intensive glucose lowering in type 2 diabetes. N Engl J Med 2008；358：2545-2559.
2. Allen C, Glasziou P, Del Mar C. Bed rest：a potentially harmful treatment needing more careful evaluation. Lancet 1999；354：1229-1233.
3. Hawkins G, McMahon AD, Twaddle S, et al. Stepping down inhaled corticosteroids in asthma：randomized controlled trial. BMJ 2003；326：1115-1121.
4. Lamb SE, Marsh JL, Hutton JL, et al. Mechanical supports for acute, severe ankle sprain：a pragmatic, multicentre, randomized controlled trial. Lancet 2009；373：575-581.
5. Dykes PC, Carroll DL, Hurley A, et al. Fall prevention in acute care hospitals. A randomized trial. JAMA 2010；304：1912-1918.
6. Carson JL, Terrin ML, Noveck H, et al. Liberal or restrictive transfusion in high-risk patients after hip surgery. N Engl J Med 2011；365：2453-2462.
7. Sprung CL, Annane D, Keh D, et al. Hydrocortisone therapy for patients with septic shock. N Engl J Med 2008；358：111-124.
8. Avins AL, Pressman A, Ackerson L, et al. Placebo adherence and its association with morbidity and mortality in the studies of left ventricular dysfunction. J Gen Intern Med 2010；25：1275-1281.
9. The AIM-HIGH Investigators. Niacin in patients with low HDL cholesterol levels receiving intensive statin therapy. N Engl J Med 2011；365：2255-2267.
10. Feldman T, Foster E, Glower DG, et al. Percutaneous repair or surgery for mitral regurgitation. N Engl J Med 2011；364：1395-1406.
11. Mitja O, Hayes R, Ipai A, et al. Single-dose azithromycin versus benzathine benzylpenicillin for treatment of yaws in children in Papua New Guinea：an open-label, non-inferiority, randomized trial. Lancet 2012；379：342-347.
12. Chrischilles EA, Pendergast JF, Kahn KL, et al. Adverse events among the elderly receiving chemotherapy for advanced non-small cell lung cancer. J Clin Oncol 2010；28：620-627.
13. Kramarz P, DeStefano F, Gargiullo PM, et al. Does influenza vaccination exacerbate asthma. Analysis of a large cohort of children with asthma. Vaccine Safety Datalink Team. Arch Fam Med 2000；9：617-623.
14. Cates CJ, Jefferson T, Rowe BH. Vaccines for preventing influenza in people with asthma. Available at http://

summaries.cochrane.org/CD000364/vaccines-for-preventing-influenza-in-people-with-asthma. Accessed July 26, 2012.

15. Feinstein AR, Horwitz RI. Double standards, scientific methods, and epidemiologic research. N Engl J Med 1982;307:1611-1617.

第 10 章

予防

> 患者が医師に助けを請うなら，医師は最大限のことをする。
> 医師は，医学知識が不十分なことへの責任はない。
> しかしながらスクリーニングについては，状況が異なる。
> 医師は，スクリーニングを受けた人々のかなりの者で疾患の自然歴が変わるという決定的なエビデンスを持っていなくてはならない。
>
> —Archie Cochrane・Walter Holland, 1971

KEY WORD

予防的ケア	有病率スクリーニング	偽陽性のスクリーニング検査結果
予防接種	発生率スクリーニング	ラベリング効果
スクリーニング	リードタイムバイアス	過剰診断
行動カウンセリング	レングスタイムバイアス	前疾患
化学予防	コンプライアンスバイアス	偶発腫（インシデンタローマ）
一次予防	プラセボ遵守	質調整余命
二次予防	中間期がん	費用効果分析
三次予防	検出法	
サーベイランス	発生法	

医師の多くは病気を治そうと思って，医学に魅せられる。しかしよくよく考えると，多くの人々は，そもそも病気に罹らないこと，そしてもし病気に罹るのが避けられない場合には，早期に発見して害が及ぶ前に治すことを希望するであろう。そのためには，リスク要因を見出して修正し病気の発生を回避できるよう，あるいは病気をその萌芽期に発見して早期に治療を行って病気を予防できるよう，症状のない人々が検査を受けることになる。このような活動が診療の一部として行われることを**予防的ケア**(preventive care)という。

予防的ケアは日常診療において大きな部分を占める[1]。医師は，その基盤となる概念と内容を理解しなくてはならない。「先生，私はどれくらい運動をすればいいのでしょうか？」，「抗酸化物質は心疾患の予防に役立たないとの研究結果が出たと聞きました。先生はどう思われますか？」，あるいは「新聞でカルシウムスキャン（骨密度検査）の広告を見ました。私もその検査を受けるべきでしょうか？」といった患者からの質問に，医師は答えられるようにしておかなくてはならない。

臨床医学における予防の科学的手法の大部分は，本書でも，特にリスク，診断検査の利用，疾患の予後，介入の有効性の基本原理などについて，すでに扱ってきた。本章ではそれらの基本原理や戦略のうち，予防に関連する部分について詳述する。

臨床状況下での予防活動

診療場面における予防的ケアの活動には，咽頭痛を訴えて来院した患者の血圧を測定する，ある

いは皮疹の治療を受けた高齢患者に肺炎球菌の予防接種を指示する，といった具合に，患者の治療に組み込まれて行われることが多い．ときには，予防的ケア自体を目的とした，一年に一回の身体検査，定期健診，予防検診などの受診計画も立てられる．

臨床予防の種類

臨床予防のおもな種類としては，予防接種，スクリーニング，行動カウンセリング（ライフスタイル―生活習慣―変容と呼ばれることもある），化学予防の4つがある．これらはすべて，生涯にわたって適用される．

予防接種

小児期は，15種類の疾患を予防するための**予防接種**(immunization)が，小児科受診のおもな理由となる．最近になって，子宮頸がん予防のためのヒトパピローマウイルス(Human papillomavirus：HPV)予防接種が思春期女性を対象に開始された．成人では，インフルエンザ，肺炎球菌肺炎，A型肝炎，B型肝炎の予防接種はもちろんのこと，ジフテリア・百日咳・破傷風(DPT)ブースターもある．

スクリーニング

スクリーニング(screening)とは，無症状の患者で疾患あるいはリスク要因を見出すことをいう．スクリーニングは胎生期（高齢の妊婦における胎児のダウン症候群の検査など）から開始され，生涯にわたって（例えば，高齢者での聴力検査）続けられる．本章の後半部分で，スクリーニングの科学的原理について述べる．

行動カウンセリング（ライフスタイルの変容）

医師は，ライフスタイル変容の動機づけをもたらすための効果的な**行動カウンセリング**(behavioral counseling)を行うことができる．医師は患者に禁煙，賢明な食事，運動，安全な性行為に関するカウンセリングを行う．予防目的でこれに時間を割く前に，(ⅰ)行動変容によって当該病態のリスクが小さくなること，(ⅱ)カウンセリングによって行動変容がもたらされることの，根拠を把握することが重要である（後述の「予防のレベル」を参照のこと）．

化学予防

化学予防(chemoprevention)とは，疾患を予防するために薬物を用いることをいう．これは生命開始の初期から，疾患の予防に用いられ（例えば，胎児期の神経管欠損を予防するための妊娠期の葉酸摂取，新生児淋菌眼炎を予防するために全新生児に投与される抗菌薬目薬），成人でも一般的に用いられる（例えば，心筋梗塞を予防する目的の低用量アスピリンの内服，高コレステロール血症に対するスタチン製剤の投与）．

予防のレベル

メリアム-ウェブスター辞典では，予防を"予防あるいは妨害する行為"，"何かが起こらないようにする行為あるいは実践"と定義している[2]．これによれば，医療活動のほとんどすべては予防と定義できる．医師の使命は，突き詰めれば，死亡，疾病，障害，不快，不満足という5Ds（第1章参照）の発生を予防することに向けられている．しかしながら臨床医学では，予防の定義は，伝統的に特定の疾患を有さないことがわかっている人々における介入に限られてきた．予防は，一次，二次，三次の3つのレベルで定義されてきた．（図10-1）．

一次予防

一次予防(primary prevention)とは，原因を除去することによって病気がまったく起こらないようにすることである．プライマリケアで一般的な一次予防活動には，伝染性疾患を予防するための

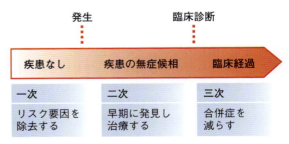

図10-1 予防のレベル
一次予防は疾患の発生を予防する．二次予防は無症候時に疾患を発見し治す．三次予防は疾患の合併症を減らす．

予防接種，薬物，行動カウンセリングなどがある。最近，肥満症の合併症を予防するための手術や，特定の遺伝子変異を有する女性で卵巣がんや乳がんを予防するための卵巣摘出術や乳房摘出術といった予防的手術が，頻繁に行われるようになってきた。

一次予防により，小児期の感染症の多くが駆逐された。米国の男性の多くが，一次予防によって，2つの主要死因疾患—肺がんと心血管疾患—による死亡を免れてきた。肺がんによる死亡率は，1991〜2007年にかけて25％低下し，25万人の死亡が予防されたと推定されている[3]。この減少は，成人の禁煙傾向に伴って起こったもので，組織的なスクリーニングが行われることも，肺がんの治療による生存率が著しく改善することもなかった。過去数十年間で半減した心疾患による死亡率[4]は，診療内容が進歩したからではなく，禁煙，降圧薬やスタチン薬の使用といった一次予防の成果である。現在では，子宮頸がん，肝細胞がん，皮膚がん，乳がん，骨折，アルコール依存症などについても一次予防が可能である。

患者が健康的なライフスタイルを採用するのを支援する一次予防は，1つの介入で複数の疾患が予防できるという特質がある。禁煙は肺がんを減らすだけでなく，他の肺疾患，他のがん，とりわけ心血管疾患をも減らす。適切な範囲に体重を維持することで，心血管疾患と数種類のがんはもとより，糖尿病と変形性関節炎も予防できる。

地域レベルでの一次予防も効果的である。その例としては，生徒の予防接種義務化，公共建築物内での禁煙，水道水の塩素化やフッ素化，自動車運転中のシートベルト着用およびバイクや自転車運転時のヘルメット装着の法制化などが挙げられる。一次予防活動の中には，特定の職場（耳栓や防塵マスクの使用），学校（予防接種），特定の医療現場（血液バンクでのB型肝炎，C型肝炎，HIV感染などを検出するための検査）で行われるものもある。

交通事故での傷害のように，地域ぐるみのアプローチが有効な問題もある。また，淋菌性新生児眼炎の予防のように，臨床場面で有効なものもある。さらには，地域ぐるみの対応を臨床的なアプローチで補完できることもある。禁煙については，医師が患者一人ひとりの禁煙を援助する一方で，公教育や規制，課税によって十代の若者の喫煙開始をくい止める。

二次予防

二次予防（secondary prevention）では，無症状で早期治療が有効な病初期に，病気を検出する。二次予防は，スクリーニング検査と追跡診断，および当該病態の治療という2つの段階からなる。例えば，無症状の人を対象としたHIV検査や通常診療でのパパニコロウ塗抹検査である。二次予防のほとんどは臨床現場で行われる。

前述のように，スクリーニングは，無症状の人に用いて結果が出るまでにあまり時間をとられない病歴聴取（例えば，喫煙の有無に関する質問），身体診察（例えば，血圧測定），検体検査（例えば，糖尿病患者での尿蛋白検査）やその他の手技（例えば，骨密度検査）を用いることによって，新たに病気やリスク要因を見出す。スクリーニング検査は，一見健康な人々を，検査が対象としている疾患あるいはその疾患のリスク要因を有する可能性が高い人と低い人とに分類する。二次予防では必ず，そして一次予防と三次予防では場合によって，スクリーニング検査は施行される。

スクリーニング検査は通常，診断を目的としたものではない。医師あるいは患者が，検査結果が異常と出たとしても精密検査や必要な治療を受ける気がない場合，絶対にスクリーニング検査は施行するべきではない。

三次予防

三次予防（tertiary prevention）は，病気の存在が明白になったあと，さらに悪化するのを防いだり，あるいは合併症を減らしたりする臨床活動である。その例として，心筋梗塞から回復した患者の死亡リスクを減らすためのβ遮断薬の使用が挙げられる。事実上，三次予防は治療と同義語にすぎないが，この場合の治療は，時間単位や日単位での健康効果ではなく，月単位や年単位での効果を目指したものである。例えば，糖尿病患者での優れた治療とは，血糖値のコントロールだけではない。他の心血管リスク要因（例えば，高血圧，高コレステロール血症，肥満，喫煙）を探して治療することで，単に血糖値をうまくコントロールすることと同様か，あるいはそれ以上に心血管疾患の

予防に繋がる。加えて，糖尿病患者では，初期の糖尿病性網膜症を検出するための定期的な眼科的診察，ルーチンの足のケア，腎不全に陥るのを予防するためのアンジオテンシン変換酵素阻害薬の使用に係る尿蛋白のモニターなどが必要である。これらすべての予防活動は，すでに存在する疾患の合併症を予防し削減するという意味において，三次予防である。

一次，二次，三次予防に関する混乱

これまで長年にわたって，予防が組み込まれた診療がますます多くなり，一次予防，二次予防，三次予防の区別がつきにくくなってきた。歴史的には，一次予防は主として感染症に対する予防接種や健康的なライフスタイルのためのカウンセリングなどと考えられていたが，今や心血管疾患を予防するための降圧薬やスタチンの処方，特定の遺伝子異常を有する乳がん患者での卵巣がんの予防手術などが一次予防に含まれる。リスク要因は，たとえそれが5Dsのどれをも引き起こしていなくても，まるで疾患のように扱われる場面がますます多くなってきている。このことは，骨密度減少，高血圧，脂質異常症，肥満，特定の遺伝子異常など，より多くの健康リスクについて当てはまる。リスク要因を疾患のように治療の対象とすることは，従来の一次予防の分野にまで二次予防の定義を広げることである。

循環器分野のような専門分野によっては，三次予防を二次予防ということもある。抗血小板薬と抗凝固薬を組み合わせて心血管死を予防する急性冠動脈症候群患者の治療は，"二次予防の新たな時代"と宣言された[5]。同様に，一過性脳虚血発作の患者における脳卒中予防の介入が，脳卒中の"二次予防"と記されている。

診断目的の検査はもちろん，一次予防，二次予防，三次予防で用いられる検査がしばしば同一のものであることも，予防のレベルについての混乱，そして予防と診断についての混乱をきたす理由となっている。大腸内視鏡は，便に潜血が認められた患者で大腸がんの有無を調べるためにも（診断），無症状の初期大腸がんを見出すためにも（二次予防），大腸がんに進展するリスク要因である腺腫性ポリープの摘出にも（一次予防），あるいは大腸がんの治療を受けた患者での再発の有無を

調べるためにも〔**サーベイランス**（surveillance）と呼ばれる三次予防活動〕用いられる。

用語がどのようなものであるにせよ，予防活動のレベルを区別する理由は，様々なレベルの予防で用いられる介入による悪影響が起こる確率の違いだけでなく，疾患の存在確率や予防活動の対象である病態とその治療による効果が表れる確率が異なるためである。通常，健康上の問題が存在するリスクは，健康な人よりも病気を持っている人で高い。例えば，糖尿病を有さず自覚症状もない人に比べると，糖尿病を有する患者での心血管疾患のリスクは明らかに高い。同じ検査であっても，予防のレベルが異なれば，検査性能が異なる。さらに，益と害のトレードオフは，どのような患者群なのかによって異なる。二次予防では，対象疾患を有さない人々での偽陽性の結果と過剰診断（本章で後述）が重要な課題となるが，当該疾患を有することがすでにわかっている患者の治療で問題になることは少ない。一次予防，二次予防，三次予防という用語は，このような概念上の違いを認識するための手段といえる。

予防医療への科学的アプローチ

どの予防活動を行うべきかを考えるにあたって，医師は，患者とともに，予防の対象となる医学的問題あるいは疾患を決定しなくてはならない。これはあまりにも当然すぎて，あえて言及する必要などないように思われるかもしれないが，実際は，診断あるいは予防の対象が何なのかが明らかにされないまま行われる予防手技―特にスクリーニング検査―が多い。例えば，医師は患者の尿検査をルーチン検査として行うことがある。しかし尿検査が検索する医学的問題は，糖尿病，無症候性尿路感染症，腎がん，腎不全など，多数に上る。したがって，これらの病態のうちどれを見出そうとしているのか，検査を行う前に決めておく必要がある。臨床予防における重要な科学的進歩のうちの1つが，提唱された予防活動を行うべきかどうかを決定する方法であった[6]。本章ではこれ以降，これらの方法と概念について述べる。

予防活動の対象とすべき病態かを決定するうえで重要な3つの基準がある（表10-1）。

1. 当該病態が引き起こす疾病負担。

表10-1 予防医療に含めるべき疾病かどうかを決定するための基準

1. 下記の点に関わる疾病負担の大きさ
   - 死(Death)
   - 罹病(Disease)
   - 障害(Disability)
   - 不快(Discomfort)
   - 不満(Dissatisfaction)
   - 貧困(Destitution)
2. 下記の点に関わるスクリーニング検査の性能
   - 感度
   - 特異度
   - 簡便性
   - 費用
   - 安全性
   - 受容性
3. A. 一次予防と三次予防について，下記の点に関する治療の有用性
   - 有効性
   - 安全性
   - 費用対効果

   もしくは：

   B. 二次予防について，下記の点に関する治療の有用性
   - 有効性
   - 安全性
   - スクリーニングによる早期治療は，スクリーニングを受けない患者が症状を訴えて初めて行われる通常の治療よりも効果的である
   - 費用対効果

2. 予防的介入あるいは治療の有効性と安全性，コスト。
3. スクリーニング検査の性能。

疾病負担

生命や健康を脅かす病態(5つのD，第1章参照)のみが予防的ケアの対象とされるべきである。医学的状態の疾病負担は，(ⅰ)引き起こされる苦悩(5Dsに関わる)の大きさと，(ⅱ)その頻度によって決定される。

どのようにして苦悩の大きさを測定するのか？当該病態による死亡率や入院頻度，費消される医療資源などで測定されることが多い。障害の大きさや疼痛，嘔気，不満足の度合いなどの情報が使われることは比較的少ない。

予防の決定では，疾患の発生頻度も重要である。不運にも罹患してしまった個人には多大な苦痛が生じるが，その疾患をスクリーニングするにはあまりにも発生頻度が低い—とりわけスクリーニングの対象となる年齢層において—ことがある。乳がんがその例である。乳がんはかなり若い女性に起こることもあるが，多くは50歳以上で発症する。20歳代の女性では，乳がんの年間発生率は1.6/10万(70歳代後半男性での発生率の約1/5)である[7]。高齢女性では乳がんのスクリーニング検査が行われるべきであるが，20歳代女性や70歳代男性で行うにはあまりにも発生頻度が低い。発生頻度があまりにも低い疾患のスクリーニングは，たとえ利益を受ける患者がいるにしてもほんのわずかな数にすぎず，加えて，スクリーニング検査の結果が偽陽性となり，後日行われる精密検査にで合併症を起こしてしまう患者もいる。

一次予防と二次予防においては，対象疾患は何であれ，リスクが低い人が大多数であり，予防対象となる疾患の発生率がとりわけ重要となる。リスクの高低で人口を層別化して，高リスク群に予防のターゲットを絞ることがこの問題の解決に寄与し，実際，特定の予防活動をある年齢層の群に集中させることは頻繁に行われている。

治療の効果

第9章で述べたように，治療効果の有無を立証するための科学的に最強の研究デザインはランダム化比較試験である。通常，三次予防(治療)については，この基準が満たされる。一方，一次予防ないし二次予防の評価にあたってランダム化比較試験を行うことは，扱うアウトカムがまれにしか発生せず，発生するのに何年もかかることが少なくないため，患者数が何千人，あるいは何万人にも上る大規模な研究が必要となる。それは気が遠くなるほど大変で，第9章で述べた，ランダム化比較試験にまつわる困難のすべてが何倍にも増幅されたものとなる。

予防における治療評価に関するその他の困難な点の概要は，予防のレベルごとに述べる。

一次予防における治療

一次予防における介入(予防接種，薬物，行動カウンセリング，予防的手術)が何であれ，効能(理想的な状況下で，有益な結果をもたらしうる)と効果(患者コンプライアンスを考慮に入れた一般的な状況下で，純益をもたらしうる)を有するものでなくてはならない。また，介入は多くの健康な人々に施行されるため，非常に安全なものでなければならない。

ランダム化比較試験

事実上すべての予防接種は，ランダム化比較試験―ときに小児感染症のように週単位や月単位でアウトカムが現れる場合には，短期間のランダム化比較試験―から得られるエビデンスに裏づけられている。製薬会社には規制がかけられているため，薬物（例えば，成人の高血圧と脂質異常症の治療）を用いた一次ないし二次予防活動はランダム化比較試験で評価されてきた。提唱されている介入がビタミンやミネラル，食物サプリメントのように規制されていない場合や行動カウンセリングの場合などには，ランダム化比較試験が行われることは比較的少ない。

観察研究

観察研究は，ランダム化が不可能な場合，介入の有効性を明確にするうえで役立つ。

EXAMPLE

B型肝炎を予防するうえでB型肝炎ウイルス（HBV）の予防接種が著しく有効であることが，ランダム化比較試験によって示された。HBVは，世界中で最も発生頻度と死亡率が高いがんの1つである肝細胞がんの強力なリスク要因であることから，HBVワクチンは肝細胞がんを予防するうえで有用であると考えられた。しかしながら，HBV感染と肝細胞がん発症までの期間は20〜30年が一般的である。数十年後にがんについても有効かを調べるために，感染症に対して著しく有効な介入を対照群で差し控えることは倫理に悖る。1984年にHBVワクチン接種が開始された台湾で研究が行われた。生下時にワクチン接種が行われた1984〜2004年に生まれた人々での肝細胞がん発生率と，ワクチン接種プログラムが存在しなかった1979〜1984年に生まれた人々での肝細胞がん発生率が比較された（台湾には完璧な全国医療データベースがあることから，この比較が可能となった）。HBVワクチン導入後20年間で，若年者での肝細胞がん発生頻度はほぼ70%低下した[8]。

第5章で述べたように，観察研究にはバイアスが入りやすい。HBVワクチンが肝細胞がんを予防するという結論は，生物学的機序からも劇的な結果からも，理に適っている。もし他の集団を対象にした研究によって台湾での研究結果が確認されたならば，その根拠はさらに強固なものとなろう。ランダム化比較試験が存在しない場合の因果関係の立証については第12章で述べる。

安全性

予防接種では，副作用が起こることは非常にまれなため，ランダム化比較試験で副作用が検出される可能性は低い。この疑問への答えを得る方法の1つは，何百万人もの患者の大規模データセット中の疾患を追跡して，異なる期間の複数の集団を対象に，時間的に予防接種と関連づけられる副作用の発生頻度を比較することである。

EXAMPLE

Guillain-Barré症候群（GBS）はまれで，重篤な免疫性の神経疾患であり，気管挿管と人工呼吸器装着が必要となる呼吸筋麻痺を一時的に引き起こしうる神経疾患である。1970年代に豚インフルエンザに対するワクチン接種が思いがけずGBS症例数の急増と関連していたため，接種は一時中止に至った。2009年，豚由来の新たなインフルエンザA（H1N1）ウイルスに対するワクチンが開発され，GBSの発生頻度を追跡する方法が必要となった。そのための方法の1つが，900万人を超える患者の電子カルテデータベースのサーベイランスシステムを活用することであった。予防接種後6週間までに発症するGBSの発生頻度を，同じ集団について後日他の予防接種を受けた時のGBS発生頻度（背景頻度）と比較して，2009年のワクチンによる寄与リスクは，予防接種100万回につき5名のGBS発症と推定された。予防接種後のGBS発生頻度は増加したが，2009年の頻度は1970年代に観察された頻度のおよそ半分であった[9]。2009年の推定寄与リスクが非常に低いことは安堵感をもたらした。もし，100万名中数名に起こるというまれな事象を実世界で検出しようとすると，人口に基づ

くサーベイランスシステムが必要となる。たとえそうであっても，サーベイランスシステムで検出される関連性は，本質的には観察によるものであること，そして電子カルテには重要な交絡変数となりうる情報がすべて記載されているとは限らないことから，因果関係についてのエビデンスとしては弱い。

カウンセリング

米国の法律は，行動カウンセリングの有効性については強固なエビデンスを要求しない。とはいうものの，有効でないカウンセリングは時間も費用も無駄であり，患者に害を与える可能性があることから，医師は予防的ケアのルーチンとしてカウンセリングを導入するにあたって，科学的エビデンスを要求するべきである。ある種のカウンセリングが患者の健康行動を変えるうえで有用なことを示した研究がある。様々な禁煙法を評価するために，多くのランダム化比較試験プログラムが行われてきた。

EXAMPLE

米国では，喫煙により毎年約45万人が命を落としている。しかしながら，患者に喫煙を止めるようアドバイスすることが有効とのエビデンスはあるのだろうか？ より優れた方法はないのだろうか？ このような疑問に対する委員会が，禁煙に関するすべての研究―ランダム化比較試験に焦点を当てて―をレビューした[10]。カウンセリングに費やした時間を評価した臨床試験が43件あり，用量反応関係―カウンセリング時間が長いほど禁煙成功率が高い―が見出された（図10-2）。加えて，ランダム化比較試験によって，ブプロピオン（中枢性に作用して喫煙渇望を減退させる），バレニクリン（ニコチン受容体アゴニスト），ニコチンガム，ニコチン経鼻スプレー，ニコチンパッチなどを用いた薬物治療が効果的であることが示された。カウンセリングと薬物治療を組み合わせることで，禁煙率はさらに高まった（18の臨床試験で評価された。一方で，抗不安薬やβ遮断薬，鍼には効果がなかった）。

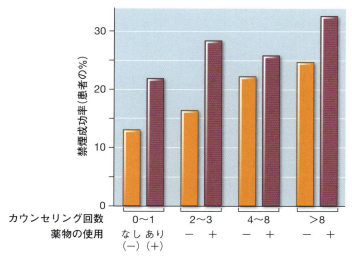

図10-2 医師が行った禁煙カウンセリングの回数および薬物使用の有無による禁煙成功率の用量反応曲線

(Fiore MC, Jaén CR, Baker TB, et al. Treating tobacco use and dependence：2008 Update. Clinical Practice Guideline. Rockville, MD：U.S. Department of Health and Human Services. Public Health Service. May 2008 より)

二次予防における治療

　一般的に，二次予防の治療は治癒を目的とする治療と同じである．症状が出ている患者での介入と同様に，効能と効果がなければならない．しかしながら，疾患に対する通常の介入と異なり，二次予防の介入は，典型的な場合，効果が表れるまでに何年もかかり，非常に多くの人々を観察する必要がある．例えば，大腸がんスクリーニング後の早期治療によって大腸がんによる死亡が約1/3減ることを示すためには，45,000名の患者を13年間にわたって追跡する必要があった[11]．

　二次予防での治療に特有の要件としては，早期の無症状な時期に行う治療が，症状出現後に患者が医療機関を受診して診断され治療を受けた場合よりも優っていなくてはならない．これら2つの場合のアウトカムが同じならば，スクリーニングによって得られるものは何もない．

EXAMPLE

　米国では，肺がんによるがん関連死が指摘されているにも拘らず，21世紀初頭に至るまで肺がんのスクリーニング検査を勧める専門家集団がないのはどうしてだろうか．1970年代と1980年代に始められたランダム化比較試験では，その有用性は示されなかった．肺がんをスクリーニングするために胸部X線検査と喀痰細胞診を用いた研究では，4か月ごとにスクリーニングを受け，がんが発見されたら直ちに治療を受けた男性喫煙患者と，スクリーニングを受けず，症状が出現してから治療された患者で，転帰に差異がないことがわかった．20年後の死亡率をみると，スクリーニング群で年間4.4/1,000人，非スクリーニング群で年間3.9/1,000人とほぼ同じであった[12]．しかしながら，2011年，低被曝量のCTを用いて被験者を6.5年間追跡したランダム化比較試験で，肺がんによる死亡率が20%低下したとの報告がなされた[13]．この臨床試験によって，無症状の肺がん患者をスクリーニングで発見して治療することが死亡率の減少に繋がることが，初めて説得力を持って示された．

三次予防における治療

　米国では，すべての新薬を用いた治療は米国食品医薬品局（FDA）の規制を受けており，ランダム化比較試験によって効果があるというエビデンスの提出がほぼ必須とされている．したがって，三次予防における治療は入念に評価されているものと受け取られやすい．しかしながら，薬物の製造販売が認可された後に，新たな，評価されていない適応症に用いられることがある．ある疾患を有する患者が他の疾患に罹り易いことがあり，そのために，薬物によっては認可された疾患に対して用いられるだけでなく，発症リスクが高い他の疾患を予防するためにも用いられる．特定の疾患に対する有効性が立証されている治療効果と他の疾患の予防効果との違いは，評価が定まっていない三次予防を考える医師にとって，微妙な問題である．ときに，厳密な評価が驚くべき結果をもたらすことがあった．

EXAMPLE

　第9章で例示した，2型糖尿病患者の治療に関する研究を思い出してほしい．血糖値のコントロールを厳格に（正常範囲に）行っても，そうでない場合に比べて，心血管疾患と死亡の発症率は下がらなかったという驚くべき結果であった．この臨床試験や同様の結果を示した他の臨床試験で用いられている抗糖尿病薬は，ランダム化比較試験を経て認可されたものである．しかしながら，薬物の認可に用いられるアウトカムは糖尿病患者の心血管疾患の長期予防効果ではなく，血糖値に対する薬物の影響である．観察研究によって血糖レベルと心血管疾患リスクに関連性のあることが示されているため，これらの薬物が心血管疾患をも減らすであろうとの仮説が立てられた．この仮説を厳密なランダム化比較試験で検証したところ，驚くべき重要な結果が得られたのである．そのため糖尿病における三次予防は，心血管疾患に対する他のリスク要因を積極的に治療する方向に向かった．そのような治療を行った糖尿病患者群では，血糖レベルをコントロールするという伝統的な治療を受けた患者群に比較して，心

血管疾患と死亡の発生率が約 50% 低下したことが，13 年間追跡したランダム化比較試験で示された[14]。

スクリーニングプログラム評価における方法論上の問題

スクリーニングプログラムを評価するにあたってはいくつかの問題があり，その中には，スクリーニング後の早期治療で実際には効果がないのに，効果があるように見えてしまうものがある。その問題には，スクリーニングの対象となるのが有病率なのか発生率なのかによる相違と，リードタイムバイアス，レングスタイムバイアス，コンプライアンスバイアスというスクリーニング研究で起こりうる 3 つのバイアスとがある。

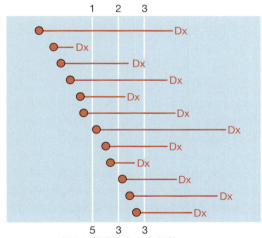

図 10-3 初回以降のスクリーニング検査の，有用性の低下

初回時スクリーニングでは，有病症例が検出される（有病スクリーニング）。2 回目と 3 回目のスクリーニングでは，発生症例が検出される（発生スクリーニング）。この図では，検査で全症例が検出され，母集団の全員がスクリーニングされると仮定している。そうでない場合，初回時に検出されなかった症例が以降のスクリーニングで検出されるため，有用性がより高くなる。
● : 疾患の発生，Dx : スクリーニングが行われなかった場合に診断される時期

有病率スクリーニングと発生率スクリーニング

スクリーニングによる疾患の発見率は，スクリーニングを繰り返すことで低下する。図 10-3 にその根拠を示す。スクリーニングを初めて実施する――**有病率スクリーニング**（prevalence screen）――と，様々な罹病期間の身体疾患が見つかる。2 回目のスクリーニングで見つかった症例のほとんどは，1 回目のスクリーニングと 2 回目のスクリーニングの間に発症したものと考えられる（初回のスクリーニングで見逃されたものもいくつかあるだろう）。そのため，2 回目およびそれ以降のスクリーニングは**発生率スクリーニング**（incidence screen）と呼ばれる。一群の人々が定期的にスクリーニングを受けると，初回の有病率スクリーニング以降は発見される症例数が減少する。このことは，検査結果に対する陽性予測値が初回検査後に低下することを意味する。

特殊バイアス

次のバイアスは，スクリーニングの観察研究で最も問題となりやすい。

リードタイムバイアス

リードタイムとは，スクリーニングによって医学的状態が発見される時点と，患者が自覚症状を認めて医療機関を受診する時点との間隔をいう（図 10-4）。ある疾患のリードタイムは，その疾患の生物学的進行速度とスクリーニング検査がどれだけ早期に発見できる性能を有するのかによって決まる。肺がんのようにリードタイムが非常に短い場合，スクリーニングで見つけた医学的状態の治療が，自覚症状が出現してから治療した場合と比べて効果的かを示すことは難しい。一方，子宮頸がんのようにリードタイムが長い（上皮内がんから臨床的浸潤がんに至るまで，平均して 20～30 年かかる）場合，スクリーニングで見つけた医学的状態の治療は非常に有用となりうる。

早期治療の効果を検証する研究において，リードタイムはどのようにバイアスを引き起こすのだろうか。図 10-4 に示すように，スクリーニングを行うと，自覚症状が出現した後に診断される場合に比べて病気が早く見つかる。その結果，命に

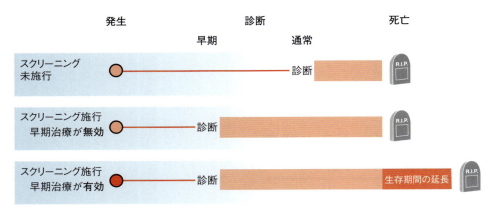

図10-4 スクリーニング後の生存期間に与えるリードタイムの影響

表10-2 スクリーニングにおけるバイアスの回避

バイアス	効果	回避法
リードタイム	生存期間が延びたようにみえるが，実は"罹病期"が延びている	生存率ではなく死亡率を用いる
レングスタイム	スクリーニングでは予後の良いがんがより多く検出されるため，スクリーニングで発見されたがん患者の死亡率は低くなる	ランダム化比較試験で，スクリーニング群と対照群を比較する。検出方法は何であれ，すべてのアウトカムを含める
コンプライアンス	スクリーニングのためではなくコンプライアンスがよいために，スクリーニングを受けたグループのアウトカムがよくみえる	ランダム化比較試験で，スクリーニング群と対照群を比較する。コンプライアンスの程度に拘らず，すべてのアウトカムを含める

関わる疾患がスクリーニングで診断された人では，たとえ早期治療が症状発現後の治療より効果的でなくても，症状の出現後に疾患を診断された人よりも診断後の平均生存期間は長くなる。このような状況では，スクリーニングによって生存率が高まることで生存期間が延長したように表面的には見えるが，実際は"生存期間"が延びたのではなく"罹病期間"が延びただけである。

リードタイムバイアス（lead-time bias）を避けるうえで適切な解析法は，ランダム化比較試験においてスクリーニングを受けた群と受けなかった群での生存率の比較ではなく，年齢階層別の死亡率の比較である（表10-2）。スクリーニング群での死亡率がスクリーニングを受けなかった対照群での死亡率より低いことが研究で示されている乳がん，肺がん，そして大腸がんのスクリーニングは，有効であることがわかっている。

レングスタイムバイアス

レングスタイムバイアス（length-time bias）は，

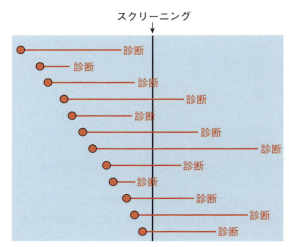

図10-5 レングスタイムバイアス
発生（●）と診断から急速に病状が進む症例は，スクリーニングで診断される可能性が低い。

通常の診療における診断に比べて，スクリーニングでの診断によって進行が緩徐な病変を有する患者の割合が高くなることによって起こる。その結

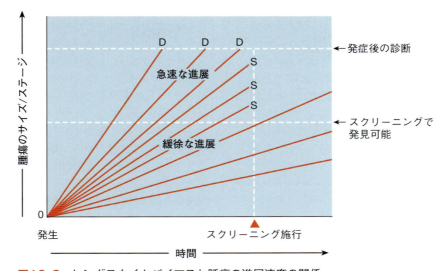

図10-6 レングスタイムバイアスと腫瘍の進展速度の関係
急速に進展する場合，スクリーニング前に医療機関を受診する。進展が緩徐な場合は，スクリーニングで発見される時間的余裕がある。D：発症後に診断，S：スクリーニングで発見

果，レングスタイムバイアスによってスクリーニングと早期治療が通常の診療よりも効果的であるようにみえてしまう。

　レングスタイムバイアスは以下のように引き起こされる。スクリーニングは，医学的状態の進行が緩徐な場合に最も有効である。しかしながら，多くの種類のがんでは，進展速度は様々である。進展が緩徐なものもあれば，非常に速いものもある。進展が最も緩徐ながんは自覚症状を引き起こすまでに長い時間がかかるため，スクリーニング検査で発見されやすい。進展の速いがんは自覚症状を引き起こしやすいため，図10-5と10-6に示すように，スクリーニングとスクリーニングの間の期間に診断されやすい。したがってスクリーニングには，本質的に予後が良好ながんを検出しやすい傾向がある。結果として，スクリーニングで発見されたがんの死亡率は，スクリーニングで発見されなかったがんの死亡率より低くなるが，これはスクリーニングが予防的に作用したことによるものではない。

コンプライアンスバイアス

　予防の研究で起こりうる3つめの重要なバイアスが**コンプライアンスバイアス**（compliance bias）である。コンプライアンスがよい患者は，予防活動とは無関係に予後が良い傾向がある。この理由は完全には明らかではないが，概してコンプライアンスの良い患者は自身の健康への関心の度合いが強く，コンプライアンスの良くない者に比べ健康である。例えば，スクリーニングを受けるよう要請された人々についてのランダム化比較試験において，対照群の中で自発的にスクリーニングを受けた人々の死亡率は，要請されて受けた人々—この中には，要請どおりにスクリーニングを受けた人も拒否した人も含まれる—に比べて死亡率が低かった[15]。患者コンプライアンスの効果は，治療効果とは異なり，プラセボ群での服薬遵守に主として関連することから，**プラセボ遵守**（placebo adherence）と呼ばれてきた。

EXAMPLE

　プラセボ遵守の程度が異なる患者が対象となっているランダム化比較試験のプラセボ群で，健康アウトカムに違いがあるかを調べる目的で解析が行われた[16]。もともとの研究は，左室機能障害（心拍出量＜35％）を有するものの無症状の患者を治療（エナラプリル）群とプラセボ群にランダムに分けた三次予防試験であった。分析の結果，プラセボ群に割り当てられた患者群内の，プ

ラセボを少なくとも75%服用した（"遵守率が高い"）患者群の3年後の死亡率は，"遵守率が低い"患者に比べ半分であった。この不思議な結果の背景が探索された。疾患の重症度などのいくつかのリスク要因で調整しても，死亡率の差には変化がなかった。プラセボ自体は化学的には不活性物質であった。プラセボ遵守は，背景の機序は明らかではないものの，より健康な人々のマーカーと考えられる。

　レングスタイムバイアスと患者コンプライアンスバイアスの2つは，同時期にスクリーニングされた対照群と比較することによって避けることができる。各群において，診断方法や試験への参加の程度に拘らず，重要アウトカムを経験した患者全員が対象とされなくてはならない（表10-2）。ランダム化比較試験は，ランダムに割り付けることにより，がんが緩徐に進展する者と速く進展する者の数が両群でほぼ同じになり，平均するとコンプライアンスレベルも同等になるため，最も強力な研究方法である。両群は時間軸に沿って，リードタイムバイアスを避けるために生存率ではなく死亡率を用いて経過観察される。ランダム化比較試験が困難な場合は，人口に基づく観察研究の結果を用いてもよい。その場合，スクリーニングを受ける群と対照群は同様の母集団からなるよう，対照群はスクリーニングを受けることができないように，そして重要なアウトカムをきたした人々を全例記録できるように，両群を慎重に追跡しなくてはならない。

　ランダム化比較試験と人口に基づく観察研究は実施が困難で，時間も経費もかかることから，予防方法を調べるのに，研究者は既往コホート研究（第5章）や症例対照研究（第6章）などの他の方法を用いることがある。

EXAMPLE

　S状結腸鏡が利用できる地域におけるそれを用いた定期スクリーニングが大腸直腸がんによる死亡率を減らすかを知る目的で，過去10年間に大腸直腸がんで死亡した患者と，年齢および性別でマッチされた対照群との間で，S状結腸鏡スクリーニングを受けた頻度を調べた[17]。リードタイムバイアスとレングスタイムバイアスを避けるため，大腸直腸がんで死亡した群（症例群）とそうでない群（対照群）で，スクリーニングを受けたかどうかについてのみ調べた。コンプライアンスバイアスを処理するために，個々に定期的な総合スクリーニングを受けた回数について，調査結果を補正した。また，スクリーニングの回数と大腸直腸がんの尤度を高くするような病気の有無についても調査結果を補正した。S状結腸鏡で発見しうる部位である直腸やS状結腸末端部の大腸直腸がんで死亡した患者が過去10年間にS状結腸内視鏡検査を受けた割合（8.8%）は，対照群（24.2%）に比べて低かった。研究者たちは，S状結腸鏡スクリーニング後に早期治療を行うことでS状結腸末端部，あるいは直腸に原発する大腸直腸がんによる死亡の約60%―全体として，結腸がんと直腸がんによる死亡の約30%の減少に相当―を予防できたことを見出した。さらに，S状結腸鏡が到達できない部位の大腸がんを予防することはできないことを示して，研究者たちは"効果が解剖学的部位によって異なることを交絡によって説明することは難しい"と述べている。この研究の結果が正しいことは，その後行われた2つのランダム化比較試験によって証明されている。

スクリーニング検査の特性

　スクリーニングで用いられる検査は，第8章で述べた診断検査の基準を満たさなくてはならない。
　以下に述べる優れたスクリーニング検査の基準は，病歴聴取，身体診察，検査など，あらゆる種類のスクリーニング検査に当てはまる。

高い感度と特異度

　症状がない人々で病気の有無を調べるということは，その性質上，一般的に有病率が著しく低いこと，特に年齢や性別，その他のリスク特性によ

り選択されるハイリスク群においてさえも低いことを意味する。したがって優れたスクリーニング検査は，少数の有病者を見逃さないよう，感度が高くなければならない。また，まだ予後を変えられるような病初期にも感度が高くなければならない。有効な治療がなくなるほど疾患が進行した段階でのみ感度が高い検査は，役に立たない。精密検査を要する偽陽性の結果となる人の数を減らすため，スクリーニング検査は特異度も高くなければならない。

スクリーニング検査の感度と特異度は，1つの大きな点を除いて，診断検査の場合と同じように決定されている。第8章で述べたように，診断検査における感度と特異度は，他の検査（ゴールドスタンダード）と比較して決定される。スクリーニングにおいては，疾患が存在することのゴールドスタンダードには，他のより正確な検査だけでなく，追跡期間(a period of time for follow-up)も含まれる。このゴールドスタンダードは通常，スクリーニング検査で陽性となった者にのみ適用され，真陽性群と偽陽性群の鑑別に用いられる。追跡期間は，真陰性群と偽陰性群を鑑別するために，すべての検査陰性群にも適用される。

追跡は，スクリーニングでは見つからずに追跡期間中に見つかる**中間期がん**(interval cancer)が生じるがんスクリーニングでは，とりわけ重要である。中間期がんが生じると，検査の感度は低くなる。

> **EXAMPLE**
>
> 第8章において，前立腺がんの有無が後日判明した健康な人々（医師）から採取・貯蔵してあった血液を用いて前立腺特異抗原(PSA)レベルを測定した研究を紹介した[18]。血液採取後1年以内に前立腺がんと診断された18名のうち13名のPSAレベルは上昇(>4.0 ng/mL)していて，PSAの結果が異常値となった後には診断することができただろう。残りの5名はPSAレベルが正常であり，PSA検査の結果が正常であった後の1年間に中間期がんを発症した。したがって，PSAの感度の計算は13を(13+5)で割った，72%ということになる。

最も難しいのは，正しい追跡期間の選択である。追跡期間が短すぎれば，スクリーニング検査で見逃された疾患が発症する機会を逃すことになり，検査の感度が過大評価されてしまう。一方で，追跡期間が長すぎれば，スクリーニング時に存在しなかった疾患が見つかり，検査の感度が過小評価されてしまう。

感度計算における検出法と発生法

スクリーニングで見出されたがん患者を真陽性として数え，中間期がんを偽陰性として数えて感

表10-3 検出法と発生法を用いたがんスクリーニング検査の感度計算

理論的な例
膵臓がんに対して新たなスクリーニング検査が導入された。スクリーニング群ではがんが200名の患者で検出され，続く1年間に，スクリーニング検査は陰性であったにも拘らず膵臓がんの患者がさらに50名見つかった。同様の特性を有し，同じ人数の平行対照群では1年間で100名の膵臓がん患者が見つかった

検出法を用いた検査の感度

$$\text{感度} = \frac{\text{スクリーニングで検出されたがん患者数}}{\text{スクリーニングで検出されたがん患者数} + \text{期間中の中間期がん患者数}}$$
$$= \frac{200}{200+50}$$
$$= 0.80\,(80\%)$$

発生法を用いた検査の感度

$$\text{感度} = 1 - \frac{\text{スクリーニング群における間隔がん発生率}}{\text{対照群における発生率}}$$
$$= 1 - \frac{50}{100}$$
$$= 0.50\,(50\%)$$

度を計算する方法を**検出法**(detection method)という(表10-3)。この方法で問題のないスクリーニング検査は多いが，いくつかのがんスクリーニング検査では，2つの問題がある。1つは，すでに指摘したところではあるが，中間期がんが明らかになるまでの追跡期間がわかっている必要があるが，これがわかっていないことが多く，推測せざるをえない。また，検出法では，スクリーニング検査で検出された異常は放置しておくと問題を引き起こすということが前提とされている。いくつかのがん，特に前立腺については，これは必ずしも正しくない。

EXAMPLE

男性での組織学的前立腺がんはよく見られ，特に高齢者に多い。剖検の研究論文をレビューすると，米国では，前立腺がんの有病率は20歳代の8%から70歳代の83%の範囲にわたっていた[19]。スクリーニング検査によって多くの男性でがんが発見されるが，浸潤性になるものはほとんどない。したがって，PSAのような前立腺がん検査の感度を検出法で決定すると，潜在的に悪性のがんだけでなく，がんと診断されたすべての患者数が分子になるため，検査性能が優れているようにみえてしまう。

発生法(incidence method)では，スクリーニング検査を受けていない人での発生率と，スクリーニング検査を受けた人での中間期がんの発生率を用いて感度を計算する(表10-3)。この方法の背後にある考え方は，検査の感度は中間期がんの発生率に影響を与えるものの，がんの発生率自体には影響を与えないというものである。発生法による前立腺がん検査の感度は，1から，定期健診を受けなかった男性群(対照群)での前立腺がんの発生率に対する定期健診を受けた男性群での中間期がん発生率の比を引いた値と定義される。発生法による計算では，"良性"の前立腺がんを数に入れるという問題は避けられるが，リードタイムの長いがんを除外するため，感度が過小評価されることがある。したがって検査の真の感度は，検出法による推定値と発生法による推定値の間にあると考えられる。

低い陽性予測値

自覚症状のない人々ではほとんどの疾患の有病率は低いため，大部分のスクリーニング検査は，たとえ特異度が高くても陽性予測値は低くなる(有病率が低いと陰性予測値は高くなりやすいため，陰性予測値については逆が成り立つ)。患者にスクリーニング検査を行う医師は，検査は陽性でも疾患を有さない多くの人々に精密検査をしなくてはならないという事実を受け入れなければならない。しかし，当該疾患を有する可能性が高い人々にスクリーニング検査を集中させることにより，この問題を最小限に抑えることができる。

EXAMPLE

乳がんの発生率は，20歳代での年間約1/10万人から70歳以上での年間約1/200人まで，加齢とともに高くなる。また，マンモグラフィーの感度と特異度は，高齢者でより高くなる。そのため，スクリーニングにより若年女性で見つかった乳房のしこりは，高齢者で見つかったしこりよりも悪性でない可能性が高い。大規模な乳がんスクリーニングの研究では，マンモグラフィーでしこりが見つかった後，乳がんと診断される割合は年齢によって大きく異なり，40歳代前半では，1名のがん患者当たり57名に精密検査を行い，陽性予測値は1.7%であった[20](図10-7)。しかしながら80歳代では10名にまで減り，陽性予測値は9.5%であった。

簡便さと低コスト

理想的なスクリーニング検査とは，わずか数分で実施できて，患者側の準備は最小限で済み，特別な予約は不要で，安価なものである。

血圧測定のように，簡単ですばやくできる検査が理想的なスクリーニング検査である。反対に，大腸内視鏡検査のように，高額で予約と検査前の大腸処置を必要とする検査は，症状があって臨床上の適応がある患者での診断検査に最も適してい

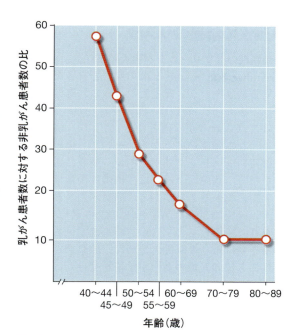

図10-7 患者の年齢によるマンモグラフィースクリーニングでの異常の有用性

乳がんスクリーニングでマンモグラフィー上の異常を指摘された女性のうち，乳がんと診断された女性1人当たりの乳がんと診断されなかった女性の割合。（Carney PA, Miglioretti DL, Yankaskas BC, et al. Individual and combined effects of age, breast density, and hormone replacement therapy use on the accuracy of screening mammography. Ann Intern Med 2003；138：168-175 より）

る。とはいうものの，大腸内視鏡スクリーニングは結腸直腸がんによる死亡率を低減させるうえで非常に効果的で，大腸内視鏡で異常がなければ数年間は検査を繰り返す必要がないことが示されている。緑内障を検出するための視野検査や聴力低下を検出するための聴力検査などは，これら両極にある2つの検査の中間に位置する。

検査の財政的"コスト"には，単に手技そのものにかかるコスト（あるいは請求額）だけではなく，検査結果が陽性となった患者での精密検査に必要なコストも含まれる。したがって，感度，特異度，陽性予測値がコストに影響する。血圧測定のように，別の理由で医師を受診した際に実施できるスクリーニング検査は，わざわざ会社を休んで，交通機関を使って来院しなければならない検査よりも安くつく。また，どれくらいの頻度で検査を繰り返さなくてはならないのかもコストに影響する。

これらのことをすべて考慮すると，意外な結論

にたどり着くことがある。

EXAMPLE

大腸がんのスクリーニングには，いくつかの異なる検査を用いることができる。1年に一度の便潜血検査，5年に一度のS状結腸鏡，10年に一度の大腸内視鏡などである。直接支払う費用は，便潜血検査での20ドルからスクリーニング大腸内視鏡での1,000ドルを超えるものまで，大きく異なる。しかし，これらのスクリーニング検査によって延長する余命1年当たりの経費は，検査によって大きな違いはなく，2011年の米国の基準によるとすべて許容範囲にある[21]。それにはいくつかの理由がある。第一に，簡便で安価な検査はより頻回に繰り返さなくてはならない。便潜血検査は1年に一度行うよう勧められていて，大腸内視鏡検査は10年に一度である。安価な検査はまた，精密検査が必要となる偽陽性の結果を招きやすい（したがって，より費用がかかる）。最後に，そのような検査は偽陰性の結果も招きやすく，実際にがんを有している患者を見逃してしまう。そのため，がんがより進展した患者の治療に費用がより多くかかる。

安全性

具体的な症状を有する患者が助けを求めている場面では，診断的検査に伴うある程度のリスクを受け入れることは合理的かつ倫理的である。医師は，患者が重症な場合，行動を起こさないわけにはいかず，最善を尽くす。このことと，健康であると考えられる人々をリスクに曝すことはまったく別の問題である。そのような状況下での手技には，とりわけ高い安全性が求められる。その原因の1つは，健康な人では病気が見つかる確率が非常に低いことである。したがって大腸内視鏡検査は，消化管症状を訴える患者に行う場合には危険な手技とみなされることはほとんどないが，消化管に穿孔をきたすことがある。実際，消化管穿孔をきたす率が0.2%の大腸内視鏡検査を50歳代の人々での大腸直腸がんスクリーニングに用いると，がんが見つかるよりも多くの人々で穿孔が起

冠動脈疾患を初め，様々な異常のスクリーニングにCTが用いられるようになり，長期にわたるリスクに対する懸念が表明されている。CTの放射線被曝量はタイプにより異なり，冠動脈の石灰化を見る場合には平均して胸部X線写真約30枚，全身CTでは約120枚の撮影に相当する。米国では2007年に7,000万回CTが撮られていて，その結果として29,000名のがん患者が余分に発生したとの予測も行われている[22]。もしこのような懸念が正しければ，早期がんを発見するためのCTは，それ自体，撮影後10年以上にわたってがんを引き起こしうることになる。

患者と医師による受容

スクリーニング検査を受けることに不快感を伴う場合，通常，多くの人々に検査を受けるよう納得させるのに数年かかる。子宮頸部細胞診，マンモグラフィー，S状結腸鏡，大腸内視鏡についてはそうであった。しかしながら，全般的には，米国国民はスクリーニングを支持している。

検査が医師に受容されるかについては，当該検査を行う医師を除けば，見逃されることがある。医師の受容が特に重要となるのは，マンモグラフィー，S状結腸鏡，大腸内視鏡のような臨床技術を必要とするスクリーニング検査である。53のマンモグラフィー施設を対象とした調査では，44％が撮影技師の不足を訴えていた。著者らは，マンモグラフィー検診に対する償還率の低さ，乳房画像に関わる医療誤診訴訟の多さ，行政上の規制などすべてがその理由であると考えている[23]。

スクリーニングの意図しない効果

スクリーニング検査の副作用としては，検査手技に伴う不快感（マンモグラフィーを受けた女性の大多数は痛みを訴える—検査を拒否するほどの強さではないが—），X線検査による被曝の長期的放射線障害，偽陽性の結果（結果としての不必要な精密検査と負のラベリング効果），過剰診断，偶発腫などがある。このセクションでは，最後の3つについて解説する。

偽陽性の結果のリスク

偽陽性のスクリーニング検査結果（false-positive screening test result）とは，疾患を有さない人での異常結果をいう。前述したように，陽性予測値が低い検査（低い有病率，低い特異度の検査，あるいはこれら両者が原因となる）により，偽陽性の結果となる頻度が高くなる。そして，偽陽性の結果は負のラベリング効果，不便，精査に必要な出費を招く。状況によっては，偽陽性の結果が重大な手術に繋がることがある。卵巣がんスクリーニングの研究で39,000名中8.4％（3,285名）が偽陽性となり，そのうちの1/3が診断を確定するために手術を受けた。偽陽性のために，卵巣がんを有す女性の5倍の人数の女性が手術を受けたことになる[24]。

スクリーニング検査の結果中に占める偽陽性の割合はわずかである（スクリーニングマンモグラフィーのわずか10％程度が偽陽性である）。たとえそうであっても，スクリーニング検査を受けた多くの人に影響を及ぼすことがある。これには2とおりがある。ほとんどの医師は，ルーチン検査が必要な患者について1種類あるいは2種類といったわずかな数の検査を行うことはしない。現代的な技術と，おそらく訴訟されることへの恐怖から，"徹底的に検査しておく"傾向がある。自動分析機の普及により，医師は検査依頼用紙に数カ所チェックするだけで，数十の検査を依頼することができる。

スクリーニング検査の結果が間隔尺度で表され（ほとんどの血液検査はそうである），正常値が検査結果の95％以内の範囲と定義する（通常そうである）と，医師が依頼する検査の数が増えれば増えるほど，偽陽性のリスクが高まる。実際，医師が気が済むだけ検査を依頼すると，表10-4に示すように，すべての健康な人が"異常"となってしまう。「最後の健康人 The Last Well Person」というパロディ論文で，この現象が論評されている[25]。

多くの人が偽陽性の結果を経験するもう1つの理由として，多くの検査が一定の間隔で繰り返されることが挙げられる。スクリーニング検査を繰り返すたびに，偽陽性の結果のリスクが高まる。

表10-4 オーダーした検査項目数と，少なくとも1つの検査結果が異常となる割合の関係

検査数	少なくとも1つの検査結果が異常となる割合（％）
1	5
5	23
20	64
100	99.4

Sackett DL. Clinical diagnosis and the clinical laboratory. Clin Invest Med 1978；1：37-43 より

EXAMPLE

　低用量スパイラルCTあるいは胸部X線検査による肺がんスクリーニングの臨床試験において，1回目のスクリーニングでCTを受けた人の21％，胸部X線検査を受けた人の9％が偽陽性となった。2回目のスクリーニング後に偽陽性となった人は，合計するとCTで33％，胸部X線検査で15％となった[26]。関係する研究により，参加者は，肺がんのスクリーニング検査の胸部X線だけでなく，前立腺がん，卵巣がん，結腸直腸がんのスクリーニング検査など，過去3年間で14回検査を受けていた。少なくとも1回偽陽性の結果となる累積リスクは，男性で60.4％，女性で48.8％であった。偽陽性の結果のために侵襲性のある診断手技を受けたのは，男性で28.5％，女性で22.1％であった[27]。

陰性ラベリング効果のリスク

　検査結果が患者心理に重大な影響をもたらすことがあり，それを**ラベリング効果**（labeling effect）という。スクリーニング検査の結果が良い場合は，ラベリング効果はないか，良い効果をもたらす。

　スクリーニング検査の結果がすべて正常といわれた人では，陽性のラベリング効果が起こりうる。その場合，「素晴らしい，これから1年間しっかり働けるぞ」といった反応を聞く医師は多い。反対に，スクリーニング検査—とりわけ，がんのスクリーニング検査—で異常が見つかりさらに検査が必要であるといわれた場合，陰性の心理的な効果がもたらされる。偽陽性の結果となった人の中には，その後の検査ですべて正常とわかった後も心配し続ける人もいる。このグループの人々は疾患を有さないことから，陰性ラベリング効果は倫理的にかなり厄介な問題である。このような状況では，スクリーニングによって健康感ではなく脆弱感が強められ，益よりも害がもたらされることがある。

EXAMPLE

　PSAのスクリーニング検査で異常となり，その後の精密検査でがんがないことがわかった男性を対象とした研究で，スクリーニング後1年の時点で，本人たちのうちの26％，彼らの妻あるいは大切なパートナーの46％が前立腺がんを心配していて，PSA検査が正常であった人では6％，彼らの妻あるいは大切なパートナーでは14％が心配していた[28]。他の種類のがんや，血圧のスクリーニングでも，偽陽性の結果が不安感を引き起こすことが報告されている。要するに，「スクリーニング検査の結果，必ずしも正常とはいえないのでさらに検査が必要です」といわれると，適切な反応ができないのである。

　ラベリング効果は，ときに予測できないことがあり，とりわけ，家族歴から遺伝疾患リスクの高い人々ではそうである。ハンチントン病—中年期に発症する神経疾患で，精神機能が低下し，認知症や運動機能の低下，そして死をもたらす—患者の親族を対象とした研究では，遺伝子検査で陽性とわかった後，心理状態は悪化しなかったが，これはおそらく，どっちつかずの不確定な状況から逃れられたことによるものであろう。乳がんと卵巣がんを発症するリスクを高くする遺伝子変異の検査を受けた女性を対象とした研究でも，変異が陽性と出た人々での心理状況の悪化はわずかか，あるいはほとんどなかった。

がんスクリーニングにおける過剰診断（偽疾患）のリスク

　がんスクリーニングを根底で支える理論は，が

んは早期に発見されれば治癒の可能性が高まるということである。したがって，その考え方を進めると，できるだけ早期にがんを発見することが常によいこととなる。特定のがんについてスクリーニングが広範に行われるようになると発生率が上昇するという観察に基づいて，この主張の正当性に異議が唱えられている。スクリーニング検査によってがんが前倒しで診断されるため，スクリーニングなしで診断されてきたがんに早期に見つかったがんが加えられることとなり，一時的に発生率が上昇することは予想されるところであるが，数年後には発生率は元に戻るはずである。しかしながら一部のがんについては，第2章の図2-5に示す前立腺がんのように，発生率は高い値にとどまっている。まるで，スクリーニングががんを増やしたようにみえる。これはいったいどうしてだろうか。

がんの中には，進展が非常に遅く（なかには退縮するものさえあり），患者には一切問題を引き起こさないものがある。もしそのようながんがスクリーニングで見つかると偽疾患といわれ，その発見に至る過程は，患者にとって何の利益にもならないことから**過剰診断**(overdiagnosis)という。過剰診断は図10-8に示すように，レングスタイムバイアスの極端な例ということになる。見つかったがんの予後は良好なことから，スクリーニングの技術がなければ決して表ざたになることはなかったであろう。スクリーニングで診断される前立腺がんの50％を過剰診断が占めると推定する者もいる。

研究によってがんの進展が解明されつつあり，正常組織から悪性疾患に至る病態に伴って，一連の遺伝子及びその他の変化が起こっているようである。進展の各段階で，一部の病変のみが次の発がんの段階に進む。この一連の進展段階の中の早期がんが，スクリーニング検査によって見つけられるために過剰診断となる可能性が高い。病気や死亡の原因となる早期がんと生涯にわたって問題を引き起こさないがんは病理学的には同じように見えるため，それらのがんの鑑別が課題である。現在のスクリーニング技術では，それらを鑑別することは不可能である。

過剰診断が起こるかどうか，どれくらいの頻度で起こっているのかを知るためには，スクリーニングを受けた集団と受けなかった集団を比較し，発生率と疾患ごとの死亡率（生存率ではなく）を明らかにする必要がある。これは，長期間にわたるランダム化比較試験，あるいは綿密な計画のもとに行われる人口に基づく観察研究によって可能である。

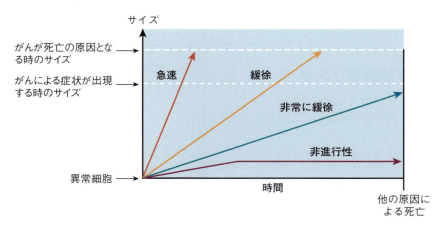

図10-8　がんスクリーニングで過剰診断が起こる過程
進展しないがんはもちろん，非常に緩徐に進展するがんは臨床上の害をもたらさないことに留意されたい。そのようながんがスクリーニングで検出されると，過剰診断が起こる。過剰診断はレングスタイムバイアスの極端な形といえる。(Welsh HG. Should I Be Tested for Cancer? Maybe Not and Here's Why. Berkeley, CA：University of California Press；2004 より許可を得て引用)

EXAMPLE

　神経芽腫は腎臓近傍の神経組織由来の腫瘍で，小児期に見られるがんのうち2番目に多いものである。予後は病期によって決まり，幼児期に診断された腫瘍の予後はよい。治療には，外科手術と化学療法がある。腫瘍のスクリーニングには，カテコラミン代謝産物を検出する簡単な尿検査が用いられる。日本で行われた研究では，スクリーニング後の生存率が改善していたが，リードタイムバイアスと既往対照群が結果に影響を与えている可能性があった。また，日本には，すべての神経芽腫患者を確認するための，人口に基づく小児がんの登録体制がなかった。最終的には，神経芽腫の患者の少なくとも一部の者では治療を受けることなく腫瘍が退縮し，そのことから過剰診断の疑問が投げかけられた。

　そこで，ドイツ[29]とカナダのケベック州[30]で母集団に基づく研究が行われた。ある特定の地域の幼児全員を対象にスクリーニングを行い，それ以外の地域ではスクリーニングを行わず，並列対照群とした。既存の腫瘍登録制度を活用し，神経芽腫と診断された全例と神経芽腫による死亡を追跡した。両研究とも，神経芽腫の発生率はスクリーニング群で2倍高かったが，5年間の追跡期間中の死亡率は，スクリーニングを受けた群と受けなかった群との間で差がなかった。スクリーニング検査では主として予後のよい腫瘍が見つかり，見つかりさえしなければその多くは自然に退縮したと考えられた。一方で，浸潤性の強い腫瘍がしばしば見逃された。両研究の研究者は，幼児を対象とした神経芽腫のスクリーニングは過剰診断を引き起こし，神経芽腫による死亡率を改善しないとの結論を下した。

　過剰診断は，肺がんと乳がんのスクリーニングのランダム化比較試験で指摘されてきた。子宮頸がんや結腸直腸がん，乳がんスクリーニングの前がん状態，つまり頸部異形成，腺腫性ポリープ，管内がん〔しばしば**前疾患**(predisease)とも呼ばれる〕を検出する際にも起こりうる。過剰診断は効果的なスクリーニングと共存しうること，そしてランダム化比較試験と母集団に基づく研究によって過剰診断の程度を知ることはできるものの，一人ひとりの患者でそれが起こっているか知ることはできないことを理解することが重要である。

偶発腫

　最近の20年間で，スクリーニング検査としてCTを用いることが一般的となった。CTは，結腸直腸がんのスクリーニングのための"バーチャル大腸内視鏡"として，また肺がんスクリーニングとして厳格な評価を受けてきた。冠動脈疾患（石灰化スコアを用いて）のスクリーニング検査として，そして全身CTを用いたスクリーニングとしても提唱されてきた。ほとんどのスクリーニング検査と異なり，CTはしばしばスクリーニングの対象部位を超えた範囲を視覚化する。例えば，CT大腸内視鏡では，腹部と胸郭下部が見える。その過程で，ときに大腸以外の臓器の異常が検出される。画像検査によって偶然検出された腫瘤や病変を**偶発腫**(incidentaloma，**インシデンタローマ**)という。

EXAMPLE

　17の研究論文のシステマティックレビューで，CT大腸内視鏡による偶発腫はよくあること—3,488名の患者中40%で偶発的所見を有し，14%が精密検査を要した—が明らかとなった[31]。精密検査によって，約1%で大腸以外の早期がんが，約0.1%で径5.5 cm以上の腹部大動脈瘤が見つかった。したがって，偶発腫が見つかる頻度が高く，中には重要な病状になりうるものが含まれていることになる。精密検査を受けなかった患者のうちのどれだけが深刻な病状に陥ったのかに関する情報はない。また，検出されたがんのほとんどは，スクリーニングが勧められていないものであった。大腸以外の所見についてさらに検査することによる利益とコスト増に関するエビデンスを欠くことから，メディケア・メディケイドサービスセンターは，メディケア受給者でのCT大腸内視鏡はカバーしないこととした。

スクリーニング検査と治療の時系列変化

　診断目的で認められている検査がスクリーニングにすでに用いられていて，そのスクリーニングの有効性を評価しようとする場合，予防目的では評価されていない治療的介入が予防に用いられる場合と似ていて，厳密な評価は非常に難しい．例えば，CTとMRIは深刻な症状を訴える患者や診断がついている患者での診断目的で開発され，PSAは前立腺がんの治療がうまくいったか判断するために開発された．現在，これらの検査はスクリーニング検査として当たり前のように行われているが，厳密な評価がなされることなくスクリーニングに用いられるようになった．肺がんスクリーニングでの低用量CTのみ，広く用いられる前に厳密な評価を受けている．PSAスクリーニングは，米国ではあまりにも広範囲に用いられるようになってしまったため，厳密なランダム化比較試験を行う段になって，対照群に割り振られた被験者男性の半数以上が，臨床試験の期間中にPSA検査を受けてしまった．検査があまりに一般化してしまっていると，有効性を厳密に評価するのは難しい．

　スクリーニング検査や治療，予防接種は時とともに進歩し，スクリーニングの必要性が変わってくる．前述したように，有効な二次予防は，良いスクリーニング検査とその検査で見つかった疾患の有効な治療という，2つのプロセスからなる．そのどちらに変化が起こっても，スクリーニングの疾患予防効果に影響が及ぶ．極端な場合，非常に正確なスクリーニング検査があったとしても，効果的な治療法がなければ，疾患がもたらす悪影響を予防することはできない．HIVのスクリーニング検査は，HIVに対する効果的な治療の開発に先立って開発されたため，HIVの歴史の初期には，HIVを有することがわかった人々での疾患の進行をくい止めることができなかった．より高い有効性を示す治療の開発とともに，HIVに対するスクリーニングが広く行われるようになった．対極の場合，治療が非常に有効だとスクリーニングが不必要になることがある．睾丸の悪性腫瘍の最近の治療による10年生存率は85%と非常に高いため，このまれながんに対するスクリーニングがそれ以上の生存率をもたらすことを示すことは難しい．子宮頸がんに対するHPV予防接種がもっと広く行われるようになり，HPVの発がんタイプがすべてカバーされるようになれば，やがて子宮頸がんのスクリーニングの必要性は低くなるはずである．マンモグラフィースクリーニングに関する最近の研究の中には，かつての研究で示されたような死亡率の低下が見出されなかったものがあり，スクリーニングを受けなかった女性での乳がんによる死亡率が，治療の進歩によって，以前に比べて改善したことがその理由の1つと考えられる．したがって，新たな治療法やスクリーニング検査が導入されるとその有効性が変化することから，常に再評価が必要となる．

予防の益と害を考量する

　本章で扱った予防の様々な側面をどのように統合すれば，実地診療に予防的介入を含めるべきかを決めることができるだろうか？　概念的には，そうすることで起こりうる害と益の大きさを比較して決めるべきである．このアプローチは，治療の決断を下す場合によく用いられるようになっており，ランダム化比較試験の報告に益と害が含まれるのが慣例となっている．

　直接的な方法としては，特定の予防活動に伴う益と害を順序立ててわかりやすく記述することである．可能な限り，相対リスクではなく絶対リスクを用いて記すべきである．図10-9に，40歳代，50歳代，60歳代女性で毎年行うマンモグラフィーによる益と害の推定値をまとめた[7,32,33]．このような手法は，医師と患者が，スクリーニングを行うかどうか決めるうえで考慮すべき事柄を理解する助けになる．またこのことは，人によって，そして専門家によって，同じ情報を手にしていても，予防活動に関する決断が異なる理由を知るうえでも有用である．人によって，益と害に対する価値観が異なる[34]．

　益と害を考量するもう1つの方法は，益と害を1つの計量軸に表現するモデル化を行ったうえで，益から害を差し引くという方法である〔最もよく用いられる計量軸は，**質調整余命**（quality adjusted life year：QALY）である〕．この方法の利点は，異なるタイプの予防（例えば，予防接種，結腸直腸がんスクリーニング，糖尿病の三次治

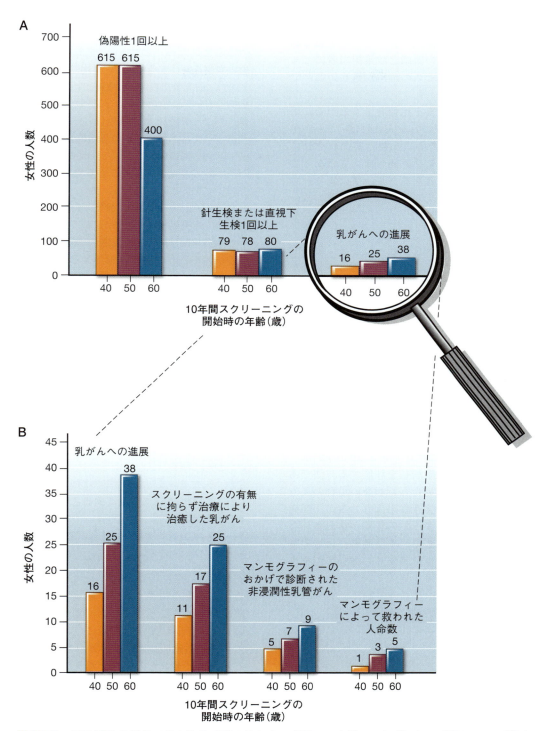

図10-9 予防活動を行うべきか決める際の益と害の考量：スクリーニングマンモグラフィーで推定される益と害

10年間にわたってスクリーニングマンモグラフィーを受けた，40歳，50歳，60歳の女性1,000人当たりの確率。図Aにはマンモグラフィー偽陽性，乳房生検，乳がんへの進展について，図Bにはスクリーニングの有無に拘らず治療によって治癒した乳がん，マンモグラフィーのおかげで診断された非浸潤性乳管がん，スクリーニングマンモグラフィーによって救われた人命数を示す。（参考文献7，32，33から推定値を算出）

療）すべてを相互に比較できることで，このことは財源に限りのある政策担当者にとって重要である。欠点は，ほとんどの医師と政策担当者にとって，益と害を扱うプロセスの理解が難しいことである。

　予防活動に伴う益と害を比較考量するために用いる方法は何であれ，"ごみを入れれば，ごみが出てくる"ことを避けるために，益と害それぞれについてのエビデンスの質を評価しなくてはならない。臨床予防を推奨するあるグループにより，エビデンスを評価して推奨の作成時にエビデンスの強さが考慮される明示的な方法が開発された（第14章参照）。

　もし予防活動の益が害を上回ったなら，最終的にはそれを行うことで経済効果がもたらされるかの判断である。「予防は節約になる」という者もいるが，そのようなことはまれにしか起こらない（ただ1つの例外は，結腸直腸がんスクリーニングである。結腸直腸がんに対する化学療法が非常に高価なものとなってしまったため，研究者の中には，このがんのスクリーニングはより経済的となったという者もいる）。たとえそうであったとしても，データを厳密に分析したグループによって勧められているほとんどの予防サービスは，他の臨床活動と同様，費用対効果は優れている。

　費用効果分析（cost-effectiveness analysis）は，介入に必要な費用と健康利益を評価する方法である。予防活動を行った場合と行わない場合の双方について，予防活動に伴う費用はもちろん，疾病の発生と治療にかかるすべての費用が算出されなくてはならない。そうして，予防活動による健康利益を計算し，その1単位当たりの増分費用を決定する。

EXAMPLE

　子宮頸がんは，特定の遺伝子型のHPVが上皮細胞に長期間にわたって感染する結果，引き起こされる。全子宮頸がんの約70％の原因となっている遺伝子型の発がん性HPVに対するワクチンが開発された。ランダム化比較試験では，既往にHPV感染を有さない女性で，前駆病変と初期がんの高い予防効果が認められた。12歳の少女―成人期初期から子宮頸がんスクリーニングを受けることになる―を対象に予防接種することの益と費用を評価する目的で，費用効果分析が行われた[35]。研究者たちは，診療費（例えば，ワクチンとスクリーニングの費用，子宮頸がんの診断と治療にかかる費用）と間接費用（例えば，医療施設を受診するために職場を離れる時間）を含む医療費を，社会的視点から推定した。健康利益は，スクリーニングあるいはワクチンなしの場合に対して，ワクチンとスクリーニングを行った場合に得られるQALYで表した。分析では，時系列でのワクチンの有効性はもちろん，スクリーニングが行われる年齢と間隔を変化させて結果を出した。ワクチンの効果を90％と仮定すると，以前から行われているパパニコロウ細胞診を25歳時に開始し，それを3年ごとに繰り返す場合，QALY当たり58,500ドルの費用で子宮頸がんのリスクは94％低下すると推定された（米国で許容される費用対効果比の上限は，得られるQALY当たり約50,000ドルとされている）。スクリーニングを21歳で始め，5年ごとに繰り返した場合，QALY当たり57,400ドルの費用で子宮頸がんに罹る生涯リスクは90％低下すると推定された。つまりこの研究によって，子宮頸がんに対するHPVワクチンとスクリーニングの組み合わせは，がんに罹るリスクを低下させ，費用対効果に優れ，スクリーニングの開始時期を遅らせ，スクリーニングの頻度を少なくすることが可能であることが示された。

　実地臨床に予防活動を取り入れるかどうかを決めるのに必要な情報すべてを収集するのは，1人の医師でできることではない。個々の医師ができることは，予防に関する推奨について検討する時点で，予防活動の益と害がわかりやすく記されているか，エビデンスの強さを考慮しているかを判断することである。費用対効果を推定してもよい。それらの事実を手元に置けば，必要な情報を患者と共有することができるはずである。そうすることで，患者は，予防活動に関して科学的情報と患者自身の価値観を考慮した，よく知らされたうえでの決断（informed decision）を下すことができる。

復習問題

問 10.1～10.3 について，シナリオを読み，正しいものを選べ。

便潜血検査によって結腸直腸がんによる死亡率が下がるかを調べる研究が行われた[11]。50～60 歳の人々がスクリーニング検査群あるいは対照群にランダムに割り付けられ，その後 13 年間にわたって経過観察された。この間，毎年のスクリーニングで，検査群では 15,570 名中 323 名にがんが発見され，82 名が結腸直腸がんのために死亡した。一方，対照群では 15,394 名中 356 名にがんが発見され，121 名が結腸直腸がんのために死亡した。検査が陽性となった人を精査した結果，スクリーニングを受けた人の 30% に結腸ポリープが認められた。結腸直腸がんに対するこの検査の感度と特異度は，いずれも約 90% である。

10.1 スクリーニングを受けた群での，結腸直腸がんによる死亡の相対リスク減少率はどれか。
  A. 33%
  B. 39%
  C. 48%

10.2 結腸直腸がんによる死亡者 1 名を回避するためには，13 年間で何名の患者のスクリーニングを行う必要があるか？
  A. 43 名
  B. 194 名
  C. 385 名

10.3 スクリーニングを受けた人の 30% に結腸ポリープが見つかったという事実が示唆していないのはどれか。
  A. スクリーニングを受けた人々の少なくとも 30% が，便潜血反応が陽性のために精密検査を受けた。
  B. 検査の陽性予測値が低い。
  C. 検査の陰性予測値が低い。

問 10.4～10.6 について，シナリオを読み，正しいものを選べ。

胸部 X 線検査，喀痰細胞診を用いた肺がんスクリーニング検査のランダム化比較試験において，約 9,000 名の男性が 6 年間のスクリーニング検査群と対照群に無作為に割り付けられた[16]。20 年後，肺がんによる死亡率は両群でほぼ同じであった（検査群で 4.4/1,000 人-年，対照群で 3.9/1,000 人-年）。しかしながら，肺がんと診断された患者での生存期間中央値は，検査群で 1.3 年，対照群で 0.9 年であった。また，スクリーニング検査によってより多くの肺がん患者—検査群で 206 名，対照群で 160 名—が見つかった。

10.4 この研究の結果から得られる最良の結論はどれか。
  A. 生存率が良くても死亡率に変化がないことは，この研究は理に適っておらず，欠陥があることを示す。
  B. 死亡率に変化がなかったことから，スクリーニングによって肺がんと診断された人々での"罹病期間"が延長した。
  C. 生存期間の改善は，この研究のスクリーニングが有効であったことを示す。

10.5 この研究において，死亡率が改善しなかったのに生存期間が延長したことを最もよく説明するのはどれか。
  A. リードタイムバイアス
  B. 生存バイアス
  C. コンプライアンスバイアス
  D. レングスタイムバイアス

10.6 スクリーニング検査群で 206 名，対照群で 160 名に肺がんが見つかったという事実を最もよく説明するのはどれか。
  A. スクリーニング群には喫煙者がより多かった。
  B. スクリーニングでより早期のがんが見つかり，対照群でのがん患者が時間とともに追いついてきた。
  C. スクリーニングによって，スクリーニングを受けなければ医療の対象にはならなかったようながん患者を見出した。

問 10.7〜10.11 について，正しいのはどれか。

10.7 新しいワクチンの評価にあたり，重要でないのはどれか。
A．疾患の予防効果。
B．ワクチンの安全性。
C．疾患の危険性。
D．ワクチン投与に必要な費用。

10.8 同じ検査が診断目的でもスクリーニング目的でも用いられる場合，正しいのはどれか。
A．どちらの場合でも感度と特異度は同じ可能性が高い。
B．陽性予測値は，スクリーニング目的の場合により高い。
C．疾患有病率は，診断目的の場合により高い。
D．過剰診断の起こりやすさは，両方の場合で変わらない。

10.9 新しいスクリーニング検査を自発的に受ける人々の健康アウトカムは，検査を拒否する人々の健康アウトカムより良いことが研究で示された。この所見を最もよく説明するのはどれか。
A．通常，検査を受ける人々に比べて，検査を拒否する人々はより健康である。
B．スクリーニング検査を拒否する人々に比べて検査を自発的に受ける人々は，検査をより必要としている。
C．予防活動に自発的に参加する人々は，そうでない人々に比べて健康への関心度が高い。

10.10 正しくないのはどれか。
A．同じ検査であっても，診断に用いられる際のゴールドスタンダードとスクリーニングに用いられる際のゴールドスタンダードが異なることがある。
B．がんのスクリーニング検査で感度を計算する場合，発生法は用いることができない。
C．スクリーニングプログラムが開始されると，初回時にはより多くの有疾患者が見出される。

10.11 予防活動の費用効果分析において，費用として含まれるべきものはどれか。
A．予防的介入にかかる費用などの医療費。
B．予防活動の有無に拘らず，検査が陽性になった場合の精密検査や疾患の診断がついた人々の治療にかかった，すべての医療費。
C．予防活動を受けている患者や疾患を発症した患者で，仕事を休んだことによる収入減などの間接経費。
D．患者とケア提供者の双方にかかる間接経費。
E．上記のすべて。

➡ 解答は付録を参照。

参考文献

1. Schappert SM, Rechtsteiner EA. Ambulatory medical care utilization estimates for 2007. National Center for Health Statistics. Vital Health Stat 2011；13(169). Available at http://www.cdc.gov/nchs/data/series/sr_13/sr13_169.pdf. Accessed January 11, 2012.
2. Prevention. 2011. In Meriam-webster.com. Available at http://www.merriam-webster.com/dictionary/prevention. Accessed January 13, 2012.
3. Siegel R, Ward E, Brawley O, et al. Cancer statistics, 2011. The impact of eliminating socioeconomic and racial disparities on premature cancer deaths. CA Cancer J Clin 2011；61：212-236.
4. National Center for Health Statistics. Health. United States. 2010；With special feature on death and dying. Hyattsville, MD. 2011.
5. Roe MT, Ohman EM. A new era in secondary prevention after acute coronary syndrome. N Engl J Med 2012；366：85-87.
6. Harris R, Sawaya GF, Moyer VA, et al. Reconsidering the criteria for evaluating proposed screening programs：reflections from 4 current and former members

of the U. S. Preventive Services Task Force. Epidemiol Rev 2011；33：20-35.
7. Howlader N, Noone AM, Krapcho M, et al.(eds). SEER Cancer Statistics Review, 1975-2008, National Cancer Institute. Bethesda, MD. Available at http://seer.cancer. gov/csr/1975_2008/, based on November 2010 SEER data submission, posted to the SEER Web site, 2011. Accessed January 13, 2012.
8. Chang MH, You SL, Chen CJ, et al. Decreased incidence of hepatocellular carcinoma in hepatitis B vaccinees：a 20 year follow-up study. J Natl Cancer Inst 2009；101：1348-1355.
9. Greene SK, Rett M, Weintraub ES, et al. Risk of confirmed Guillain-Barré Syndrome following receipt of monovalent inactivated influenza A(H1N1) and seasonal influenza vaccines in the Vaccine Safety Datalink Project, 2009-2010. Am J Epidemiol 2012；175：1100-1109.
10. Fiore MC, Jaén CR, Baker TB, et al. Treating tobacco use and dependence：2008 Update. Clinical Practice Guideline. Rockville, MD：U. S. Department of Health and Human Services. Public Health Service. May 2008.
11. Mandel JS, Bond JH, Church TR, et al.(for the Minnesota Colon Cancer Control Study). Reducing mortality from colorectal cancer by screening for fecal occult blood. N Engl J Med 1993；328：1365-1371.
12. Marcus PM, Bergstralh EJ, Fagerstrom RM, et al. Lung cancer mortality in the Mayo Lung Project：impact of extended follow-up. J Natl Cancer Inst. 2000；92：1308-1316.
13. The National Lung Screening Trial Research Team. Reduced lung-cancer mortality with low-dose computed tomographic screening. N Engl J Med 2011；365：395-409.
14. Gæde P, Lund-Andersen H, Hans-Henrik P, et al. Effect of a multifactorial intervention on mortality in type 2 diabetes. N Engl J Med 2008；358：580-591.
15. Friedman GD, Collen MF, Fireman BH. Multiphasic health checkup evaluation：a 16-year follow-up. J Chron Dis 1986；39：453-463.
16. Avins AL, Pressman A, Ackerson L, et al. Placebo adherence and its association with morbidity and mortality in the studies of left ventricular dysfunction. J Gen Intern Med 2010；25：1275-1281.
17. Selby JV, Friedman GD, Quesenberry CP, et al. A case-control study of screening sigmoidoscopy and mortality from colorectal cancer. N Eng J Med 1992；326：653-657.
18. Gann PH, Hennekens CH, Stampfer MJ. A prospective evaluation of plasma prostate-specific antigen for detection of prostatic cancer. JAMA 1995；273：289-294.
19. Delongchamps NB, Singh A, Haas GP. The role of prevalence in the diagnosis of prostate cancer. Cancer Control 2006；13：158-168.
20. Carney PA, Miglioretti DL, Yankaskas BC, et al. Individual and combined effects of age, breast density, and hormone replacement therapy use on the accuracy of screening mammography. Ann Intern Med 2003；138：168-175.
21. Lansdorp-Vogelaar I, Knudsen AB, Brenner H. Cost-effectiveness of colorectal cancer screening. Epi Rev 2011；33：88-100.
22. Berrington de González A, Mahesh M, Kim K-P, et al. Radiation dose associated with common computed tomography examinations and the associated lifetime attributable risk of cancer. Arch Intern Med 2009；169：2071-2077.
23. D'Orsi CD, Shin-Ping Tu, Nakano C. Current realities of delivering mammography services in the community：do challenges with staffing and scheduling exist? Radiology 2005；235：391-395.
24. Buys SS, Partridge E, Black A, et al. Effect of screening on ovarian cancer mortality. The Prostate, Lung, Colorectal and Ovarian(PLCO) cancer screening randomized controlled trial. JAMA 2011；305：2295-2303.
25. Meador CK. The last well person. N Engl Med J 1994；330：440-441.
26. Croswell JM, Baker SG, Marcus PM, et al. Cumulative incidence of false-positive test results in lung cancer screening：a randomized trial. Ann Intern Med 2010；152：505-512.
27. Croswell JM, Kramer BS, Kreimer AR. Cumulative incidence of false-positive results in repeated multimodal cancer screening. Ann Fam Med 2009；7：212-222.
28. Fowler FJ, Barry MJ, Walker-Corkery BS. The impact of a suspicious prostate biopsy on patients' psychological, socio-behavioral, and medical care outcomes. J Gen Intern Med 2006；21：715-721.
29. Schilling FH, Spix C, Berthold F, et al. Neuroblastoma screening at one year of age. N Engl J Med 2002；346：1047-1053.
30. Woods WG, Gao R, Shuster JJ, et al. Screening of infants and mortality due to neuroblastoma. N Engl J Med 2002；346：1041-1046.
31. Xiong T, Richardson M, Woodroffe R, et al. Incidental lesions found on CT colonography：their nature and frequency. Br J Radiol 2005；78：22-29.
32. Hubbard RA, Kerlikowske K, Flowers CI, et al. Cumulative probability of false-positive recall or biopsy recommendation after 10 years of screening mammography. Ann Intern Med 2011；155：481-492.
33. Mandelblatt JS, Cronin KA, Bailey S, et al. Effects of mammography screening under different screening schedules：model estimates of potential benefits and harms. Ann Intern Med 2009；151：738-747.
34. Gillman MW, Daniels SR. Is universal pediatric lipid screening justified? JAMA 2012；307：259-260.
35. Goldie SJ, Kohli M, Grima D. Projected clinical benefits and cost-effectiveness of a human papillomavirus 16/18 vaccine. J Natl Cancer Inst 2004；96：604-615.

第 11 章

偶然性

20回のうち1回よりも少ない頻度でしか偶然には起こらないであろう
という結果が得られたなら、それを有意と判断するのが一般的である。
これは任意であるとはいえ現場の研究者にとって便利な有意レベルだが、
実験を20回行うごとに1回は起こる偽(いつわり)の結果を甘んじて受け入れるという意味ではない。

—Ronald Fisher, 1929[1]

KEY WORD

仮説検定法	統計学的に有意	点推定
推定	統計学的検定	統計学的精度
統計学的有意性	帰無仮説	信頼区間
タイプIエラー(αエラー)	ノンパラメトリック検定	多重比較
タイプIIエラー(βエラー)	両側検定	多変量モデル化
推測統計学	片側検定	ベイズ推論
統計学的検定法	統計学的パワー	
P値	サンプルサイズ	

　研究からであれ臨床経験からであれ、医師の学びは、バイアスと偶然性という2種類の妨害を受ける。第1章で述べたように、バイアスとは系統的な誤差であり、真実とは異なる観察結果をもたらすあらゆる過程の結果をいう。本書の大部分は、どのようなところにバイアスが潜んでいるのか、どうすればそれを避けることができるのか、そして避けることができないバイアスについてはそれをどのように制御し影響の大きさを推し量ることができるのか、について記述している。

　一方、ランダムエラーは偶然性の作用によるもので、あらゆる観察に内在する。ランダムエラーは最小限に抑えることはできても、完全に避けることはできない。平均すると、観察値が真の値より小さくなる場合と大きくなる場合とがほぼ同じ確率で起こるため、このエラーの原因は"ランダム"と呼ばれる。

　我々の多くは、データの解釈時、おそらく統計が定量的で信頼が置けるようにみえるため、偶然性に比べてバイアスの重要性を過小評価してしまう。端的には、「統計学的に強力な結論であれば、少々のバイアスは害を及ぼすことはできない」と考えがちである。しかしながら、バイアスの入ったデータは、優雅な統計学的手法をいかように駆使しても正確なデータにすることはできない。多少極端な見解ではあるが、ある学者は「適切なデザインで慎重に実施された研究は、通常、きちんとした分析を行わなくとも明白な結果をもたらし、デザインや実施に本質的な欠陥のある研究は、きちんとした分析を行ったとしても何の役にも立たない」と言っている[2]。

　本章では、概念を最も簡略化して呈示できることから、主として比較対照試験における偶然性について述べる。しかしながら、サンプルから得られた情報に基づいて母集団に関する推定を行う臨床研究では、どんな場合であれ、統計学は必須の

要素である。たとえバイアスがない方法で患者サンプルが選択されたとしても，そのサンプルが母集団全体と異なる可能性は排除できない。統計学は，サンプルについての観察が真の状況にどのくらい近いかを推定するうえで有用である。

偶然性への2つのアプローチ

臨床観察における偶然性の役割の評価には，大まかに言って，2つの方法が用いられる。

1つは**仮説検定法**（hypothesis testing）で，差がないという仮説（"帰無仮説"と呼ばれる）を検定する統計学的手法を用いて，効果（差）の有無を調べる方法である。偶然性を評価するこの古典的な方法は"P値"に関わり，統計学的検定法が20世紀初頭に導入されて以来，よく使われてきた。仮説検定法では，効果があるのかないのか，あるいは効果があると結論するためにはエビデンスが不十分である，といった二値的な結論が引き出される。

もう1つは**推定**（estimation）と呼ばれる方法で，真の値—率，効果測定，検査性能—を含む可能性の高い範囲を，統計学的手法を用いて推定するものである。この方法は最近になってよく用いられるようになり，現在ではほとんどの医学雑誌で，次の理由に基づき，少なくともおもな効果を報告する際には好んで用いられる。

仮説検定法

通常の状況下では，臨床試験の主要な結論は，**統計学的有意性**（statistical significance：全くの偶然による可能性が低い）の有無に応じて，新たな治療が従来の方法よりも優れているか否かというように二値的に示される。統計学的結論と真実との関係は4とおりに表される（図11-1）。

これら4とおりの可能性のうちの2つ，（i）実際，新たな治療法が優れていて，研究の結論もそのとおり，（ii）実際，両治療法の効果に差がなく，研究の結論もそのとおり，は正しい結論である。

統計学的結果としての偽陽性と偽陰性

誤っている場合にも2とおりある。実際は，新たな治療法と従来の治療法は同程度の効果をもたらすのであるが，新たな治療法のほうがより効果

		真の差	
		あり	なし
統計学的検定結果	有意	正しい	タイプIエラー（αエラー）
	有意ではない	タイプIIエラー（βエラー）	正しい

図11-1 統計学的検定の結果と2つの治療群間の真の差との関係
"なし"とは単純化した表現であり，真の差があらかじめ決めた量よりも大きくはないことを意味している。

的であると結論してしまう場合がある。新たな治療法が有効であるという"偽陽性"の結論を導き出すこの種のエラーは，治療効果に差がないのに差があると言ってしまう確率である**タイプIエラー**（type I error）あるいは**αエラー**と呼ばれる。一方，新たな治療法のほうがより効果的であるのに，効果がないと結論してしまう場合がある。この"偽陰性"の結論は，実際には差があるのに差がないとする確率である**タイプIIエラー**（type II error）あるいは**βエラー**と呼ばれる。"差がない"というのは，真の差が，実世界で意味のある結果をもたらすにはあまりにも小さいと考えられる差よりも大きい可能が低い，ということを端的に述べたものである。2つの治療法にまったく差異がないことを確定的に示すことは不可能である。

図11-1は，診断検査の結果と真の診断とを比較した2×2分割表に似ている（第8章参照）。ここでは"検査"は，臨床試験での患者サンプルに関する統計学的検定に基づいた結論である。妥当性の"ゴールドスタンダード"は，比較されている両治療法間の真の差であり，例えば，可能であれば疾患を有する全患者もしくは大多数の患者サンプルを観察して決定される。タイプIエラーは検査結果の偽陽性に，タイプIIエラーは検査結果の偽陰性に相当する。バイアスがなければ，統計学的結論の不確実性はランダム変動によって引き起こされる。

観察にランダム変動はつきものであることから，観察結果が偶然性によるものかどうかという問題設定自体，単純化のしすぎである。むしろ，

特定の研究条件下での所見に，ランダム変動がどの程度影響を及ぼしているのかが問題である。ランダム変動によるエラーの確率は**推測統計学**(inferential statistics)―データの数学的特性に関する特定の前提のもと，当該結果が偶然性でのみ起こりうる確率を計算する定量的科学―によって推定される。

統計学は，多くの医師にとっては馴染みがない専門用語（例えば，帰無仮説，分散，回帰，パワー，モデリング）を用いる専門分野である。しかしながら，統計学的手法の複雑さはさておき，非専門家も推測統計学を目的を達成するための有用な手段とみなすべきである。**統計学的検定法**(statistical testing)は，ランダム変動の効果を推測する手段である。

次に，タイプⅠエラーとタイプⅡエラー，そしてこれらのエラーが起こる確率を推定するための仮説検定法について述べる。

治療が有効と結論すること

医学論文に記されている統計数値のほとんどはタイプⅠエラーの確率に関するものであり，おなじみの**P値**(P value)によって表されている。P値とは，実際には比較する2つの群に差がないという仮定のもと，特定の研究で観察された治療効果の差が偶然性でのみ起こる確率の定量的推定値である。別の言い方をするなら，P値とは，比較する治療法の効果に差がない場合に同じ臨床試験を何度も繰り返すと，どのくらいの割合で治療効果の差が多少なりとも見出されるのかという問いに対する答えである。

ここでは，ランダム変動による別種のエラーであるタイプⅡエラーを表すP_βと区別する目的で，P値をP_aと表す。科学論文中で単にPと表されている場合，通常，P_aを意味する。

P_aで推定される種類のエラーは，ある治療法が他の治療法より優れているとの結論を下す際に用いられる。P_aが一定の値（後述）を超えているため治療法の間には差がないという結論を下す状況では，P_a値は適切ではなく，P_β（タイプⅡエラーの確率）が用いられる。

二項分類と正しいP値

1/20未満という確率は，誤っていることのリスクとしては十分に小さいとの一般的な合意が得られているため，$P<0.05$に特別な意味を付与することが通例となっている。実際，1/20という確率は非常に小さく，偶然性のみで生じる可能性は低いと結論することは理に適っている。当該結果は偶然性によって起こりうるものであり，20回に1回は起こるであろうが，その可能性が低いということである。

$P_a<0.05$の場合，**統計学的に有意**(statistically significant)であるという。しかし，カットオフポイントの0.05は，まったく任意の値である。与えられた状況下で，偽陽性がもたらす影響の大きさによって，もっと高い値を，あるいはもっと低い値を主張する人がいても当然である。例えば，疾患が重篤で，現在有効な治療法がなく，新たな治療法が安全な場合，偽陽性の確率をもっと高く設定しても受け入れられるであろう。反対に，従来の治療法が有効で，新たな治療法では害がもたらされる可能性がより高い，あるいはずっと高価な場合，偽陽性の結果を受け入れることに躊躇するであろう。この考え方は，診断検査の偽陽性と偽陰性の重要性に関する場合と同様である（第8章参照）。

どの程度の確率であれば起こりやすい，あるいは起こりにくいと判断するのかには様々な意見があることから，P値を2つのカテゴリー（≤0.05または>0.05）にまとめるのではなく，確率を具体的な数値で表す（例えば，0.03，0.07，0.11）研究者もいる。この場合，統計学的有意差があるとみなすかは，読者の自由に任されることになる。しかしながら，タイプⅠエラー>1/5は受け入れ難いほど高いとほとんどの人が考えることから，P値が1/5以上の場合は，単に$P>0.2$と表される。同様に，（$P<0.001$のような）非常に小さなP値以下の場合，観察結果が偶然性によって説明される可能性はほとんどないことから，その確率をより厳密に記述しても，さらに得られる情報はほとんどない。

もう1つの方法は，$P\leq0.05$の意義を受け入れたうえで，その値に近い結果を"ほぼ統計学的に有意である"，"統計学的有意差には達しなかった"，"有意差近辺の値である"，あるいは"傾向がある"などと記述する方法である。このような価

値を含む用語は，研究で得られた所見は統計学的に有意であるべきであったが，何か不都合な理由により適わなかったことを示唆する。結果とP値を具体的な数値（あるいは，推定値と信頼区間。下記参照）で記述するにとどめ，偶然性によってどの程度結果が説明されるかは読者に決定を委ねるようにするのが望ましい。

統計学的有意性と臨床的有意性

統計学的に有意差があるということは，たとえP値がどれほど小さくても，臨床的な重要性を意味するものではない。$P<0.0001$という数値は，それがうまくデザインされた研究の結果であれば，その差が実際に存在すると自信を持っていえるが，観察された差の大きさや臨床的重要性については何もいえない。実際，被験者の数を非常に多くすれば，わずかな差でも統計学的に有意とされることもある。

EXAMPLE

コリンエステラーゼ阻害薬ドネペジルは，アルツハイマー病の治療薬として開発された。この薬が臨床的改善をもたらすかを調べるためのランダム化比較試験で，565名のアルツハイマー病患者がドネペジルあるいはプラセボに無作為に割り付けされた[3]。試験のエンドポイントのいくつか，MMSE（mini-mental states examination）とBADLS（Bristol Activities of Daily Living Scale）について，$P<0.0001$で統計学的に有意差があるという印象的な結果が得られた。しかしながら実際の差は小さく，MMSEでは30点満点の0.8，BADLSでは60点満点の1であった。加えて，疾病負担や患者ケアをより厳密に反映するその他のアウトカムについては，ドネペジル群とプラセボ群で差がなかった。これらのアウトカムには，施設への入所と障害の進行（これらは主要エンドポイントである）はもちろん，行動学的および心理学的症状，介護者の精神病理，正規の介護コスト，無給介護者の労働時間，有害事象あるいは死などが含まれていた。著者らの結論は，ドネペジルによる益は「最小限の閾値に達しなかった」というものであった。

一方，被験者が少数の場合，強力な治療効果がある研究の結果としてあまり印象的ではないP値が報告されることがある。

統計学的検定

統計学的検定（statistical test）は，タイプIエラーの確率を推定するために行われる。検定統計量と呼ばれるデータの数値概要を得るために，この検定が用いられる。そうして，この数値を標本分布と比較して，タイプIエラーの確率を算出する（図11-2）。この分布は，複数の治療群でのアウトカムに真の差がないという**帰無仮説**（null hypothesis）を前提としている。この方法は数学的な手続き上のものであり，研究者の科学的仮説の"差がない"ということではない。結果は，帰無仮説を棄却する（差があると結論する）か，棄却できない（差があるとするにはエビデンスが不十分であると結論する）かのどちらかである。統計学的有意差を見出さないことイコール差がないことではないことに注意してほしい。統計学的検定では，絶対に差がないことを示すことはできない。

一般に用いられる統計学的検定を表11-1に示す。検定の多くは，データに関してどのような前提（典型的には，データが正規分布しているという前提）を設けるかにより，妥当性が決まる。収集されたデータがその前提を満たさない場合，結果として得られたP_aは誤解を招くものである。**ノンパラメトリック検定**（non-parametric test）と呼ばれる他の統計学的検定法では，データの分布に

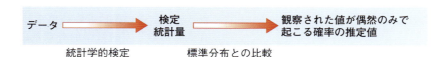

図11-2 統計学的検定

表11-1 臨床研究に用いられることの多い統計学的手法

手法	比較対象
差の統計学的意義の検定	
カイ二乗(χ^2)検定	2つ以上の比率（観察数が多い場合）
フィッシャーの正確確率検定	2つの比率（観察数が少ない場合）
マン-ホイットニーのU検定	2つの中央値
スチューデントのt検定	2つの平均値
F検定	2つ以上の平均値
相関の強さの記述	
回帰係数	独立（予測）変数と従属（アウトカム）変数
ピアソンの積率相関係数(r)	2つの変数
多変数の効果のモデル化	
ロジスティック回帰分析	二値的アウトカムについて
コックス比例ハザードモデル	事象までの時間アウトカムについて

関する前提を設けない。これらの統計学的検定法がどのように導かれ，どのように計算され，どのような前提に基づいているのかは，生物統計学の教科書を参照されたい。

名義尺度のデータに関するカイ二乗(χ^2)検定は，他の方法に比べて理解しやすいことから，統計学的検定の有用性を例示するのに用いられる。治療効果に差がないとしたなら，観察された差が期待値からどの程度離れているのか，その程度を用いてP値を計算する。

EXAMPLE

病院外での心停止の予後は不良である。動物実験では，低体温によって神経学的障害が改善されることを示唆する結果が得られている。この仮説をヒトで検証するために，病院外心停止に対する蘇生処置後も意識が回復しない77名の患者を，冷却（低体温療法）あるいは通常ケアのどちらかに無作為に割り付けた[4]。主要アウトカムは，神経学的機能が比較的良好な状態での生存退院である。

観察値

	神経学的機能が良好な生存		
	はい	いいえ	合計
低体温療法	21	22	43
通常ケア	9	25	34
合計	30	47	77

低体温療法を受けた患者の成功率は49％で，通常ケアを受けた患者での成功率は26％であった。実際には治療効果に差がない場合，2群間の差が，この規模の研究において，観察された差と同じかそれよりも大きくなる可能性はどのくらいだろうか？ それは2つの治療の効果が同じで，差がランダム変動のみによって生じると仮定した際の観察された結果が，期待される結果からどの程度離れているのかによって決まる。治療がアウトカムに影響を与えないとすれば，全患者での治療成功率(30/77＝39％)を各治療群の患者数に当てはめることで，各群の治療が成功する期待値を計算することができる。

期待値

	成功		
	はい	いいえ	合計
低体温療法	16.75	26.25	43
通常ケア	13.25	20.75	34
合計	30	47	77

χ^2統計量は，観察値と期待値の差の2乗を期待値で割った値で，4つのセルのすべてをまとめたものである。

$$\chi^2 = \sum \frac{(観察値 - 期待値)^2}{期待値}$$

χ^2統計量の大きさは，治療効果がないと仮定した場合，観察値すべてについて期待値からどの程度離れているかによって決まる。観察値と期待値の差は2乗されるため，観察値が期待値より大きいか小さいかは問題とならない。各セルの差の2乗を期待値で割ることで，当該セルの患者数に関する補正を行う。

上記データのχ^2統計量は，

$$\frac{(21-16.75)^2}{16.75}+\frac{(9-13.25)^2}{13.25}$$
$$+\frac{(22-26.25)^2}{26.25}+\frac{(25-20.75)^2}{20.75}=4.0$$

となる。

　χ^2 統計量を確率に変換する分布表(教科書やコンピュータプログラムで入手できる)を参照して，χ^2 統計量4.0に相当する確率の値を得る。χ^2 統計量が大きければ大きいほど，観察した差が偶然性によらない可能性が高くなるであろうことは直感的に明らかである。この 2×2 分割表と χ^2 統計量4.0に相当する P 値は 0.046 であり，これは治療法が通常ケアとは異なる効果を持つという結論の偽陽性率を示している。つまりこの研究結果は，統計学的有意差の慣習的基準値である $P \leqq 0.05$ を満たしている。

　統計学的な検定に通常用いられる方法は，ある介入が他の介入に比べて効果が優る，あるいは劣る確率が統計学的に重要なレベルであるかを調べる方法である。この状況下の検定は**両側検定**(two-tailed test)と呼ばれ，同じ効果を有する治療群間での差がランダムに変動する確率を示すベル型曲線の両端を意味し，どちらかの治療がより優れている確率が低いことを示す。ときに一方の治療がもう一方の治療に比べて同等か優れている(あるいは，同等か劣っている)以外はあり得ないということもあり，その場合はタイプⅠエラーのすべてが一方(5%)に位置することから，統計学的有意差が出やすくなる**片側検定**(one-tailed test)が用いられる。

治療が有効でないと結論すること

　臨床試験によっては，治療に優劣の差が認められないとの結論になることがある。被験者数あるいはアウトカムイベント数が比較的少ない研究では，結果が偽陰性となるリスクが高い。すると次に，偽陰性(タイプⅡまたはβエラー)となる確率はどれくらいなのか，との疑問が生じる。これらの研究は運の悪いことに起こりそうでない結果がたまたま起こってしまっただけで，試験の"陰性"結果は真実とは異なるのではないだろうか？

EXAMPLE

　第9章で扱った例の1つに，スタチンで治療中の脂質異常症患者にナイアシンを加えた場合とプラセボを加えた場合の心血管アウトカムに与える効果を調べるランダム化比較試験がある[5]。それは"陰性"試験で，ナイアシンを服用した患者の 16.4%，プラセボを服用した患者の 16.2% に主要アウトカムが起きた。著者らは，"スタチン療法にナイアシンを加えても臨床的な増分利益は得られない"と結論した。この主張に関連して，本当は利益があるのに，利益がないとの研究結果が出てしまう可能性はどのくらいなのかという統計学的疑問が生じる。つまるところ，研究ではたった数百の心血管イベントしか起こっておらず，偶然性が治療効果をわかり難くしている可能性がある。図 11-3 は 2 群での主要アウトカムについて，イベント発生までの時間曲線を示す。ナイアシン群及びプラセボ群の患者は追跡の全期間にわたってほぼ一致する曲線を描いていて，ナイアシンの予防的作用はありそうにない。

　陰性の結果は視覚的に呈示すると説得力が増す。代わりに，信頼区間(後述の「点推定と信頼区間」参照)を計算すれば，臨床的に重要な差が存在した場合にそれを除外するのに十分な研究規模であったのかを知ることができる。

　もちろん，偽陰性の結果をもたらす原因として，偶然性以外のもの(追跡期間が短い，ナイアシン用量が少ないといった生物学的理由だけでなく，ノンコンプライアンスやアウトカムイベントの見逃しといった研究上の制約)も考えなくてはならない。

　タイプⅡエラーは，いくつかの理由から，タイプⅠエラーに比べて軽視されてきた。タイプⅡエラーの計算はタイプⅠエラーより煩雑である。また，率直に言ってしまえば，多くの専門職は有効に作用するものを好み，陰性の結果は歓迎されないと考えてしまう。研究者は陰性の結果が出た研究論文を医学雑誌に投稿する気にならないし，そもそも陰性の結果を投稿する場合は，治療法による差が認められたサブグループを強調しがちである。研究者は，本当は差があるのにそのような結

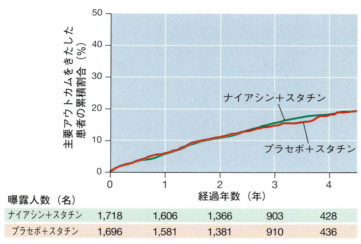

図11-3 "陰性"試験の例
(The AIM-HIGH Investigators. Niacin in patients with low HDL cholesterol levels receiving intensive statin therapy. N Engl J Med 2011 ; 365 : 2255-2267 より許可を得て引用)

果が出なかった背景の説明に，偶然性以外の根拠を求めがちである．考慮しない理由は何であれ，"差がない"という結果が出た研究でまず問われるべきはタイプⅡエラーの確率である．

研究対象となる患者は何名いれば十分なのか？

有望な新たな治療法と従来の方法を比較した臨床試験があり，その結果に差がなかったとしよう．研究結果で差が観察される場合であれ観察されない場合であれ，ランダム変動がその背景にあることから，偶然性を観察結果の原因として考えなくてもよい程度に，十分な数の患者が研究対象となっていたかが問題となる．あるいは，そのような研究を計画するにあたって，同様の疑問に突き当たるかもしれない．いずれにしても，2つの治療法の効果を科学的厳密性をもって比較するためには，どのくらいの患者数が必要なのかを理解しなくてはならない．

統計学的パワー

差が実際に存在する場合に，研究によって統計学的有意差が見出される確率を研究の**統計学的パワー**(statistical power)という．パワーと P_β は同じ概念を補い合う形で表現している．

$$パワー = 1 - P_\beta$$

パワーは診断的検査における感度に似ている．ある研究が実際に差のある治療を正しく差があると検出する可能性が高い場合，その研究のパワーは強いという．

必要サンプル数の推定

名義尺度データの仮説検定という視点から，適切な**サンプルサイズ**(sample size)は，研究の4つの特性，治療群間のアウトカムの差の大きさ，P_α と P_β（許容できる偽陽性と偽陰性の確率），そしてアウトカム発現率によって決まる．

研究者は研究計画の立案にあたり，意味のある結果をもたらすだけの十分な統計学的パワーを確保できるよう，適切なサンプルサイズを決定する前提要因を考慮しなくてはならない．これがなされていない場合はその程度に応じて，あるいは前提要因が正しくなかったとわかった場合には，読者が研究結果を解釈する際に同じことを考慮する必要がある．

効果サイズ

サンプルサイズは検出しようとする差の大きさによって決まる．検出しようとする差の大きさは研究者が自由に決めることができる．もちろん，非常にわずかな差さえも検出したいと思われよう

が，わずかな差の検出には，他の条件が一定の場合，多くの患者が必要となる。したがって，"臨床的に意義のある最小限の差を検出するために必要十分な患者数はどれだけか？"と問うとよい。他方，治療群と対照群の間で非常に大きな差（つまり，強い治療効果）のみを検出することに関心が向けられている場合には，患者数はずっと少なくてよい。

タイプIエラー

サンプルサイズはまた，タイプIエラー（本当は差がないのに，差があると結論してしまう誤り）のリスクに関連している。この種のリスクの確率をどの程度まで受け入れるかは価値観の問題である。治療が有効であると誤って結論してしまう可能性が高くてもよければ，少数の患者から結論を引き出すことができる。逆に，この誤りを犯すリスクを小さくしたければ，多数の患者が必要となる。前述のように，P_aは0.05(1/20)あるいは0.01(1/100)に設定するのが慣例となっている。

タイプIIエラー

タイプIIエラーのリスクをどの程度にするのかも，サンプルサイズの決定要因となる。このエラーの確率をどの程度まで受け入れるのかもまた，個人の好みに合わせて自由に決めることができる。P_βの確率は0.20，つまり真の差を見逃す可能性を20%に設定することが多い。慣例的にタイプIIエラーはタイプIエラーよりもはるかに大きく設定されるが，これは効果が本当にある場合に確実にそうだといえることに，より高い価値が置かれていることを示している。

データの特性

研究の統計学的パワーは，データの特性によっても決定される。アウトカムが事象の数ないし割合，あるいはイベントまでの時間で表される場合，統計学的パワーはイベントの率に左右される。リスクに曝されている患者数が一定であれば，イベントの数が多ければ多いほど統計学的パワーは強くなる。Petoらは次のように述べている[6]。

「生存期間（あるいは，特定の原因から再燃，転移，初発血栓，脳卒中，再発，死亡までの時間）に関する臨床試験では，2つの治療方法の効果を区別する能力は，登録患者数よりも死亡人数（または関連事象）によって決まる。被験者100名中50名が死亡する研究は，被験者1,000名中50名が死亡する研究とほぼ同様の感度を有する」

データが血圧や血清コレステロール値のような連続変数の場合，パワーは患者間の相違の程度によって決まる。測定対象となっている特性に関して，患者間での違いが大きければ大きいほど，グループ間で観察された差（あるいは，差のなさ）がこの患者間の変動によるものではなく，治療の真の差を示していると確信できなくなる。

研究を企画する研究者は，臨床的に意味のある最小の治療効果（治療効果が大きければ検出は容易である）と，許容可能なタイプIエラーとタイプIIエラーを選択する。また，アウトカムイベント発生率と患者間の相違の予測を立てる。与えられたサンプルサイズで，研究上の疑問から逸脱しない限り，イベント率が高い患者あるいは同様の特性を有する患者を選択することによってパワーは最大化できる。

相互関係

適切なサンプルサイズを決定する4つの変数の関係を，表11-2に示す。変数は互いにトレードオフの関係にある。一般的に言って，研究の被験者数が一定であれば，タイプIエラーとタイプIIエラーの間にはトレードオフの関係がある。他の

表11-2 サンプルサイズの決定要因

	決定要因		
	研究者	データのタイプ	
		平均	発生数
サンプルサイズ	$\dfrac{1}{\text{効果の大きさ},\ P_a,\ P_\beta}$	$\dfrac{1}{\text{アウトカム比率}}$ または	変動性

すべての条件が同じであれば、一方のエラーが大きくなることを許容する場合は、もう一方のリスクを小さくする必要があろう。どちらかのエラーが他のエラーよりも本質的に劣っているということはない。もちろん、患者数を増やし、アウトカムイベント率を高く、患者間の相違を少なく、そして治療効果を大きくすることにより、タイプⅠエラーとタイプⅡエラーの双方を低く設定することは可能である。

慣例的に設定される P_α と P_β の値について、治療効果の大きさと試験に必要な患者数との関係を次の例で示す。1つは比較的少ない患者数で十分な状況であり、もう1つは非常に多くの患者数であっても不十分な状況である。

EXAMPLE

サンプルサイズが小さくても十分であった

過去何世紀にもわたって、壊血病—ビタミンCの欠乏により歯茎や関節の出血を生じ障害と死を招く—は船乗りにとって重大な問題であった。1747年、James Lind は、歴史上最も早期の対照試験において、壊血病の治療の研究を船上で行った[7]。船内の病室に臥床している重症壊血病の船員12名を2名ずつ、6つの治療群に割り振った。治療は、オレンジとレモン、リンゴ果汁、礬類エリキシル、酢、海水、ナツメグであった。治療以外には、船員たちは同じ場所にいて、同じ食事を摂った。治療開始後6日で、大量のビタミンCを含むオレンジとレモンを摂取した2名の船員は著しく回復した。1名は仕事に戻り、もう1名は他の病人の介護にあたった。他の治療を受けた船員たちは回復しなかった。P 値(Lindは計算しなかった)を計算すると、2名中2名で治療が成功し、10名中10名で治療が失敗したことから、0.02(試験に先立って Lind は、オレンジとレモンが研究対象の治療群で、他の5つの治療法は対照群と考えたものと仮定する)となる。

サンプルサイズが大きくても不十分であった

ビタミンD欠乏は結腸直腸がんのリスク要因の可能性があるものの、このリサーチクエスチョンに対する研究結果にはどれも一貫性がなかった。1985年、50歳～69歳のフィンランド人29,133名からなるコホートを設定し(当初、目的は異なっていた)、ベースラインデータとして血清ビタミンDを測定した[8]。結腸直腸がん発生の有無は、National Cancer Registry(全国がん登録)を用いて確認した。12年間にわたる追跡調査で、コホート中239名が結腸がん、192名が直腸がんを発症した。交絡因子の調整後、血清ビタミンDは結腸がん発生率と比例関係にあり、直腸がんとは反比例関係にあったが、これらの所見はともに統計学的に有意ではなかった。

今日我々が直面する治療上の疑問の解決には、驚くほど多くのサンプルサイズが必要となる。肺炎に対する抗生物質、甲状腺機能低下症に対する甲状腺補充療法のような劇的かつ強力な治療の価値は、臨床経験または少数の患者を対象として確立されたが、そのような治療法が出現することはまれであり、そのほとんどはすでに結論が出されている。我々に残されているのは複数の相互に関連する原因による慢性疾患であり、一般的に新たな治療法の効果は限られている。そのため、効果が真実なのか偶然性によるものなのかを区別できるだけの十分な数の患者が対象となる臨床試験を計画することが、とりわけ重要となる。

図11-4に、いくつかのイベント発生率に対して、サンプルサイズと治療間の差の関係を示す。対象患者が100名以下の研究では、たとえ治療効果が大きくても、統計学的な有意差を検出できる可能性は小さい。他の見方をするなら、効果の差が25％未満の場合、検出することは難しい。実際には、統計学的パワーは、公式や表、ノモグラム、コンピュータプログラム、ウェブサイトなど、容易に入手できる手段を用いて計算することができる。

点推定と信頼区間

特定の研究で観察される効果(例えば、臨床試験での治療効果、コホート研究での相対リスク)の大きさ(サイズ)は、効果の**点推定**(point estimation)と呼ばれる。これは、真の効果サイズを知ろうとする研究から得られる最良の推定値であり、

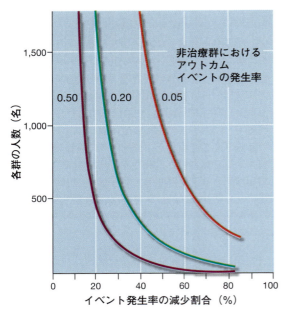

図11-4 非治療群におけるアウトカムイベント発生率が異なる場合について，非治療群に比べて治療群でアウトカムが減少している差（$P=0.05$）を80％の統計学的パワーで検出するために，同サイズの2群それぞれで必要となる人数

(Weiss NS. Clinical epidemiology. The study of the outcome of illness. New York：Oxford University Press；1986 における計算式より算出)

通常，研究報告の中で最も強調される要約統計量である。

しかしながら，研究で実際に観察された値とぴったり一致する可能性は低い。あらゆる研究は，ランダム変動のため，真の値を挟んで上か下かの結果をもたらすものである。したがって，点推定の**統計学的精度**（statistical precision）を担保するための要約測定値，つまり真の効果サイズを含む可能性の高い数値範囲が必要となる。

統計学的精度は，点推定を含む**信頼区間**（confidence interval）—通常は95％信頼区間—として表される。信頼区間は，バイアスが入っていない研究では，95％の確率で真の効果サイズがこの範囲に含まれると解釈される。信頼区間が狭い場合，真の効果サイズにてついて確信を持つことができる。真の値がこの範囲の両端近くに位置する可能性は低く，この範囲を完全に出てしまう可能性は100回のうち5回である。統計学的精度は，統計学的パワーの強化に伴って高まる。

> **EXAMPLE**
>
> Women's Health Initiative は，健康な閉経後の女性を対象に，慢性疾患アウトカムに対するエストロゲン-プロゲスチン併用療法の効果をランダム化比較研究で調べるものである[9]。図11-5には，4つのアウトカム—脳卒中，大腿骨骨折，乳がん，子宮内膜がん—の相対リスクと信頼区間を示す。これらは，信頼区間の解釈には様々なものがあることを示している。エストロゲン-プロゲスチン併用療法は脳卒中のリスク要因であり，この相対リスクの最良推定値である点推定値は1.41で，最小で1.07，最大で1.85であった。大腿骨骨折については最大で65％，最少で2％が予防された。つまりデータからは，有意の益，あるいはもっと大きな益がもたらされる可能性は残っているものの，ほんのわずかな益しかもたらさないと解釈される。乳がんリスクについては，高まる可能性はあるものの，信頼区間に相対リスク1.0が含まれていることから，影響はないと解釈される。最後に，子宮内膜がんについてはあまり有用な情報は得られなかった。信頼区間が非常に広いことから，明らかなリスクや益が認められない一方で，リスク予測の精度が非常に低いため，リスクがかなり高かったり大きな益が得られる可能性も残っている。

0.05レベルでの統計学的有意差は，95％信頼区間から得ることができる。無効に相当する点（つまり，相対リスク1.0，あるいは治療間の差0）が観察された効果に関する95％信頼区間の外にある場合，その結果は0.05レベルで統計学的有意性があることを示す。もし信頼区間がこの値を含んでいるなら，統計学的有意差はないということになる。

信頼区間はP値よりも優る。信頼区間は効果サイズのどの付近に位置するのかを明示する。信頼区間は可能性のある数値範囲を読者に示し，読者は，臨床的に意味があるとみなす効果サイズがデータと一致するのか除外されるのかを決めることができる[10]。また，信頼区間は統計学的パワーに関する情報も提供する。信頼区間の幅が相対的に広く，"効果なし"に相当する値を含んでいる場

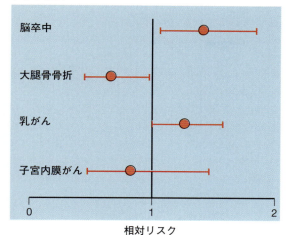

図11-5　信頼区間の例
Women's Health Initiative の健康な閉経後女性を対象としたエストロゲン-プロゲスチン併用療法のランダム化比較研究における，アウトカムに対する相対リスクと信頼区間。(Writing Group for the Women's Health Initiative Investigators. Risks and benefits of estrogen plus progestin in healthy postmenopausal women. JAMA 2002；288：321-333 より)

合，読者は，陰性の結果は統計学的パワー不足によるものではないかと考えることができる。他方，信頼区間の幅が狭く，"効果なし"を含んでいる場合には，大きな効果があることは除外できる。

点推定と信頼区間はあらゆる率（有病率と発生率），診断検査性能，率の比較（相対リスクと寄与リスク），その他の要約統計量の統計学的精度を示すために用いられる。例えば，研究の結果，成人の7.0％(95％信頼区間：5.2〜9.4)は臨床的に重要な前立腺がん家族歴を有する[11]。急性冠症候群での高感度心臓トロポニン分析（理想的カットオフポイントにおける）の感度は84.8％(95％信頼区間：82.8〜86.6)である[12]。鼠径ヘルニア手術後の通常活動への復帰は，直視下手術よりも腹腔鏡下手術のほうが短期間で済む（ハザード比：0.56，95％信頼区間：0.51〜0.61)[13]。

信頼区間は，仮説検定法（P値）よりも多くの利点を有することから，臨床研究のおもな結果を報告するうえで一般的に用いられるようになった。P値は，伝統的に用いられてきたこと，多くの結果を報告する際に便利なこと，すべての結果に信頼区間を示すことが可能なわけではないことなどの理由から，依然として用いられている。

研究終了後の統計学的パワー

臨床的に意義のある効果が存在するならば，研究の実行に先立って，それを確実に検出できるだけの十分な数の患者を登録できるような，仮説検定法に基づいた統計学的パワーの計算方法については，本章ですでに述べたとおりである。しかしながら，研究終了後には，この方法は適切とは言えない[14]。効果サイズ，アウトカムイベント率，患者間のばらつきはすでにわかってしまっており，推定する必要がない。むしろ，点推定と信頼区間に注目しなくてはならない。それらを用いることで，結果と一致する値の範囲がわかり，調査対象となっている効果サイズがその範囲にあるのか，あるいはデータからその可能性が除外されるのかが明らかとなる。"陰性"試験の例として示したナイアシンの研究では，ハザード比1.02，95％信頼区間0.87〜1.21であり，結果は益にしても害にしてもわずかなものであることを意味していた。これが重要かどうかは，この信頼区間で示されている率の差の臨床的重要性によって決まる。

まれな事象の検出

比較的まれにしか起こらないイベント（例えば，1/1,000)，とりわけ骨髄不全や致死的不整脈のような重篤なイベントを，研究によってどれくらいの可能性で検出することができるのかを知ることは重要である。そのようなイベント1例を高い確率で検出するためには非常に多くの患者を観察する必要があり，一方でその頻度の推定値を比較的安定性をもって確定するために必要な患者は，ずっと少なくて済む。ほとんどの臨床研究では，主たるリサーチクエスチョンへの回答である主要な効果を検出するのに十分なサンプルサイズとなるよう研究計画を立てる。サンプルサイズは，頻度が低い副作用や合併症のようなまれなイベントを検出するには，全く不十分である可能性が多い。そのため，もっと多くの患者を対象とする別の方法が必要となる。その一例が，薬の副作用を検出する目的で何千人もの利用者をモニターする薬の市販後調査である。

図11-6に，観察対象数に対するイベント検出確率を示す。大まかな目安としては，1/xの確率で起こるイベントを検出するためには3x名の患

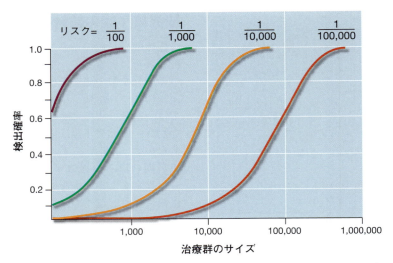

図11-6 観察されたイベント発生率と対象者数に対する，1イベントを検出できる確率

(Guess HA, Rudnick SA. Use of cost effectiveness analysis in planning cancer chemoprophylaxis trials. Control Clin Trials 1983；4：89-100 より許可を得て引用)

者を観察する必要がある[15]。例えば，発生率が1/1,000のイベントを検出しようとすれば，3,000名を観察する必要があろう。

多重比較

　研究で得られた統計学的結論には，異議の申し立て―特に素人からの―を拒絶するような権威をまとっているようなところがある。しかし，多くの懐疑論者が口にするように，たとえ優れた研究計画に基づいていて数学的に欠点がなく，研究者の意図に何ら落ち度がなくても，"統計で偽る"ことは可能である。

　統計学的検定の信頼性は，当該研究で扱う疑問の数と疑問が扱われた時期により異なるため，誤解を招くような統計学的結論になってしまう可能性がある。膨大なデータセットの変数を用いて多数の比較を行う場合，一つひとつの比較に関連する P 値は，その比較の結果が偶然性によって生じる確率を過小評価していることになる。一見信じ難いが，1回の統計学的検定で得られた P 値の解釈は，その検定が行われた状況によって変わる。

　このようなことが起こる経緯を理解するため，次の例について考えてみよう。

EXAMPLE

　ある大規模研究が行われ，患者サブグループがいくつもあり，多くの異なるアウトカムが得られたと仮定しよう。例えば，冠動脈疾患に対する治療法の臨床試験で，1枝病変，2枝病変，3枝病変，心室機能が良好か不良か，不整脈の有無，そしてこれらの要因の様々な組み合わせといった臨床的に意義がある12のサブグループに患者は分類され，死亡，心筋梗塞，心不全，狭心症という4つのアウトカムについて考慮されたとする。さらに，どのサブグループについても，そしてどのアウトカムについても，治療とアウトカムの間に真の関連性はないものとする。最後に，治療効果の有無について，サブグループごとに，そして異なるアウトカムごとに，別々に評価―非常に多くの比較を行うことになり，本例では，12のサブグループについて4つのアウトカムを比較するため，合計48の比較を行うことになる―すると仮定しよう。$P_a=0.05$ とすると，これらの比較20回のうち1回（本例では，2回ないし3回）は偶然性のみにより統計学的に有意となる。一般的には，20回の比較を行うと平均して1回は統

計学的に有意となり，100回の比較を行うと5回程度，統計学的に有意となる。このように，比較の回数が多数に上ると，実際には変数間に真の関連性がなくても，ランダム変動のために統計学的な有意水準を超えるものが何回か生じてしまう。「データを長時間拷問すれば，いずれは白状する」という警句のとおりである。

この現象を"**多重比較**(multiple comparison)"問題という。この問題があるため，臨床研究から得られるエビデンスの質は，研究開始時に焦点を当てられていた疑問は何なのかによって決まる。

残念なことに，研究結果が報告される時点で，実際に何回比較を行ったかを知ることは必ずしも可能でない。ときには，言及されていない数多くの興味を引かない所見の中から，興味を引く所見のみが選び出されていることがある。膨大なデータのうち何が重要で何が重要でないかを事後的に決定するやり方は，真実を大きくゆがめる可能性がある。どのようにしてこの誤解を招く状況が起こりうるのかを表11-3に示す。

研究結果を解釈する際に，多重比較の統計学的影響にどのように対応すればよいのだろうか。P値の補正方法は様々なものが提唱されているものの，おそらく最良のアドバイスは，この問題があることを知り，多重比較が行われた研究における陽性の結果を受け入れるのは慎重に行うべき，である。Armitageは次のように述べている[16]。

「データを洗いざらい見直す作業を何度も何度も行えば，何か面白い点を見出すことができよう。

表11-3 多重比較で誤った結果が導かれる場面

1. 1つの研究で多数の比較を行う
2. 一つひとつの比較に統計学的有意差の検定手法を用いる
3. （統計学的に有意な）"興味深い"比較テーマを複数見出す
4. 興味深い所見のうちの1つをめぐる論文を作り上げる
5. 当該比較が行われた文脈（どれくらいの数のリサーチクエスチョンがあったのか，データ解析前にはどれが主要クエスチョンと考えられていたのか）に言及しない
6. 単独所見の正当性を説明するために，事後的議論を展開する

このような興味を引く所見の多くは偶然性によるものである。データを洗いざらい見直す作業（データドレッジング）は高潔な人が行う仕事ではないと言っているのではない。そうではなく，試験の主要目的の1つとして当初想定されていなかったような発見は，とりわけ慎重に扱われなくてはならないと言っているのである」

多重比較の特殊なケースとして，臨床試験で予定されている期間とは無関係に，結論が出ればすぐに臨床試験を中止する目的で，当該試験のデータが得られるたびに繰り返し解析する場合が挙げられる。これが行われるのは倫理的理由によることが多く，最終的なP値は通常，データの解析回数によって調整される。統計学的には，解析回数を最小限にとどめるのが望ましい。いずれにしても，データが得られるたびに何度も解析する場合，解析回数を考慮すると統計学的有意差を達成するのはより困難になる。

もう1つの特殊なケースは，症例と対照において50万以上の一塩基多型を調べる全ゲノム関連研究である[17]。P値(0.05)を比較回数で割るという通常の多重比較管理法では，全ゲノムの統計学的有意レベルは0.0000001 (10^{-7})となってしまい，サンプルサイズに制限があり，概して相対リスクが小さいこの種の研究では，達成するのは難しい。そのため全ゲノム関連研究の結論の信頼性は，多数の研究での結果に一貫性があるか，関連性が強固であるかによって決まる。

サブグループ解析

研究のおもな結果という枠を超えて，治療効果と関連する特性を有する患者サブグループ内における結果を調べたい（例えば，第5章で扱った効果修飾の解析）という誘惑には抗い難い。ランダム化時点で存在した患者特性は治療群にランダムに割り振られているため，サブグループ解析の結果は，試験全体をサンプルサイズの小さい，小さなランダム化比較試験の一群に細分化してしまうことになる。

> **EXAMPLE**
>
> 　心房細動は，ハイリスク患者では脳卒中を予防する目的で，抗凝固薬であるビタミンK拮抗薬で治療される。研究者たちは，心房細動を有するもののビタミンK拮抗薬を服用できない患者での脳卒中予防について研究を行った。そのような患者を，新しい抗凝固薬であるアピキサバン，あるいはアスピリンのいずれかにランダムに割り付けた[18]。アウトカムイベントが164回起こり，ハザード比は0.45（95％信頼区間：0.32〜0.62）でアピキサバンが優れていた。図11-7に，サブグループでの脳卒中に対するハザード比を，点推定値を示す四角（箱：大きさはサブグループのサイズに比例する）と信頼区間で示した。合計すると42のサブグループに関する報告で，そのうち21は1つのアウトカム（脳卒中と全身性塞栓症）について，それと同数の21は別のアウトカム（重大出血，図11-7には示されていない）についてである。ほとんどのサブグループのハザード比は，研究全体のハザード比（図中では縦の破線で示されている）の近似値で，大小はあるものの，どれも統計学的な有意差には達しなかった。この解析の結果は，効果修飾が存在しないことを示唆するものではあるが，サブグループ解析では統計学的精度が低いという制限が加わる。多重比較はサブグループでの偽陽性所見をもたらしやすいことから，いずれかのサブグループで統計学的に有意な結果が得られた場合には議論となる。

　サブグループ解析は，医師に効果修飾についての情報をもたらし，個々の患者のケアを同様な患者での研究結果にできるだけ則ったものとすることができる。しかしながらサブグループ解析は，特定のサブグループで，長期的には全く存在しない効果を見出す—つまり，多重比較による偽陽性所見をもたらす—という，誤った結果をもたらすリスクを孕んでいる。

　実際，様々なサブグループでの治療効果が相互に独立していない場合，多重比較の影響はそれほど極端なものではない。複数の変数が相互にどの程度関連しているのか，その度合いによって，偽陽性所見をもたらすリスクは小さくなる。心房細動と抗凝固薬の研究において，年齢と脳卒中の既往はCHADS2スコア（脳卒中リスクを表す数値）の項目であるが，それらは異なるサブグループとして扱われている。

　もう1つのリスクは，偽陰性の結論を下すことである。ある種の患者，またはある特定のアウトカムによって定義されたサブグループでは，研究全体の対象患者数に比べると少ない患者数，しばしば偽陰性所見を除外するにはあまりにも少ない患者数のことがある。そもそも研究は，主要なリサーチクエスチョンへ回答を示せるだけの統計学的パワーを持つよう，十分な数の患者を対象として計画されているもので，通常，患者数とアウトカムイベント数が少ないサブグループで十分な統計学的パワーを持つようには計画されていない。サブグループでの所見が真実であるかを判断するためのガイドラインを，表11-4にまとめた。

複数のアウトカム

　データを様々な角度から眺めるもう1つのやり方が，複数のアウトカム—異なる発現型の効果，中間的アウトカム，害—の報告である。通常これには，アウトカムの1つを主要アウトカム，他のものを二次的アウトカムと名づけ，後者に関する結論は慎重に解釈することで対応している。サブグループの場合と同様，アウトカムについても，脳卒中と全身性塞栓症が同じ臨床上の現象の異なる発現型である上記の例のように，生物学的に（そして統計学的結論として）複数のアウトカムが相互に関連する傾向がある。

多変量法

　臨床現象のほとんどは，多くの変数が複雑に作用しあった結果である。例えば冠動脈疾患は，脂質異常症，高血圧，喫煙，家族歴，糖尿病，食事，運動，炎症，凝固異常，そしておそらく個人の性格などが絡みあった結果である。そのような関係を理解するために，まず1つの変数の効果が1つないしは複数の他の変数の有無によって変わるかどうかを示す層別分析のような，比較的簡単なデータ配列を見てみるとよい。このような形でデータを示すと，理解するのは比較的容易である。

　しかし，第7章で述べたように，率を大きく外

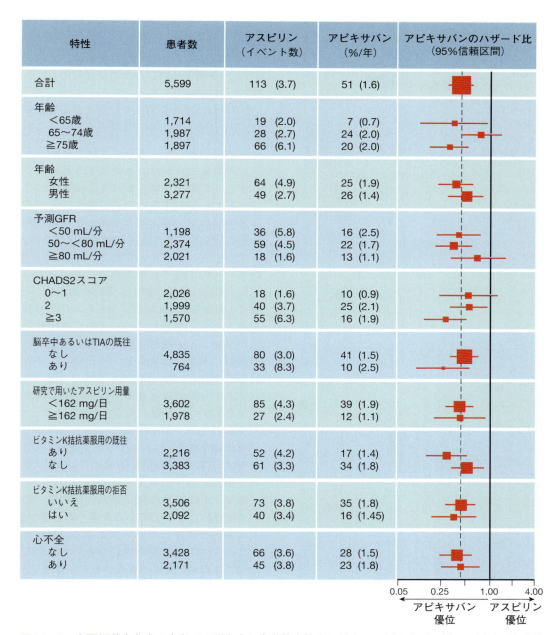

図11-7 心房細動を有する患者での脳卒中と全身性塞栓症に対するアピキサバン対アスピリン治療効果のランダム化比較試験からサブグループ解析が行われた

GFR（糸球体濾過量）は腎機能の目安となる．CHADS2スコアは，心房細動患者での塞栓症発症リスクの予測尺度である．TIA：一過性脳虚血発作（Connolly SJ, Eikelboom J, Joyner C, et al. Apixaban in patients with atrial fibrillation. N Engl J Med 2011；364：806-817 より許可を得て引用）

れることなく予測できるほどには，特性の組み合わせそれぞれの患者数は確保できないことから，この方法では数種類以上の変数について分析することは通常不可能である．例えば，対象患者が120名の研究だと，治療群と対照群に60名ずつ割り振られるが，二値的な変数が1つ加わると各サブグループの人数は多くても15名になってしまい，もしサブグループへの割り付けが不均等だ

表11-4 サブグループ内での効果の差が一見明らかな場合に，それが真実かを判断するためのガイドライン[a]

研究自体から
- 観察された差の大きさは臨床的に重要か？
- 以下の事柄を考慮して，その効果が偶然起こった可能性はどのくらいか？
    - 解析したサブグループの数は？
    - P値の大きさは？
- 当該効果が観察されるであろうという仮説は，データが得られる前に考えられたか（または，効果が見出された後に，それを正当化する目的で考えられたのか）？
- 仮説は少数か？

他の情報源から
- その差は他の研究との比較ではなく，当該研究内での比較から出てきたものか？
- その効果は他の研究でも観察されているか？
- その効果が存在することを支持する直接的なエビデンスがあるか？

[a] Oxman AD, Guyatt GH. A consumer's guide to subgroup analysis. Ann Intern Med 1992；116：78-84 より改変

と，さらに患者数が少ないサブグループが出てくることになる。

そこで，複数のサブグループを示す表に加えて必要となるのが，複数の変数の効果を同時に評価する方法である。多くの変数の効果をひとまとめにして数学的に表現する**多変量モデル化**(multivariable modeling)を用いることで，実現が可能となる。これは，多くの変数の効果を同時に評価することから"多変量"である。そして，データの特性に関する仮定に基づいた（例えば，変数はすべて正規分布する，あるいは同じ分散を有する）数学的構成概念であることから"モデル化"である。

臨床研究において，数学的モデルは2つの一般的な方法で用いられる。1つは，ある1つの変数がアウトカムに与える独立的な影響を調べる方法─その関係に交絡する，あるいは関係を修飾する可能性のある他の変数の効果を考慮しながら─である（第5章「多変量調整」参照）。もう1つは，いくつかの変数が同時に作用する複合的な効果を計算することによって，臨床イベントを予測する方法である（第7章「臨床予測ルール」で概念について述べた）。

多変量モデルの基本構造は，

アウトカム変数
$= 定数 + (\beta_1 \times 変数_1) + (\beta_2 \times 変数_2) + \cdots$

であり，ここでβ_1，β_2…はデータによって決まる係数であり，変数$_1$，変数$_2$…はアウトカムに関連する変数である。係数の最良推定値は，最新のコンピュータ技術を用いた強力な計算能力に基づいて数学的に決定される。

モデル化は様々な方法で行うことができるが，異なる方法の手順の中には共通する部分もある。

1. 交絡因子として，あるいは効果修飾因子として，対象アウトカムと関連する可能性のあるすべての変数を明らかにする。実際にそれらすべてを測定するのは不可能なことがあり，その場合は，測定できなかった変数があることを研究の限界として明示すべきである。

2. アウトカムイベントの数が比較的少ない場合，モデル内で扱う変数の数を，扱いやすい範囲内，通常は数個に抑える必要があろう。その際は，変数を1つずつ取り出した時に最も強くアウトカムと関連しているものが選ばれることが多い。この段階で統計学的基準を用いる場合は，あらゆる変数を含める傾向にあるのが普通である。例えば，カットオフポイント$P <$ 0.10で分析対象となるアウトカムに関連を示す変数すべてを選択する。選択にあたっては，変数の生物学的な重要性に関するエビデンスも考慮される。

3. モデルは，他の統計学的検定のように，データの構造に関する仮定を前提としている。研究者は，そのような仮定が具体的に扱っているデータにマッチしているか調べる必要がある。

4. 実際のモデルについては多くの種類があり，また1つのモデルの中にも多くの異なる方針があるため，選択の余地がある。曝露，アウトカム，共変量など，すべての変数をモデルに組み入れる順番は，リサーチクエスチョンによって決まる。例えば，因果分析についていくつかの変数を制御する場合，それらの変数をまずモデルに組み込み，その後，他の主要な変数をモデルに組み込む。そうすれば，モデルによって主要な変数の独立的効果が明らかになる。一方，研究者が数種類の変数を用いた予測を行いたい場合，アウトカム変数との相対的な関連性の強さがモデルで決定される。

> **EXAMPLE**
>
> 胃がんは世界中のがん死の中で2番目に多い。アルコールが胃がんの独立リスク要因かを調べる目的で，欧州の研究者たちが，欧州の10か国から募ったコホートから得られたデータを解析した[19]。リスク要因であることがわかっている，あるいは主要な曝露（アルコール）と疾患（胃がん）の関連性への交絡因子の可能性がある変数として，9つ（年齢，研究施設，性別，運動，教育，喫煙，食事，BMIと，ある患者サブセット内での*Helicobacter pylori*の血清学的証拠）が見つかった。研究で不十分な点として，塩分摂取のデータにアクセスできなかったため，塩分が含まれていないことを挙げている。Cox比例ハザードモデルを用いたため，そのモデルの前提である「リスクが時間とともに変化しない」ことが満たされていることを調べた。他の変数についての補正後，大量のアルコール摂取が胃がんと関連していて（ハザード比：1.65, 95%信頼区間：1.06～2.58），少量のアルコール摂取は関連がなく，ビールとは関連していたが，ワインや蒸留酒とは関連がなかった。

よく利用される種類のモデルとして，ロジスティック回帰モデル（症例対照研究のような二値的アウトカム変数に対して用いられる）とコックス比例ハザードモデル（時間-事象研究に用いる）がある。

多変量モデルの使用は，複数の変数による合同効果を扱ううえで欠かすことのできない手法である。それ以外には，多くの変数について同時に調整したり，組み入れたりする方法はない。しかしながら，この利点には犠牲も伴う。モデルはブラックボックス化する傾向があり，"内部に入って"働き具合を理解することが難しい。モデルの妥当性は扱うデータの前提に基づくが，データが前提を満たさないこともありうる。効果修飾を見出すのは得意でない。曝露変数は，まれにしか起こらないためモデルには表されていないアウトカムと強く関連していることがあり，その変数に対するモデルの統計学的パワーに関する直接的な情報はほとんど得られない。さらに，モデルを用いた結果は，サンプルごとに患者特性がランダム変動する結果，データの予測できない変化の影響を強く受ける。例えば，同じデータセットからランダムに得られたサンプルについて同じモデルを用いても，サンプルごとに予測変数が異なり，変数の重みづけが異なったりすることがわかっている[20]。

このような理由から，モデル自体は標準的な妥当性を保証するものではないため，妥当性は別個に検証される必要がある。通常これは，モデルを用いて見出された事柄が，別の独立した患者サンプルでも予測できるかを観察することで行うことができる。モデルを用いた最初の解析結果は仮説とみなされ，新しいデータを用いてその検証を行うのである。最初の解析結果が主としてランダム変動によるものであれば，妥当性検証のためのデータセットについて，同じランダム効果が起こることは考えにくい。1つのモデルの妥当性に関するその他のエビデンスとしては，生物学的機序と矛盾しないこと，層別解析のような単純でわかりやすいデータ解析の結果と一致することなどがあげられる。

ベイズ推論

研究で得られた情報へのまったく異なるアプローチとして，**ベイズ推論**（Bayesian inference）に基づくものがある。この方法についてはすでに第8章で紹介し，そこでは診断的検査の具体的なケースにこれを応用した。

ベイズ推論は，診断検査での検査前確率に似て，リサーチクエスチョンに対する回答への研究を始める前の信念（事前信念）の強さから始まる。事前信念は，研究で新たな情報が得られる直前までにわかっているあらゆる事柄に基づいて形成される。そして，ベイズ推論では，新たな研究の結論によって，その事前信念がどれほど変わったかが問われる。

ベイズ推論は，いくつかの面で説得力がある。個々の研究は，情報がまったくない状況下で行われることはあり得ず，研究を行う時点までに入手可能な他のあらゆる情報を踏まえて行われる。研究開始以前にもリサーチクエスチョンに対する答えは何かしら知られているところがあるはずであり，研究を「効果がない」という帰無仮説から始め

ること自体，非現実的である。加えて，個々の研究結果は，科学的信頼度と方向，大きさに関する信念を変化させる。例えば，先行研究のすべてが陰性の結果であり，エビデンスのレベルが同様の最新の研究で陽性の結果が出たとすると，その効果はまだ確実とは言えない。一方，確信の程度が弱い事前信念は，1つの信頼性の高い研究結果によって覆されることがある。さらに，このアプローチでは，あらかじめ少数の仮説を確認しているかどうかはあまり重要ではなく，多重比較も心配する必要がない。むしろ事前信念は，研究の開始前に表明されたか，開始後に表明されたかよりも，主張内容が論理的であるかどうかによって決まる。

　ベイズ推論は魅力的ではあるが，現在までのところ，事前信念や研究で得られた情報を数値化する方法がとても満足できるようなレベルのものでないことから，適用が難しかった。例外が2つあり，1つは研究エビデンスの累積要約（第13章），もう1つは，事前信念が検査前確率，そして新たな情報が尤度比として表される診断検査である。しかしながら，原因について定性的に考察する場合，ベイズ推論がその基盤となる（第12章参照）。

復習問題

各設問について，正しいのはどれか。

11.1 急性心筋梗塞における血栓溶解療法と血管形成術のランダム化比較試験において，主要アウトカムである退院時生存率には差異が認められなかった。研究者らは，この結論が，年齢，病変血管数，心駆出率，併存疾患，その他の患者特性に関する患者サブグループにも同様に当てはまるかどうか調べた。このサブグループ解析に当てはまらないのはどれか。
A．サブグループ解析を行うことで，比較の1つで偽陽性（誤った統計学的有意差）となる可能性が高まる。
B．サブグループ解析を行うことで，おもな結果に反して，サブグループのいずれかのグループで偽陰性となる可能性が高まる。
C．サブグループ解析は間違った科学的手法であり，行ってはならない。
D．サブグループに関する解析結果の報告は，研究で得られた情報を医師が個々の患者に合わせて用いるうえで役立つ。

11.2 10,000人を対象としたランダム化比較試験で，脂質異常症に対する新薬がプラセボと比較された。2年後，新薬を処方された群での血清コレステロール値は238 mgで，プラセボ群では240 mgであった（$P < 0.001$）。この研究でのP値が意味するところを正しく述べているのはどれか。
A．観察された差は，バイアスでは説明し難い。
B．この差は臨床的に重要である。
C．観察された差と同じかそれ以上の大きさの差が，1,000回に1回の割合で偶然にも起こりうる。
D．この結果は，高血圧を有する他の患者に一般化できる。
E．この研究の統計学的パワーは不適切である。

11.3 卵巣がんに関する優れたデザインの臨床試験において，新薬を提供された患者群での1年後寛解率は30％で，プラセボを提供された群では20％であった。P値は0.4であった。この結果の解釈として正しいのはどれか。
A．どちらの治療法も有効である。
B．どちらの治療法も有効でない。
C．この研究の統計学的パワーは60％である。
D．治療効果サイズの最良推測値は0.4である。
E．一方の治療法がもう一方より優れていると決定するには，情報が不十分である。

11.4 コホート研究により，女性では，ビタミンAの服用が大腿骨骨折のリスク要因であることがわかった．相対リスク（最下位5分位に対する最上位5分位の割合）1.48，95％信頼区間1.05～2.07であった．この信頼区間が意味するところを記しているのはどれか．
  A．$P<0.05$のレベルでは，この相関は統計学的に有意とはいえない．
  B．ビタミンAの服用と大腿骨骨折との間に強い相関のあることが確定的となった．
  C．この研究の統計学的パワーは95％である．
  D．真の相対リスクが1.05～2.07の範囲にある確率が95％である．
  E．この結果がバイアスによる可能性は低い．

11.5 $P≤0.05$を"統計学的に有意である"とみなす理由はどれか．
  A．結果が偽陽性である可能性が完全に除外されるから．
  B．任意に設定されたものであるが，経験則として有用とされるから．
  C．タイプⅡエラーが除外されるから．
  D．臨床的に重要な効果サイズを決定する方法であるから．
  E．P値がそれより大きくても小さくても有用な情報を提供しないから．

11.6 多変量モデル化の最大の利点はどれか．
  A．モデルを用いると，多くの変数を同時に制御できる．
  B．モデルは，データに関する前提（仮定）を設けなくて済む．
  C．モデル化の方法は，標準化されていて再現性が高い．
  D．モデルでは，層別化分析が不要となる．
  E．モデルは，大規模ランダム化試験での交絡因子を制御できる．

11.7 10,000名の患者を，化学予防を行う群と通常ケアを行う群のいずれかに割り振るランダム化比較試験が行われた．少なくとも1例の化学予防による副作用を高い確率で見つけることができるためには，どれくらいの頻度で副作用が起こらなくてはならないか．
  A．1/5,000
  B．1/10,000
  C．1/15,000
  D．1/20,000
  E．1/30,000

11.8 二値的アウトカムの研究において統計学的パワーにほとんど関係ないのはどれか．
  A．効果サイズ
  B．タイプⅠエラー
  C．対照群でのアウトカムイベントの発生率．
  D．タイプⅡエラー
  E．用いる統計学的検証法．

11.9 ベイズ推論を臨床試験に応用するにあたり，その特徴を最もよく表しているのはどれか．
  A．比較される治療効果に関する事前信念は，均衡の原理による．
  B．新たな研究の結果が出るたびに，研究が行われる前の治療効果に関する信念が変わる．
  C．ベイズ推論は，P値計算の代替法である．
  D．ベイズ推論は，推計統計学と同様，帰無仮説に基づく．
  E．ベイズ推論は，研究が行われる前に注意深く定義された仮説に基づく．

11.10 2型糖尿病での強化血糖降下療法のランダム化比較試験で，強化療法群での死亡率が高く，ハザード比が1.22（95％信頼区間は1.01～1.46）であった．この研究で正しくないのはどれか．
  A．結果は，ほとんど効果がないということを示す．
  B．治療効果の最良予測値は，ハザード比の1.22である．
  C．もしP値を計算したなら，結果は0.05

レベルで統計学的に有意となるであろう。
D. P 値が提供する情報量は，信頼区間が提供する情報量と同程度である。
E. 結果は，強化療法を受けた患者での死亡率が46％高いということである。

➡ 解答は付録を参照。

参考文献

1. Fisher R in Proceedings of the Society for Psychical Research, 1929, quoted in Salsburg D. The Lady Tasting Tea. New York：Henry Holt and Co；2001.
2. Johnson AF. Beneath the technological fix：outliers and probability statements. J Chronic Dis 1985；38：957-961.
3. Courtney C, Farrell D, Gray R, et al for the AD2000 Collaborative Group. Long-term donepezil treatment in 565 patients with Alzheimer's disease(AD2000)：randomized double-blind trial. Lancet 2004；363：2105-2115.
4. Bernard SA, Gray TW, Buist MD, et al. Treatment of comatose survivors of out-of-hospital cardiac arrest with induced hypothermia. N Engl J Med 2002；346：557-563.
5. The AIM-HIGH Investigators. Niacin in patients with low HDL cholesterol levels receiving intensive statin therapy. N Engl J Med 2011；365：2255-2267.
6. Peto R, Pike MC, Armitage P, et al. Design and analysis of randomized clinical trials requiring prolonged observation of each patient. I. Introduction and design. Br J Cancer 1976；34：585-612.
7. Lind J. A treatise on scurvy. Edinburgh；Sands, Murray and Cochran, 1753 quoted by Thomas DP. J Royal Society Med 1997；80：50-54.
8. Weinstein SJ, Yu K, Horst RL, et al. Serum 25-hydroxyvitamin D and risks of colon and rectal cancer in Finnish men. Am J Epidemiol 2011；173：499-508.
9. Rossouw JE, Anderson GL, Prentice RL, et al. for the Women's Health Initiative Investigators. Risks and benefits of estrogen plus progestin in healthy postmenopausal women：principle results from the Women's Health Initiative randomized controlled trial. JAMA 2002；288：321-333.
10. Braitman LE. Confidence intervals assess both clinical significance and statistical significance. Ann Intern Med 1991；114：515-517.
11. Mai PL, Wideroff L, Greene MH, et al. Prevalence of family history of breast, colorectal, prostate, and lung cancer in a population-based study. Public Health Genomics 2010；13：495-503.
12. Venge P, Johnson N, Lindahl B, et al. Normal plasma levels of cardiac troponin I measured by the high-sensitivity cardiac troponin I access prototype assay and the impact on the diagnosis of myocardial ischemia. J Am Coll Cardiol 2009；54：1165-1172.
13. McCormack K, Scott N, Go PMNYH, et al. Laparoscopic techniques versus open techniques for inguinal hernia repair. Cochrane Database Syst Rev 2003；(1)：CD001785.
14. Goodman SN, Berlin JA. The use of predicted confidence intervals when planning experiments and the misuse of power when interpreting results. Ann Intern Med 1994；121：200-206.
15. Sackett DL, Haynes RB, Gent M, et al. Compliance. In：Inman WHW, ed. Monitoring for Drug Safety. Lancaster, UK：MTP Press；1980.
16. Armitage P. Importance of prognostic factors in the analysis of data from clinical trials. Control Clin Trials 1981；1：347-353.
17. Hunter DJ, Kraft P. Drinking from the fire hose—statistical issues in genomewide association studies. N Engl J Med 2007；357：436-439.
18. Connolly SJ, Eikelboom J, Joyner C, et al. Apixaban in patients with atrial fibrillation. N Engl J Med 2011；364：806-817.
19. Duell EJ, Travier N, Lujan-Barroso L, et al. Alcohol consumption and gastric cancer risk in European Prospective Investigation into Cancer and Nutrition(EPIC) cohort. Am J Clin Nutr 2011；94：1266-1275.
20. Diamond GA. Future imperfect：the limitations of clinical prediction models and the limits of clinical prediction. J Am Coll Cardiol 1989；14：12A-22A.

第12章

原　因

> どのような状況下であれば，我々は，
> 観察された相関関係が因果関係であると断言できるのだろうか？
> そうするためには，どのような根拠に基づけばよいのだろうか？
> —Sir Austin Bradford Hill, 1965

KEY WORD

因果関係の網　　　　　　生態学的誤謬　　　　　　決断分析
統合リスク研究　　　　　時系列研究　　　　　　　費用効果分析
生態学的研究　　　　　　多重時系列研究　　　　　費用便益分析

　本書では，臨床的に有用な3種類の情報を扱ってきた。そのうちの1つが記述（description）であり，発生率や有病率，（診断検査性能の場合の）感度や特異度，予測値，尤度比など，発生頻度を簡略に表す値である。もう1つの情報が予測（prediction）であり，曝露—原因かどうかはもちろん，独立したリスク要因であるかどうかも問わない—に引き続き，あるアウトカムが規則的に起こるというエビデンスをいう。3番目の情報が直接的あるいは間接的な因果関係（cause and effect）に関わるものである。リスク要因は疾患の独立した原因だろうか？　治療によって患者は回復するのだろうか？　予後要因は，その他の要因がすべて同じ状況下で，異なるアウトカムをもたらすのだろうか？　本章では，原因について詳述する。

　疾患の始まりについては，"病因（etiology）"というもう1つの用語があり，これは"この疾患の病因は何ですか？"というふうに，現在，一般的に原因と同義に用いられている。疾患の原因がわからない程度に応じて，疾患は"特発性（idiopathic）"あるいは"病因不明（unknown etiology）"などと記される。

　過去長い間，その時々の信念の強さに従って原因に関する主張の妥当性が判断される傾向があり，次の歴史的な例がそのことを示している。

EXAMPLE

　1843年，Oliver Wendell Holms（当時Harvard Medical Schoolの解剖学および生理学の教授で，後の学部長）は，産科医による手指衛生習慣と褥瘡熱—分娩後しばしば起こる致死的疾患—の関係について研究報告を行った（現在，産褥熱は細菌感染により起こることがわかっている）。Holmesは観察に基づいて，「産褥熱として知られている疾患は，これまでのところ医師と看護師を介して患者から患者へ伝播することが多く，伝染性である[1]」と結論した。

　Holmesの主張に対する反応の1つが，主張には何の意味もない，というものであった。Jefferson Medical CollegeのCharles D. Meigs産婦人科小児科教授は，「私は，少なくともこの疾患（産褥熱）に関しては，伝染によるものとするよりも，事故，ないしは天の配剤によるものとしたほうが，すっきりと理解できる」と記している。丁度この頃，ハンガリー人医師のIgnaz Semmelweis が，医師が手指消毒を行うと産褥熱の発生率が減ることを示したが，彼の研究もまた，当時一般的に受け入れられていた理論では説明できないという理由で無視された。Holmes と Semmelweis の主張は，先駆的な業績である Louis Pasteur と Robert Koch, Joseph Lister による疾病の細菌説の確立に，何十年も先んじたものであった。

生物学的機序の観点から因果関係を重視することは，現在でも同じである。例えば 1990 年代，*Helicobacter pylori* 感染症を駆除することで消化性潰瘍が予防できるとの報告は，胃と十二指腸の潰瘍は感染症でないことを誰もが知っていたため，疑念を持って受け取られた。今では，*H. pylori* が本症の最大の原因であると認識されている。

本章では，臨床医学における原因の概念について概説する。生物学的機序に加えて，原因と結果の関連性を強化あるいは減弱させる幅広いエビデンスについて述べる。また，これまで本書では取り上げてこなかった研究—可能性のある原因に対して曝露していることが集団としてはわかっているものの，集団内の個人についてはわかっていない研究—のデザインについても，簡単にではあるが扱う。

基本原理

単一原因

Holms と Meigs の対立から 40 年後の 1882 年，Koch はある感染源が特定の疾患の原因であると決定するための原則を提唱した（表12-1）。彼の方法論の基盤となる仮定は，ある特定の疾患には 1 つの原因があり，ある特定の原因は 1 つの疾患を引き起こすという考えであった。この方法論によって，Koch は初めて，結核やジフテリア，腸チフス，その他当時頻繁に見られた感染症を引き起こす細菌を同定できた。

Koch の原則は，医学における原因の概念形成に大きく貢献した。Koch 以前には，多種多様な細菌があらゆる疾患を引き起こすと信じられていた。Koch の原則を適用することによって，混沌から秩序がもたらされた。それらは現在でも有用である。特定の感染病原体が特定の感染症を引き起こすという原則は，在郷軍人病（レジオネラ症）がグラム陰性菌によるという 1977 年の発見，新たに発見されたレトロウイルスが AIDS を引き起こすという 1980 年代の発見，コロナウイルスが重症急性呼吸器症候群 (severe acute respiratory syndrome：SARS) の原因であるという 2003 年の発見のいずれにおいても基盤となる考えである[2]。

多重原因

疾患によっては，1 つの原因があまりにも強力なため，あたかもそれだけが原因であると考えてしまうものがある。*Mycobacterium tuberculosis* が結核の原因である，あるいは，アミノ酸であるフェニルアラニンの代謝遺伝子異常がフェニルケトン尿症の原因であると，我々は考えてしまいがちである。結核は宿主と環境要因によって引き起こされるという事実，フェニルケトン尿症は食餌中にフェニルアラニンが含まれるために発症するという事実については見逃されがちである。

疾患の発症には，様々な原因のうちの 1 つが目立つのではなく，それらがバランスのとれた形で同程度寄与していることのほうが多い。Koch の原則の基本的な考え方，一原因一疾患 (one cause-one disease) はあまりにも単純化されすぎている。喫煙は，肺がんや冠動脈疾患，慢性閉塞性肺疾患，皮膚の皺の原因となる。冠動脈疾患の原因は喫煙，高血圧，高コレステロール血症，糖尿病，炎症，遺伝など，多岐にわたっている。特定の寄生虫がマラリアの原因であるが，媒介する蚊が繁殖し，感染し，人を噛み，噛まれた人が抗

表12-1 Koch の原則

1. 当該病原体は，当該疾患を有する患者全員に存在しなければならない
2. 当該病原体が分離され，純粋培養できなければならない
3. 動物に接種して，特定の疾患が惹起されなければならない
4. 当該動物から再び当該病原体が分離され同定されなければならない

マラリア薬を服用しておらず，あるいは自分で感染症をコントロールできない場合にのみ，マラリアが発症する。

多くの原因が組み合わさって作用する場合，**因果関係の網**（web of causation）と呼ばれる[3]。因果関係の網は，心血管疾患やがんなどの慢性変性疾患ではよく理解されているが，感染性疾患でも基盤となる考えであり，微生物の存在は疾患の原因として必要条件ではあるが十分条件ではない。AIDSはHIVへの曝露がなくては発症しないが，当該ウイルスに曝露したからといって必ずしもAIDSを発症するわけではない。HIVは，例えばB型肝炎ウイルスよりも感染力が弱いため，針刺し事故後の血清変換はまれ（約3/1,000）である。同様に，結核患者に曝露した者が全員―Kochの時代であれ，現代であれ―感染するわけではない。

多くの原因が組み合わさって作用する場合，結果としてのリスクは，それら異なる原因を単に足し合わせた場合に見込まれるよりも大きくなることもあれば小さくなることもある。つまり，それらの間で相互作用―効果修飾―が起こる。図12-1は，既往に心血管疾患を有さない60歳男性が10年間で心血管疾患に罹患するリスクを，いくつかの共通リスク要因の有無に従って示したものである。リスクは，個々のリスク要因の効果の総和よりも大きい。例えば，HDL低値の効果は，総コレステロール値の上昇を伴う場合により大きくなり，喫煙の効果は，総コレステロール高値とHDL低値の双方を伴う場合により大きくなる。新たなリスク要因一つひとつに対する曝露の結果は，他の要因への曝露による影響を受ける―効果修飾の例である―。年齢と性別もリスク要因であり，他の要因と相互作用する（ここには示されていない）。

多くの原因が存在し相互作用する場合，そのうちの1つないしはいくつかを変えるだけで，患者の健康には著しい効果をもたらすことができる。前述の例では，高血圧と血清コレステロール高値の治療によって，たとえ他のリスク要因に変化は

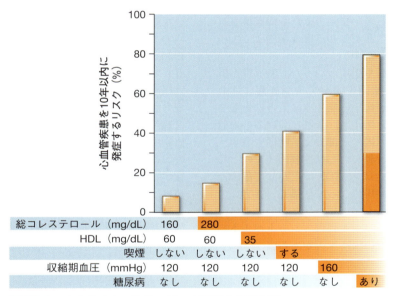

図12-1　心血管疾患の複数のリスク要因の相互作用
60歳男性で10年以内に心血管疾患を発症するリスク(%)を，リスク要因を持たない場合（左端の棒グラフ）から，5つのリスク要因が一つずつ加わった場合について示す。各リスク要因は，単独ではあまりリスクを高めない（数%）が，互いに加わってゆくとリスクはほぼ10倍まで高まり，右端の棒グラフの濃い色の部分に示されているように，個々のリスク要因を足し合わせた場合よりもリスクは高くなる。〔The Framingham Risk Calculator in UpToDate, Waltham, MA according to formulae in D'Agostino RB Sr, Vasan RS, Pencina MJ, et al. General cardiovascular risk profile for use in primary care. The Framingham Heart Study. Circulation 2008；117(6)：743-753より〕

なくても，心血管疾患発症のリスクをかなり下げることができる。

全般的に医師は，変えることのできない原因よりも，治療可能で，元に戻すことができる原因に興味を持つ。例えば心血管疾患の場合，年齢と性別は変えることができず，それらを与えられたまま受け入れざるを得ない。他方，喫煙や血圧，血清コレステロール値は変えることができる。したがって，年齢と性別に関連するリスクは，他のリスク要因と同様に重大ではあり，心血管リスク推定時には考慮するものの，予防ないし治療の対象にはならない。

効果への原因の近接性

生物医学研究者が原因について研究する場合，疾患の根底にある病理学的機序，または疾患発症の最終共通経路について調べるのが一般的である。鎌状赤血球症がその例である。端的には，低酸素環境下（組織内毛細血管）でヘモグロビン遺伝子に異常が起こることが病態学的原因で，そのために赤血球が変形してしまい，それらが破壊されると貧血から血管閉塞が生じ，虚血発作としての疼痛と組織破壊をきたす。

疾患はまた，行動や環境といった，特異性が低く，より間接的な原因によっても引き起こされる。これらの要因が疾患の発生率に大きな影響を与えることがある。例えば，米国における心血管疾患とがんの死亡原因の大部分は，喫煙や食事，運動不足といった行動ないし環境要因までたどることができる。例えば，AIDSは主として危険な性行為と注射針の共用によって伝播し，暴力による死亡や不注意による傷害は，銃へのアクセス，運転中の薬物やアルコール使用，シートベルトの着用など，社会状況に根本原因がある。

図12-2は，結核のリスク要因と病理学的機序の双方—遠因および直近の要因—が，どのように連続して疾患を発生させるのかを示す。M. tuberculosisへの曝露は，宿主が結核患者に密な接触をする環境にあるかで決まる。実際に感染するかは，栄養不良や予防接種，遺伝素因などが関わる宿主の感受性で決まる。感染後，疾患を発症するかは，免疫適格性—HIV感染や加齢により損なわれる—などの様々な要因により決まる。最終的に活動性感染症は，抗生物質療法で治癒しうる。

医師は生物医学的病態機序にのみ傾注し，疾患の遠因については過小評価する傾向がある。結核の例では，宿主の感受性に影響する社会的および経済的な改善策—過密状態の解消，栄養の改善など—が，先進国での発症率の低下に，治療よりもずっと大きな役割を果たしたように見える。図12-3は，英国における結核による死亡率は，結核菌が発見される前，そして1950年代に初めて効果的な抗生物質が使われるようになる前に，劇的に低下していることを示す。

因果関係の網は変化しつつあり，そのことは古い疾患についても当てはまる。米国では，1世紀にわたって減少し続けていた結核患者数が，1985～92年にかけて増加し始めた[4]（図12-4）。どうしてそうなったのだろうか？　結核発生率の高い国からの移民が増えた。AIDSの流行により免疫力が低下した人々が増えたため，M. tuberculosisに感受性を有する人々が増えた。彼らがいったん感染すると，体内で細菌が大量に増殖し，他人への伝染力が高まる。とりわけ処方された治療薬を指示どおりに服用しない患者での細菌の急激な増殖は，多剤耐性菌の出現をきたしやすい。AIDSと結核の双方を発症しやすい人々—社会的弱者，静注薬物使用者，囚人—は，多剤耐性菌疾患を発症し，周囲の人々を治療抵抗性疾患に曝した。環

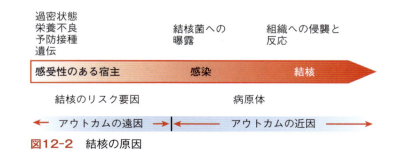

図12-2　結核の原因

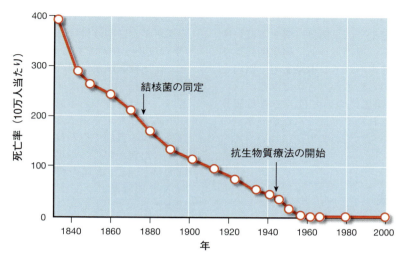

図12-3 過去150年間にわたるイングランドとウェールズにおける呼吸器結核による死亡率の減少
抗生物質療法が開始される以前に死亡率は大幅に減少している。（McKeown T. The Role of Medicine：Dream, Mirage, or Nemesis. London：Nuffield Provincial Hospital Trust；1976 and from http://www.hpa.org.uk/Topics/InfectiousDiseases/InfectionsAZ/Tuberculosis/TBUKSurveillance Data/TuberculosisMortality）

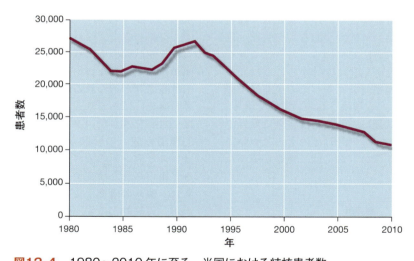

図12-4 1980～2010年に至る，米国における結核患者数
長期間続いた患者数の減少は1985年に底を打ち，増加に転じた。1992年にピークに達した後，再び減少し始めた。（Centers for Disease Control and Prevention. Reported tuberculosis in the United States, 2010. Available at http://www.cdc.gov/Features/dsTB2010Data/. Accessed February 8, 2012 より改変）

境と行動，分子生物学が相互に影響しあった結果，結核の発症は増加傾向に転じてしまった。この新たな結核の流行を抑え込むため，公衆衛生のインフラが再整備された。多剤併用療法（生物学的側面への対応）とコンプライアンス向上のための直接監視治療（行動面への対応）が開始され，結核発症率は再び減少傾向に転じた。

原因の間接的根拠

臨床医学においては，数学の数式で表されるような完全な因果関係を証明することは不可能であ

る。実際にできるのは，原因が確立されたと経験的に考えられる程度まで因果関係に関する確信度を上げることである。逆に言うと，因果関係が存在しそうにないと考えられるレベルまで，原因を否定する証拠を集められるかどうかである。

提唱された因果関係については，できる限り様々な方法で確認されなくてはならない。本章の後段では，広く用いられている方法について述べる。

個別研究の吟味

因果関係のエビデンスに対するアプローチ法の1つ—研究そのものに関する詳細な分析—については，本書を通じて検討してきた。関連性が観察されたなら，バイアスや偶然性で説明ができない範囲内において，因果関係が確立される。図12-5には，この馴染みのある手順をまとめた。最初に，バイアスがないか，バイアスがある場合それがどの程度結論に影響を与えるのか，次に，関連性は偶然性による可能性はないかを調べる。観察研究には，必ず交絡の可能性がある。交絡は，包括的な最新の科学的方法で制御することはできるものの，その可能性を完全に除外することはできない。そのため，観察研究に基づく因果関係の推論は，いつまでたっても解決されない問題である。

ランダム化比較試験により交絡は完全に除外できるが，リスク（つまり，原因）そのものについての研究では除外できない。例えば，喫煙が肺がんの原因かを調べるために，非喫煙者に喫煙するようランダムに割り付けることは非倫理的であろう（かつ成功しないであろう）。しかしながら，ランダム化比較試験が原因の推論に役立つ2つの状況がある。1つは，高コレステロール血症や高血圧といった可能性のある原因を治療し，アウトカムが予防できたかを調べる場合である。もう1つは，試験が他の目的で行われ，介入によって予測できなかった害が起こった場合である。例えば，他の目的（例えば，疼痛を軽減するため）で行われたCOX-2阻害薬ロフェコキシブのランダム化比較試験において，心血管イベントが増えたという事実は，この薬物が心血管疾患の原因であるというエビデンスである。

研究デザインの階層

様々な研究デザインは，原因を確定するうえでの科学的強度に関する階層に位置づけることができる（表12-2）。最上位にあるのがランダム化比較試験のシステマティックレビューで，その理由は，交絡を完全に除外できるからである。ランダム化比較試験の下に観察研究が来るが，一定の集団から抽出されたコホートに入れ込まれた形の症例対照研究が行われる現在，コホート研究と症例対照研究にはあまり違いはない。さらにその下には，対照を置かないタイプの研究である，生物学的理由や個人の経験が来る。もちろんこの順番は，エビデンスの強さを大まかに示したものである。用いられた研究デザインがどのようなものであれ，個々の研究が実際にどのように行われたのかが，最終的には妥当性の高さを決定する。実施段階で問題があったランダム化比較試験は，厳密に行われたコホート研究よりも原因の解明に役立

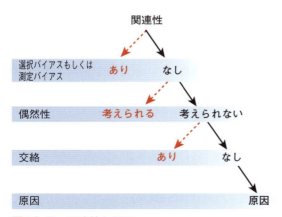

図12-5 関連性と原因
因果関係がある可能性が高いと結論を下す前に，バイアス，偶然性，交絡を除外しなければならない。

表12-2 研究デザインの強さのヒエラルキー

システマティックレビュー（複数のランダム化比較試験から得られるエビデンスに相当）
ランダム化比較試験
観察研究
コホート研究
症例対照研究，症例コホート研究
横断研究
症例シリーズ
経験，専門家の意見

つことは少ない。

　この階層を念頭に置いて，疑問に対して行われた最良の研究に基づいて，原因と効果に関するエビデンスの強さが判断される。デザインが優れていて順調に実施されたランダム化比較試験は観察研究に勝り，科学的に最大限厳密に行われた観察研究は症例シリーズに勝る，などである。これは非常に簡略化した考え方ではあるが，有用である。

原因を支持，あるいは否定するための総体的エビデンス

　観察研究のみが行われている場合，因果関係を支持する種類の所見とはどのようなものだろうか？　1965年，英国の統計学者 Austin Bradford Hill 卿が，環境要因と疾患が原因-結果という関係にあるのか，あるいは単なる関連性を示すのかを確定的に示す一連の観察項目を提唱した[5]（表12-3）。この"Bradford Hill 基準"について，主として喫煙と肺がんを例にとって，再検討してみよう。喫煙が肺がんの原因であることについては，ランダム化比較試験は行われておらず，生物学的機序も議論の余地がないほどに明確なわけではないが，一般的に信じられている。

原因は結果に先立つか？

　原因は効果に先立って起こらなくてはならない。これは自明のことのように思われようが，原因と思われる要因と効果が時間軸上，同時期に測定される横断的研究や症例対照研究で得られた結果の解釈時にしばしば見落とされてしまう。喫煙が肺がんに数十年も先立つことは明らかであるが，原因と効果の順序について混乱を招く例もある。

> **EXAMPLE**
>
> "むち打ち症"は，典型的な場合，自動車事故で首が強く屈曲ないし伸展された後に起こる首の痛みをいう。多くのむち打ち症患者では症状が速やかに回復するものの，慢性化し，訴訟を起こして補償を求める者もいる。むち打ち症患者の多くは，不安とうつ症状を有し，疫学的研究では，これらとの関連性が示されている。一般的に，傷害とそれに関連する疼痛は，心理症状を引き起こすと考えられている。ノルウェー在住の研究者たちは，因果関係の方向が逆であるとの仮説を検証した[6]。彼らは，傷害が起こる前に心理症状を測定し，その後11年間にわたって追跡されたコホートのデータを解析した。すると，傷害以前に不安とうつ症状を有する人々がむち打ち症になる可能性が高かった。

　原因と思われることが，実際には効果の後に起こったということは，原因であることを否定する強力なエビデンスとはなるが，時間的順序のみでは十分ではない。

関連性の強さ

　原因と結果の関連性を示す相対リスクや絶対リ

表12-3　原因と結果の相関を示すエビデンス

基準	解説
時間依存性	原因のあとに結果が生じる
頑強性	相対リスクが大きい
用量反応	曝露量が多いと疾患頻度が上昇する
可逆性	曝露を抑えると疾患頻度が低下する
再現性	異なる場所や環境，時期に，異なる人々に繰り返し観察される
生物学的妥当性	時々の生物学的知識に照らして理に適っている
特異性	1つの原因から1つの結果が導かれる
類似性	同様の曝露もしくは疾患について，すでに因果関係が確立されている

Bradford Hill AB. The environment and disease: association and causation. Proc R Soc Med 1965 ; 58 : 295-300 より改変

スクの値が大きい場合は，小さい場合に比べると，因果関係の存在を示す強力なエビデンスとなる。相対リスクが小さい場合には，認識されていないバイアスがその原因となりうるが，相対リスクが大きい場合にはその可能性は低い。

したがって，異なる前向き研究の多くで喫煙者の肺がん発生率が非喫煙者の20倍であったことは，喫煙が腎がんの発生については相対リスクが1.5と非常に低かったこととは対照的に，喫煙が肺がんの原因であることを示すより信頼性の高い根拠となる。同様に，B型肝炎ウイルス感染患者で肝細胞がんを発症するリスクが10～100倍であることは，このウイルスがほぼ確実に肝細胞がんの原因であることを示す。

用量反応関係

原因と考えられているものへの曝露が増えるとともに，それによる効果が大きくなる場合，用量反応関係があるという。喫煙の例では，"用量"は喫煙年数，1日の喫煙本数，あるいは"パック-年"に相当しよう。図12-6は，喫煙本数（用量）と肺がん死亡数（反応）の間に明らかな用量反応関係が存在することを示している。

用量反応関係を実証できれば原因と結果の関係にある可能性は高まるが，観察範囲内に限っていること，そして交絡の可能性もありうることから，因果関係があれば必ず用量反応関係があるというわけではない。用量反応関係が実証できない場合は因果関係の可能性がやや低くなる。

EXAMPLE

喫煙と肺がんに見られる強い関連性と用量反応関係は，ともに交絡によるものと片づけられてきた。もしこの主張が正しければ，喫煙と肺がんリスクの上昇の双方に共通する未知の要因が存在するはずである。特定の要因が多く存在すればするほど喫煙および肺がんの頻度が高くなるということは，用量反応関係があるということである。喫煙と肺がんの関連性についてこのように解釈するなら，たとえ交絡因子が不明であっても，理論的には説明可能である。この交絡因子説が正しいのか，あるいは誤っているのかに完全に決着をつけるためには，ランダム化比較研究（交絡因子を等しく有する人々を喫煙群と非喫煙群にランダムに割り付ける）が必要となる。

可逆的関連性

原因と目される要因を除去することでリスクが低下するのであれば，その要因が原因である可能性はさらに高まる。図12-7は，禁煙者の肺がん死亡率の低下を，禁煙年数との関係で示したものである。

可逆的関連性は説得力のあるものではあるが，交絡でも説明可能なため，因果関係の根拠として絶対的なものではない。例えば図12-7では，喫煙を止めようとする意思を有する人は，その意思がない人よりも喫煙量が少ないという未確認の要因が（もっともらしくはないが）あるかもしれない。

一貫性

異なる時期に異なる状況下で，異なる患者を対象に行った研究のすべてで同じ結論が得られているなら，因果関係の存在を示す根拠として強固なものとなる。同じデザインによる研究は同じ誤りを犯す可能性があるため，異なるデザインの研究

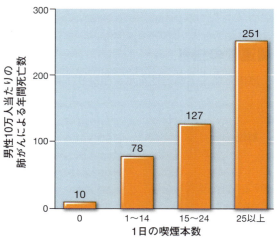

図12-6 用量反応関係の例：男性医師における喫煙本数と肺がん死の関係

(Doll R, Peto R. Mortality in relation to smoking : 20 years' observations on male British doctors. Br Med J 1976 ; 2 : 1525-1536 のデータより)

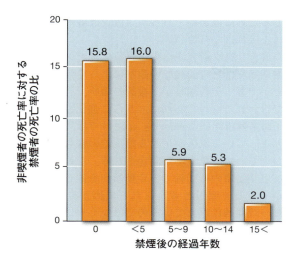

図12-7 関係の可逆性：喫煙者の禁煙後の肺がん死亡率の低下

肺がん発症後に禁煙した患者はデータに含まれていない。
(Doll R, Petro R. Mortality in relation to smoking：20 years' observations on male British doctors. Br Med J 1976：2：1525-1536 のデータより)

でも同じ結果が得られた場合には，因果関係の存在はより強く支持されることとなる。喫煙と肺がんの関連については，多くのコホート研究，症例対照研究，時系列研究によって，対象者の性別，民族，国籍に関係なく，喫煙量の増加に伴って肺がん発生率の上昇が示されている。

異なる研究は異なる結果をもたらしうる。一貫性がないことは，必ずしも因果関係がないことを意味しているとは限らない。研究結果は，患者や介入，追跡，さらにはアウトカム測定（例えば，微妙に異なるリサーチクエスチョンをテーマにしている）などが異なっているかもしれない。また，研究の質が異なることから，質の高い1つの研究が，質の劣る複数の研究よりも妥当な情報を提供することがある。

生物学的妥当性

本章の冒頭に述べたように，可能性のある原因が，その時点で妥当と考えられている疾患発生の機序に関する知識と合致するか否かが，原因と効果を評価する際にはしばしば考慮される。関連性が示されてもその機序がまったく不明な場合，その関連性が真に存在するかは疑わしい。このような懐疑的な姿勢によって好ましい結果がもたらされることも少なくない。

> **EXAMPLE**
>
> 1980年代初頭，アプリコットの種子から抽出されたレートリルという物質が，がんの治療薬としてもてはやされた。ただ，抗がん作用が明らかにされている物質と化学的には無関係のアプリコットの種子から抽出された物質が，なぜがん細胞に効くのかは生物学的に説明がつかなかったことから，科学者たちは納得しなかった。それにも拘わらず，多くのがん患者は，ときには主流となっている化学療法を受けないで，非正規のルートでレートリルを入手して用いていた。この論争に決着をつけるため，レートリルの有効性を，ランダム化比較試験で検証した。試験の結果は，レートリルは試験対象となったがんに対して何ら効果を有さないというものであった[7]。

生物学的機序からも妥当性があれば因果関係はより強固なものになるが，そうでない場合であっても，因果関係が存在しないのではなく，単に当該疾患の生物学的機序についての理解が不十分なためであることがある。

特異性

特異性（specificity）とは，1つの原因により1つの結果が生じることで，急性感染症（例えば，ポリオや破傷風）や遺伝疾患（例えば，家族性腺腫様ポリポーシスや組織黒変症）―遺伝子効果は，ときに遺伝子-遺伝子や遺伝子-環境の相互反応で修飾される―で認められることが多い。本章で述べたように，慢性の変性疾患については，多くの異なる原因が同じ結果を引き起こしたり，同じ原因が異なる結果を引き起こしたりすることがある。肺がんは喫煙，アスベスト，放射線照射などによって引き起こされる。喫煙は，少数例を挙げるだけでも，肺がんだけでなく，気管支炎，心血管疾患，歯周病，皮膚の皺などの原因にもなる。したがって，特異性は因果関係の存在を示すうえで強力なエビデンスとなるが，特異性がないことは因果関係を否定するうえでの弱いエビデンスにすぎない。

類似性

問題となっている原因がすでに確立されている別の原因に類似している場合，因果関係が存在する可能性は高くなる。したがって喫煙と肺がんの関係については，アスベストやヒ素，ウラニウムも肺がんの原因となっていることで，確証度が高まる。

ある意味，Bradford Hill 基準を原因に適用することはベイズ推論の例といえる。例えば，関連性や用量反応性の強さに基づいた原因に関する信念は，基準の各項目について，因果関係が存在する可能性を高く，あるいは低くすることにより，生物学的妥当性や特異度に関する証拠により修飾（確信度が高くなったり低くなったりする）される。診断検査でのベイズ推論とのおもな違いは，原因であることの証拠が臨床研究によって時系列で直列的に得られるのではなく，原因に関する様々な科学的範疇に属する証拠が並行して収集されることにある。

統合リスク研究

これまでは，研究対象者一人ひとりで曝露の有無，疾患の有無がわかっている研究について論じてきた。研究デザインの全体像から抜けている部分を補うために，集団に属している個人のリスク要因への曝露ではなく，その所属集団での平均的な曝露によって特徴づけられる**統合リスク研究**（aggregate risk study）と呼ばれる，これまでとは異なる種類の研究について述べる。これは環境における一般的曝露レベルによって集団を分類することから，**生態学的研究**（ecological study）とも呼ばれる。例としては，国のワイン消費量と心血管疾患の発生率との関係についての疫学研究，地域での化学物質の漏出などへの曝露とがんあるいは出生時奇形との関係についての研究があげられる。

群間で，単に曝露の平均値と疾患発生率の平均値とを関連づける研究の問題点は，曝露群の個々人が，本当にリスク要因に曝露したのかが不明であるという**生態学的誤謬**（ecological fallacy）が起こりうることである。また，曝露は曝露群と被曝露群を区別する特性であると同時に交絡因子にもなりうる。このような統合リスク研究は仮説を立てるためには最適であるが，仮説は厳密に検証されなければならない。

統合リスク研究から得られるエビデンスは，曝露期間を含む時間軸での観察によって強化することができ，その観察が，複数の場所，複数の暦日で行われたものであれば，さらに強化される。

時系列研究（time-series study）では，研究対象となっている原因が生じる前後での複数の時点において，疾患発生率が測定される。これにより，疾患発生率の時間軸での変動傾向を確認することができる。原因と考えられる要因が変化した直後―時間的に離れているのではなく―に結果と考えられる要因にも変化が認められれば，関連性がある可能性が高い。時系列研究の利点は，すでに長期間にわたって起こっている変化と，介入の結果とを区別できるところにある。

EXAMPLE

メシチリン抵抗性ブドウ球菌（MRSA）による医療関連感染症は，急性期病院において，疾病，死亡，コストのいずれの面から見ても大きな問題である。米国退役軍人省は，退役軍人病院でそのような感染症を予防するための全国的プログラムを開始した[8]。退役軍人省は，手指衛生やMRSAの有無についての悉皆的鼻腔検査，MRSA陽性患者との接触予防，感染予防に対する施設の対応改善など，一連の介入からなる"MRSA バンドル"を導入した。MRSA感染に関するデータは，この介入が開始される2年前から導入の時期，そして完全に現場で実践されるまで収集された（図12-8）。バンドルが導入される前の2年間，集中治療室での感染症発生率は安定した値であったが，導入後62％まで継続して低下したことは，この介入がその目的を達成したことを示している。

研究時期にほぼ一致して行われた介入が存在し，それがMRSA感染症発生率に影響を与えた可能性が除外されるなら，この時系列研究に基づいて推測される結論がより強固なものとなる。また，介入（MRSAバンドルの導入）後に，中間的アウトカム（例えば，手指衛生の徹底）が改善してい

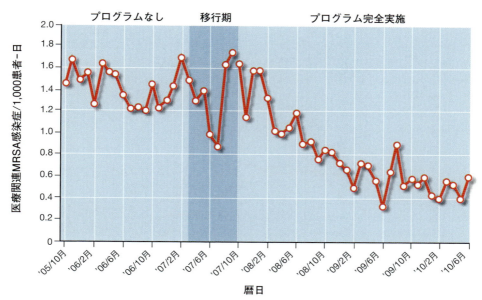

図12-8 時系列研究
退役軍人病院におけるメチシリン耐性ブドウ球菌(MRSA)感染症減少プログラムの効果。集中治療室での結果。(Jain R, Kralovic SM, Evans ME, et al. Veterans Affairs initiative to prevent methicillin-resistant Staphylococcus aureus infections. N Engl J Med 2011；364：1419-1430 より許可を得て引用)

れば，同様のことが言える。

多重時系列研究(multiple time-series study)では，原因と思われる介入を，複数の群に，異なる時点に行う。そうして観察を続けて，原因と目される介入の導入後，どの群でも同じように結果が生じるかを見る。場所や時期が異なっても同じ結果が生じるなら，単回時系列研究でたった1回だけ観察される場合に比べれば，場所や時期が異なれば同じ外的要因が起こる可能性はより低くなるため，因果関係のエビデンスとしてはより強固なものとなる。

異なる時期に，異なる規模で行われた。子宮頸がんによる死亡率は上昇していたが，スクリーニングプログラムが開始される直前に低下し始めた。このことは，時系列変化に関する情報が重要なことを示している。スクリーニングプログラムが開始される前の死亡率は，どの国でもおおよそ同じであった。死亡率は，プログラムでの対象者が最も幅広く設定された国々(アイスランド，フィンランド，スウェーデン)で最も低下し，対象者に制限が設けられた国々(デンマーク，ノルウェー)では低下がわずかであった。

EXAMPLE

パパニコロウ塗抹検査は，子宮頸がんによる死亡を減らす目的で行われる。この診療行為は，有効性を示す強いエビデンス—ランダム化比較試験による結果—が得られる前に開始された。有効性を示す入手可能な最良のエビデンスは，多重時系列研究によるものであった。その一例を図12-9に示す[9]。パパニコロウ塗抹検査を用いた組織的なスクリーニングプログラムは，北欧諸国で，

このような多重時系列研究は，通常，あらかじめ計画されて行われる実験ではない。どちらかといえば介入は，国ごとに異なる社会的政治的理由から，異なる時期に，異なる規模で行われたものである。後日，研究者たちはこの"自然実験"と子宮頸がんによる死亡率データの利点を活用して，構造化研究に取り掛かった。

生態学的研究デザインには様々なものがあり，それらの科学的厳密性も非常に異なっている。単に曝露の総体を全地域の総体リスクと関連づける

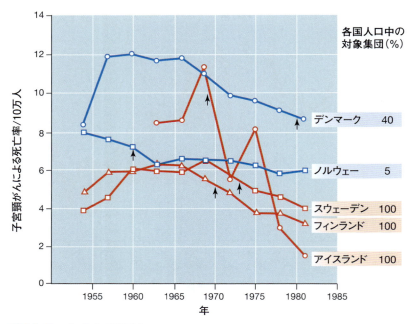

図12-9　多重時系列研究
パパニコロウ塗抹スクリーニングプログラムの導入と当該プログラムが対象とする集団について，子宮頸がんによる年間死亡率。矢印は，国ごとに対象集団の目標が達成された年を示す。〔Läärä E, Day NE, Hakama M. Trends in mortality from cervical cancer in Nordic countries：association with organized screening programmes. Lancet 1987；1 (8544)：1247-1249 より許可を得て引用〕

だけでも，より厳密な研究を行って検証すべき仮説を立てることは可能となろう。単回時系列研究は，介入後の傾向に明らかな変化があって，しかも同時期に平行して行われた介入がなければ，因果関係を説得力を持って示すエビデンスとなろう。多重時系列研究は，交絡が異なる時と場所で介入後に同じ効果をもたらすことは考え難いことから，まず間違いなくランダム化比較試験に匹敵するほど，原因を示す強いエビデンスとなりうる。

モデリング

数学的モデルを用いて交絡を制御し，予測ルールを開発する方法については，すでに述べたとおりである。モデルのもう１つの活用方法は，疾患の様々な原因とその予防の相対的な重みづけを記述することである。

EXAMPLE

米国における結腸直腸がんによる死亡率は，1975〜2000 年にかけて 26％低下した。この変化の原因は何だろうか？　研究者たちは，リスク要因やスクリーニング，治療法の変化が，それぞれどの程度死亡率の低下に寄与したのかをモデル化した[10]。一次予防の効果を，リスク要因（喫煙，肥満，赤身肉の消費量）と保護要因（アスピリン，マルチビタミン服用，運動）の双方に対する相対リスクとして，それらの時系列での有病率とともにモデルに入力した。同様にスクリーニングを，時期によりタイプの異なるスクリーニングの割合と，がん前病変検出の感度と特異度とを入力した。治療効果は，全時期にわたって可能であった化学療法の種類とそれによる死亡率の低下を入力した。モデルには，腺腫（がんの前駆病変）からがん，治療，そして生存まで多くの段階が含まれていた。このモデルが結腸直腸がん死亡率の実

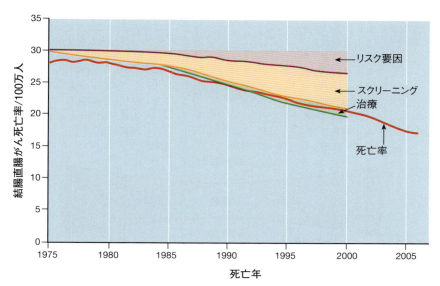

図12-10 1975〜2000年における結腸直腸がんによる死亡率減少の原因
〔Edwards BK, Ward E, Kohler BA, et al. Annual report to the Nation on the status of cancer, 1975-2006, featuring colorectal cancer trends and impact of interventions(risk factors, screening, and treatment)to reduce future rates. Cancer 2010；116：544-573 より許可を得て引用〕

際の低下を非常によく予測していることを，図12-10に示す．死亡率の低下の35％はリスク要因の変化によるもので，53％はスクリーニングによるものであったが，治療による死亡率の低下はわずか12％であった．

モデルは，ある一群の人々を対象に，当該疾患の自然歴上考えられるすべての段階に基づくことを想定している．このケースでは，米国居住者でのポリープの発生から，そのがん化，スクリーニングによる予防，そしてがんによる死亡に対する治療効果などである．ある状態から他の状態に移行（例えば，ポリープからがんへ，あるいはがんから治癒へ）する確率に関するデータは，すでに報告されている研究データから抽出される．

異なる診療行為が最終的にどのような結果をもたらすのかを比較する定量的決断分析には，他の種類のモデルが用いられる．**決断分析**（decision analysis）は，生存率や無罹病状態といった人に関わる指標を用いて，最良のアウトカムをもたらす決断を選択するための方法である．**費用効果分析**（cost-effectiveness analysis）は，代替となる診療行為ごとに，アウトカム（例えば，救命年数，ある

いは質で調整された救命年数）に対してコストがどのくらいかかったかを比較する方法である．**費用便益分析**（cost-benefit analysis）では，コストと益がともに金銭的価値で表される．これらのモデルでは，疾患の時間経過の中で，時期によって金銭は費消されたり蓄積されたりするため，コストを考慮する際は必ず，時間経過による貨幣価値の変化について調整される．これらすべてのモデルでは，入力されるデータの中に不確実なものが含まれる場合，それらが異なる値となった場合に結果が異なるかどうかを検証する感受性分析が行われる．

モデル化によって，扱う範囲があまりにも広く，おそらく個々の研究では将来にわたっても答えを出せないような質問に，答えを出すことができる．臨床決断の結果を予測しようとする場面では，他の種類の研究を補完する目的で，この方法が用いられることがますます多くなっている．

根拠の重みづけ

原因の確定にあたって，利用可能なすべての研究から得られるエビデンスを考慮しなければならない．研究デザイン，研究の質，そして結果が当該要因の原因であることを支持するものなのか否

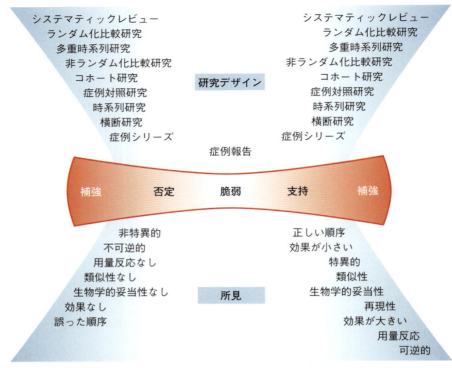

図12-11　因果関係を支持するエビデンスと否定するエビデンスの力関係
研究デザインでは，支持するエビデンスと否定するエビデンスの頑強性が左右対称であることに注意。所見では，エビデンスは非対称である。

定するものなのかなどについて調べることで，原因である可能性は高くもなり低くもなる。

図12-11に，研究デザイン，そして原因であることを支持あるいは否定する結果に基づいて，原因であることを支持あるいは否定する異なる種類のエビデンスをまとめた。この図は，原因に関する仮説を支持または否定するうえでの，エビデンスの相対的な強さをほぼ正しく示したものである。したがって，細心の注意を払って行われたコホート研究が強い関連性と可逆的な用量反応関係を示している場合は，原因を特定するうえで強いエビデンスとなるが，横断研究の結果が関連性を否定するものであっても，そのエビデンスは弱い。

因果関係に関する確信度は，科学的に強い説得力があるかどうかと，当該の課題に関して行われたすべての研究結果の双方に基づく判断である。実際問題としては，当該要因を原因とみなして診療してよいだけの強さのエビデンスがあるかどうかであり，考えうる疑念をすべて払拭できるほどのレベルを求めているわけではない。

復習問題

各設問について，正しいのはどれか。

12.1 患者の1人が，携帯電話が脳腫瘍の原因であるとの記事を読み，あなたの意見を求めている。米国では悪性脳腫瘍の発生数が増加していることは事実である。これまでに，携帯電話と脳腫瘍の関連性について観察研究がいくつか行われてきたが，結果は一致していない。ランダム化比較試験を行うことができれば，この疑問に回答を出せるかもしれない。携帯電話と脳腫瘍の関連性についてランダム化比較

試験を行うのが困難な理由はどれか。
A．費用がかかりすぎる。
B．携帯電話の利用の可否について2群に割り付けても，それに従ってもらうのが難しい。
C．あまりにも長期間の観察を要する。
D．たとえうまく実行できても，ランダム化比較試験では決定的な結論が出ない。

12.2 携帯電話の利用が脳腫瘍の原因であるとの説を支持しないのはどれか。
A．用量反応関係
B．大きな効果サイズ（例：相対リスク）。
C．腫瘍が脳の左右どちらか側に発生したのかと，通常携帯電話をどちらの耳に当てて話したのかの関連性ついて別個に行う分析。
D．携帯電話ががんを引き起こす生物学的機序。
E．携帯電話の利用と種々のがんとの関連性。

12.3 因果関係を最も正確に記述しているのはどれか。
A．結果の原因は1つで，結核菌である。
B．ほとんどの遺伝疾患は，遺伝子異常によってのみ引き起こされる。
C．冠動脈疾患は，多数の原因が相互に作用して引き起こされる。
D．結核の発生率低下のおもな理由は，有効な治療法の開発である。

12.4 因果関係に関するBradford Hill基準に含まれないのはどれか。
A．用量反応関係
B．統計学的有意差
C．可逆性
D．生物学的機序
E．相似性

12.5 便潜血反応検査を用いた結腸直腸がんスクリーニングを行う場合と行わない場合とを比較した研究で，スクリーニングによって生存期間を1年延長するのに20,000ドルかかることがわかった。この研究は下記のうちのどれか。
A．費用便益分析
B．決断分析
C．費用効果分析
D．臨床決断ルール

12.6 統合リスク研究に当てはまるのはどれか。
A．統合リスク研究は交絡の影響を受けない。
B．多重時系列研究は因果関係を示す強いエビデンスとならない。
C．平均曝露と平均リスクの関係を示す研究は，原因仮説を示す強力な検証方法である。
D．生態学的誤謬はその妥当性を損なうことがある。

12.7 退役軍人病院において観察されたMRSA感染症の減少が，"MRSAバンドル"（図12-8）による可能性を低くするのはどれか。
A．MRSAバンドルの一部である手指衛生の実行率が，MRSAバンドル導入後に上昇した。
B．このプログラムが導入された頃，より効果的な抗生物質が使用できるようになった。
C．このプログラムの導入前，何年間にもわたってMRSA感染症発生率に変動がなかった。
D．MRSA感染症発生率が，まさにこのプログラムの導入直後から低下し始めた。

12.8 因果関係の存在を確定的に示すうえで，ランダム化比較試験は最も強力なエビデンスをもたらす研究である。この目的でのランダム化比較試験におけるおもな制限事項はどれか。
A．ランダム化比較試験では，測定されない交絡を制御できない。
B．リサーチクエスチョンによっては，臨床試験が倫理的に，あるいは実質的に実施が不可能なことがある。

C．研究デザインの種類は，科学的厳密性の大雑把な目安にすぎない。
D．計画や実行に問題のある臨床試験の結果は，質の高い観察研究の結果に勝るものではない。

12.9 因果関係の存在を示す最も強いエビデンスはどれか。
A．バイアスが制御され，偶然性の影響を最小化した観察研究の結果である。
B．生物学的機序による説明ができる。
C．原因が結果に先行することが明らかである。
D．用量反応関係が存在する。
E．エビデンスの総体が，Bradford Hill 基準に合致する。

12.10 携帯電話の使用が脳腫瘍の発生と関連しているかどうかを調べる症例対照研究が行われた。ある研究において，脳腫瘍を有する患者群と有さない対照群が携帯電話の使用について質問を受けた。携帯電話の使用時間が 100 時間を超えた場合の相対リスクは，全種類の脳腫瘍を統合して 1.0（95％信頼区間：0.6〜1.5）となった。この研究の所見と一致しないのはどれか。
A．携帯電話の使用により，脳腫瘍の発生が 50％増える。
B．携帯電話の使用により，脳腫瘍を予防できる。
C．ある特定の種類の腫瘍については，携帯電話の使用と関連する可能性がある。
D．リサーチクエスチョンに答えるうえで，この研究の統計学的パワーは適切である。

➡ 解答は付録を参照。

参考文献

1. Holmes OW. On the contagiousness of puerperal fever. Med Classics 1936；1：207-268.［Originally published, 1843.］
2. Fouchier RA, Kuiken T, Schutten M, et al. Aetiology：Koch's postulates fulfilled for SARS virus. Nature 2003；423：240.
3. MacMahon B, Pugh TF. Epidemiology：Principles and Methods. Boston：Little, Brown & Co.；1970.
4. Burzynski J, Schluger NW. The epidemiology of tuberculosis in the United States. Sem Respir Crit Care Med 2008；29：492-498.
5. Bradford Hill A. The environment and disease：association or causation? Proc R Soc Med 1965；58：295-300.
6. Mykletun A, Glozier N, Wenzel HG, et al. Reverse causality in the association between whiplash and symptoms of anxiety and depression. The HUNT Study. Spine 2011；36：1380-1386.
7. Moertel CC, Fleming TR, Rubin J, et al. A clinical trial of amygdalin（Laetrile）in the treatment of human cancer. N Engl J Med 1982；306：201-206.
8. Jain R, Kralovic SM, Evans ME, et al. Veterans Affairs initiative to prevent methicillin-resistant Staphylococcus aureus infections. N Engl J Med 2011；364：1419-1430.
9. Lāārā E, Day NE, Hakama M. Trends in mortality from cervical cancer in the Nordic countries：association with organized screening programmes. Lancet 1987；1(8544)：1247-1249.
10. Edwards BK, Ward E, Kohler BA, et al. Annual report to the nation on the status of cancer, 1975-2006, featuring colorectal cancer trends and impact of interventions（risk factors, screening, and treatment）to reduce future rates. Cancer 2010；116：544-573.

第 13 章

エビデンスの要約

研究コミュニティがすでに存在するエビデンスを完璧にまとめ上げたなら，
医療ケアの有効性に関する概念がかなり変わることは確実である。
現在無効と思われていることが，将来有効とされるかもしれない。
有効と考えられていることが，将来役に立たない，あるいは害をもたらすとされるかもしれない。
そして他の多くの医療ケアの有効性が不確実であることの正当性が，明らかとされよう。

—Ian Chalmers・Brian Haynes，1994

KEY WORD

ナラティブレビュー　　　　　フォレストプロット　　　　　ランダム効果モデル
システマティックレビュー　　メタ分析　　　　　　　　　　メタ回帰
PICO　　　　　　　　　　　　異質性　　　　　　　　　　　ネットワークメタ分析
出版バイアス　　　　　　　　患者レベルメタ分析　　　　　累積メタ分析
ファンネルプロット　　　　　固定効果モデル

　臨床決断は，当該の疑問に関わるエビデンスを重みづけしたうえで下される。大規模でエビデンスレベルの高い研究の結果の影響が強すぎて，同じ問題に関わる他のすべての研究が過小評価されてしまうことがある。しかしながら医師は，エビデンスが低い研究を多数集めて，その結果に基づいて臨床決断を下すことのほうが多い。それらの研究一つひとつについて，医師は，"同じ問題についてよい研究が他に行われていないだろうか？それはどのような結果だったのだろうか？　その結果は，科学的厳密性や統計学的精度から考えて，同じ結果をもたらした後続の研究の先駆けとなるものだったのだろうか？"といった質問を発することによって，研究から得られたエビデンスをどのような文脈で理解すればよいのかを明確にしなくてはならない。

　読者はレビューを，様々な形で入手することができる。雑誌の論文，あるいは教科書の各章，Cochrane Collaboration による要約，専門学会や政府機関によるモノグラフなどである。各研究論文の著者がきちんとした仕事をしていれば，過去に行われた研究の結果に関する情報を"はじめに"あるいは"考察"の部分に記しているはずである。

　レビューが入手できるとしても，重要なのは，それがどのように行われているかである。レビューには異なる多くの方法があり，それぞれに利点と欠点がある。本章では，従来の方法について簡潔に述べた後，"システマティックレビュー"と呼ばれる効果的かつより明示的な科学的方法について詳細に述べる。

従来のレビュー

　ナラティブレビュー（narrative review）と呼ばれる従来のレビューでは，当該分野の専門家がエビデンスをまとめ，推奨を作成する。このようなレビューの利点は，"糖尿病患者の管理"といった広範囲のトピックを扱うことができ，また診断基準，血糖コントロールとモニタリング，心血管リスク要因の修飾，小血管及び大血管合併症など，

多岐にわたる課題について考慮できることである。コンプライアンスや費用対効果をも考慮対象にできる。医師はそのような幅広い疑問について指針を必要としており，専門家はそのような要望に応える最適な立場にある。著者は，通常，当該疾患について経験を有し，的を射た一連のエビデンスに精通し，患者のケアにそのような知識を応用してきている。

　ナラティブレビューの欠点は，記述されているエビデンスと推奨が，はっきりとは明示されない価値判断による影響を受けている可能性があることである。従来のレビューには構造がないために，妥当性に重大な脅威が生じていることが隠蔽されている可能性がある。引用した原著論文がどのように検索されたかのか明示されないため，著者の見解を支持する論文が選択的に引用された危険性がある。個人的な経験や従来の見識がしばしば盛り込まれていて，基盤となる研究結果（エビデンス）と区別することが難しいことがある。原著論文の結論の強さ（strength）については慎重に吟味されることなく，代わって掲載雑誌の評判，著者の名声，最近発表されたものかどうか，結論に対する賛否の文献数，それにおそらく概略的な研究デザイン（ランダム化比較試験など）といった手軽な質の指標が示唆されるのみで，実際にどのようなデザインでどの程度精緻に実行されたのかについては配慮されない。また，ある研究の所見が他の研究の所見よりも高く評価される場合，その論理的根拠が明示されないことがある。

　もちろん，従来のレビューの中には上記の欠点がないものもあり，特に補完的な専門性を有するピアレビューで，より構造的なレビューからエビデンスを引用している場合にはそうである。しかしながら，従来のレビューの欠点，特に構造と透明性を欠くことについての懸念を払拭することができなかったため，新たなアプローチが必要となった。

システマティックレビュー

　システマティックレビュー（systematic review）は，特定の臨床上の疑問に関する厳密なレビューである。原著論文の要約方法があらかじめ決められ，また各ステップで明示された科学的な計画に則るものであることから，"システマティック"と呼ばれる。結果として読者は，結論は何であれエビデンスの強さを知ることができ，原則的には，その妥当性を確かめることができる。ときに，複数の研究を組み合わせることで，個々の研究よりも正確に効果サイズを予測することもできる。

　システマティックレビューは，ACE阻害薬がうっ血性心不全患者の死亡率を下げるか，表在性裂傷の閉創には縫合よりも皮膚接着のほうが優れているかといった単一の，焦点が絞られた疑問を扱ううえでとりわけ有用である。システマティックレビューが有用であるためには，当該の疑問に関する強力な研究が複数入手できなくてはならない。その疑問に対して行われた研究の数が少なすぎると，個々の研究を直接吟味する場合とあまり変わらなくなってしまう。研究結果は一致しないか，少なくとも疑問が解決されていない状況であるべきで，もしすべての研究結果が一致していれば，レビューでわざわざ異なる結論を調停する必要がない。またシステマティックレビューは，政治や識者の思い入れ，私利私欲が研究結果の解釈に介入している場合に有用である。

　システマティックレビューは（広範囲でない）焦点が絞られた疑問に対して信頼できる回答をもたらし，従来のレビューを改善するための一連の方法を提言する。システマティックレビューは，従来のレビューを補完するものであり，置き換わるものではない。ランダム化比較試験をまとめる際に用いられることが最も多く，したがって，説明はランダム化比較試験に基づいたものになる。しかしながら，リスクに関する観察研究や診断検査の性能に関する研究の要約時にも，この方法が用いられる。

　システマティックレビューの要素を表13-1に

表13-1　システマティックレビューの要素

1. 具体的なクエスチョンを定義する
2. 関連する（出版の有無に拘らず）すべての研究を見つける
3. 最も強度の高い研究を選ぶ
4. 選択した研究の科学的強度を記述する
5. 質と結果の間に関連性があるかどうかを決める
6. 研究を図（フォレストプロット）と表にまとめる
7. 研究のプーリング（メタ分析）が正当化されるかどうか決める
8. もしそうであれば，統合効果サイズと信頼区間を計算する
9. 異質性が存在する場合にはその理由を見出す

示した．以降，本章で，表に示した項目を一つずつ述べる．

具体的に疑問を定義する

システマティックレビューは，具体的な疑問について行う．介入の効果に関するシステマティックレビューでの具体的な項目は，以下の接頭語 **PICO** で覚えるとよい[1]．

P = 患者(patient)
I = 介入(intervention)
C = 比較対照(comparison)
O = アウトカム(outcome)

これらに時間(time)を表す T（例えば，コホート研究やランダム化比較試験での追跡期間），そして研究デザイン(study design)を表す S（例えば，ランダム化比較試験あるいはコホート研究）を加えて，PICOTS とすることもある．他の種類の研究（例えば，診断検査の精度，リスクの観察研究あるいは予後要因）に関わる疑問の要素については介入の効果の場合ほど明確ではないが，上記の項目の多くが含まれる．

関連する文献すべてを見出す

システマティックレビューの第1段階は，手元にある疑問に関する研究をすべて入手することである．レビューは，たまたま目に入ったバイアスのかかった研究ではなく，疑問に関する最良の研究すべてを把握したうえで行われるものでなくてはならない．医師が日々，気楽に行うレビュー―同僚のために行う回診，モーニングレポート，ジャーナルクラブ―でも，手順はより簡略的ではあるが，同じ課題があり，同じ方法を用いるべきである．

医学文献は膨大で，1つにまとまっているわけでないことを考えると，どうすればレビューが最良の研究すべてを入手したうえで行われていることを説得力を持って確認できるのだろうか．そのためには，文献検索を1つの方法で行うのは不十分で，補い合う複数の方法が用いられる（表13-2）．

ほとんどのレビューは，オンラインの研究データベースである MEDLINE（National Library of Medicine の提供する電子医学文献データベース）

表13-2 あるクエスチョンに関わる研究すべてを見出す方法

- MEDLINE や EMBASE, Cochrane Database of Systemic Reviews などのオンラインデータベースを検索する
- 最近出版されたレビューや教科書を読む
- 当該分野の専門家の意見を聞く
- 他の方法で見出した文献の中で引用されている文献について考慮する
- （出版されていない研究を見出す目的で）臨床試験と研究助成を受けている研究の登録リストに当たる

や EMBASE, Cochrane システマティックレビューデータベースなどの検索から始められている．図書館司書の助けを得て，他の多くのデータベースにアクセスすることもできる．MEDLINE のように，研究内容（例えば，心房細動の治療）だけでなく，研究の質に関する情報（例えば，ランダム化比較試験）も知ることができるものもある．しかしながら，検索に非常に長けている者が行っても，MEDLINE 検索の感度はとても満足できるレベルではない．また，異なるデータベースの内容には，互いに補い合う傾向がある．したがってデータベースを用いた検索は有用ではあるが，十分とはいえない．

データベースでは見出せなかったかもしれない文献は，他の方法で検索することになる．最近のレビューや教科書（とりわけ，継続的に内容が更新されている電子教科書）が情報源となる．特定のテーマ（例えば，リウマチ性心疾患やサルモネラ感染症）に関する専門家が，他の方法では見つけることのできない文献を教えてくれるかもしれない．文献の中にすでに参考文献として引用されているものも有用である．登録，公開されている臨床試験や受託研究の数が増えていることから，未発表の研究結果へのアクセスも可能である．

このような情報源すべてに当たることの目的は，たとえ非効率であるとしても，重要な文献を1つたりとも見逃さないことにある．診断検査の用語にすると，検索の感度を上げるために，レビューの著者は多くの偽陽性（例えば，無用な文献，あるいはすでに検索されている引用文献）―自分自身で吟味して排除する必要がある―をいとわずに，複数の平行検査を行っていることになる．

システマティックレビューの著者は，文献の検索にしかるべき注意を払うことに加えて，検索語

も含め，用いた検索方法を明確に示さなくてはならない。そうすることによって読者は，その時点で入手可能な文献がどの程度，システマティックレビューの対象になっているのかを知ることができる。

レビューは科学的に厳密で臨床的に関連のあるものに限る

システマティックレビューでの対象文献になるためには，研究があるレベル以上の科学的厳密性を満たすものでなくてはならない。その前提は，科学的厳密性が比較的高い研究のみが考慮に値するということである。その閾値はどのようにして決められるのだろうか。様々な専門家グループが科学的根拠の強さの基準を提案しており，それらの利点と限界については後述する。

通常は，当該トピックに関する膨大な数の文献のうち，わずかなものが選ばれるにすぎない。医学文献の多くは疾患の生物学に関するもので，すぐに臨床的に応用できるものではない。他にも，臨床研究の原著論文ではなく，意見の交換や，すでに存在するエビデンスの要約もある。多くの研究は科学的に厳密なものではなく，それらがもたらす情報は，より厳密な研究によってかすんでしまう。クリニカルクエスチョンに直接答えるエビデンスで，科学的に厳密かつ臨床に直接関連する論文の数はわずかである。表13-3に，感染予防にスタチンが有効であるかを調べた研究のシステマティックレビューで，文献の選択方法を示す。このレビューでは，検索された632編の論文からわずか11編が選択された。

報告された研究は完了したすべての研究の中のバイアスのかかったサンプルか？

システマティックレビューには，当該クリニカルクエスチョンに関する科学的に厳密な研究論文—出版の有無に拘らず—はすべて引用されなくてはならない。**出版バイアス**（publication bias）とは，あるクエスチョンに関して雑誌に掲載された研究は，雑誌に掲載されなかった他のすべての研究とは系統的に異なる傾向があることをいう。一般的にいくつかの理由から，あまねく陽性の結果が好まれるため，雑誌に掲載される研究の結果は

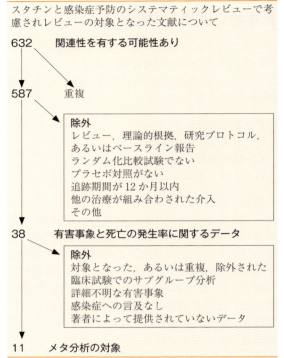

表13-3 システマティックレビューでは，あるクエスチョンに関する全文献のうちのごく一部しか対象とならない

Van den Hoek HL, Bos WJ, de Boer A, et al. Statins and the prevention of infections: systematic review and meta-analysis of data from large randomized placebo controlled trials. BJM 2011；343：d7281 より

"陽性"（つまり，有効性の存在を示す）であることが多い。陰性の結果に終わりそうな研究では，研究者が研究を最後までやり遂げる可能性が低く，陰性の結果が出た場合，それを雑誌に投稿する可能性も低い。雑誌のピアレビューアーは陰性の結果の研究にはあまり興味を示さず，雑誌の編集者がそのような研究論文を掲載する可能性は低い。

他にも，陽性の結果の研究が好んで選択される理由がある。著者らは，データが得られる前にあらかじめ主要アウトカムとみなしていた結果とは異なる場合，結果が得られてから発表時に重要とされるアウトカムが選択される。

このような問題を避けるため，システマティックレビューの著者の中には，研究助成金を得て研究が開始されたものの完了されない研究を含め，雑誌に掲載されない研究を見出すためのあらゆる努力をする者もいる。これについては，開始され

た研究すべてが記録される公的な登録制度が有用である。

ファンネル(漏斗状)プロット(funnel plot)は,システマティックレビューのための研究論文選択の過程でバイアスが入っていないかを確認するための図による方法である。研究論文一つひとつについて,効果サイズを,標本サイズやアウトカムイベントの数,信頼区間など,研究の規模あるは精度に対してプロットしたものである(図13-1)。

出版バイアスがなければ(図13-1A),大規模試験(図の上部にプロットされる)はその所見に拘らず出版され,真の効果サイズに近い相対的な有効性の予測値をもたらす可能性が高い。小規模試験(図の下部にプロットされる)は統計学的精度が低いことから,報告される効果サイズにばらつきが生じ,真の効果サイズを取り囲むように図の底部に広がる。出版バイアスがない場合,この図で,底部の右側と左側にプロットされる研究の数はほぼ同じになるであろう。結果として,バイアスがなければ,上に凸(逆漏斗状)の左右対称な分布となる。出版バイアス,特に小規模研究のうち結果が陽性のもののみが選択的に出版される傾向は,ファンネルプロットにおいて非対称的となる(図13-1B)。実験群よりも対照群のほうが優れた結果となる小規模研究は不釣り合いに少数で,図で底部右側のプロット数が乏しくなる。

陰性の結果の研究が嫌われるということとは直接関係のない他の要因が,出版バイアスの原因になることがある。研究結果に経済的利害を有する関係者が研究助成をしている場合にも,科学的記録にゆがみが生じることがある。企業(通常,製薬会社と医療機器メーカー)が出資した研究は,企業が出資していない研究と比べると,スポンサー企業の製品に有利な研究成果を示す傾向にある。その理由の1つは,研究への出資の条件として,研究結果を雑誌に投稿する前に企業の承認を必要とすることである。スポンサー企業は,出資した研究の結果が"正しくない"という理由で,雑誌への投稿を阻止することがある。

最良の研究はどのくらい優れているのか?

医師は,システマティックレビューの結果をどの程度真剣に受け入れるのかを判断するために,

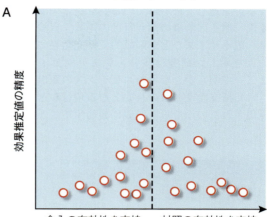

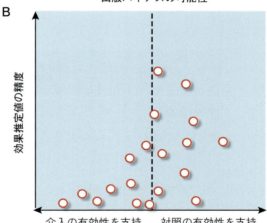

図13-1 出版バイアスを検出するためのファンネルプロット

各臨床試験を○で示す。A. 臨床試験は漏斗(ファネル)を逆さにしたような形の対称形で,出版バイアスがないことを示唆する。B. 右下隅に臨床試験がなく,介入の有効性を支持しない結論の小規模の臨床試験は出版されなかったことを示唆する。(Guyatt GH, Oxman AD, Montori V, et al. GRADE guidelines:5. Rating the quality of evidence=publication bias. J Clin Epidemiol 2011;64:1277-1282 より許可を得て引用)

クリニカルクエスチョンに対する最良の研究がどの程度優れているのかを知る必要がある。この研究結果を無視したなら無責任と非難されるほど,科学的に厳密なものなのだろうか? あるいは,手本にしなくても不合理とはされない程度の厳密

さなのだろうか？

本書を通じて扱われている質を決定する個々の要素，例えば治療の割り付けの隠匿，盲検化，追跡，標本サイズなどが系統的に研究結果に関わることを示した研究は多い。システマティックレビューで明らかとなったエビデンスの質は，引用された研究論文で質の目安となる項目がどの程度見出されたのかを示した表に要約することができる。

マティックレビューでまとめた[2]。研究者たちは，グルコサミンとプラセボを比較した 20 の臨床試験の報告を見出した。図 13-2 に，質を決定するいくつかの基準を満たす臨床試験の割合を示す（ここでは，右側に示されている効果サイズは無視する）。かなりの割合の試験は，割り付けの隠匿，治療企図解析，標本サイズといった質の基本的な科学的基準を満たしておらず，このクエスチョンに対するエビデンスの基盤はあまり強いものではないということになる。

EXAMPLE

股関節あるいは膝関節の変形性関節症患者における疼痛軽減に，サプリメントのコンドロイチンがどの程度有効なのか報告した研究をシステ

また，質に関わる個々の指標は要約測定値に統合することもできる。治療効果の研究において簡便で広く用いられている Jadad スケールには，研究が二重盲検ランダム化されているか，中断と脱

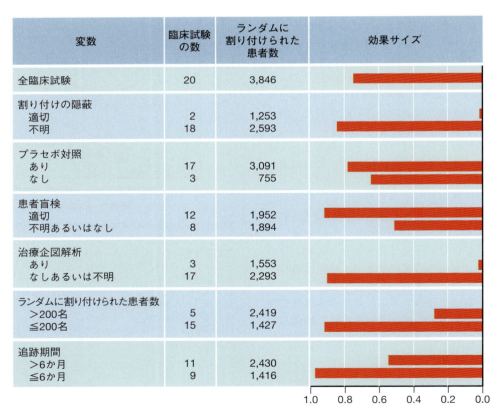

図 13-2 膝関節あるいは股関節の骨関節炎を有する患者での，疼痛に対するグルコサミンの効果のシステマティックレビューにおける 20 の臨床試験の質

(Reichenbach S, Sterchi R, Scherer M, et al. Meta-analysis: chondroitin for osteoarthritis of the knee and hip. Ann Intern Med 2007;146:580-590 より)

落が記されているかが含まれる[3]。しかしながら，研究の質を表す要約スコアと研究結果との関係は明確でない[4]。どうしてこうなってしまうのだろうか？　システマティックレビューで扱われる一つひとつの研究はすでに選り抜きのものであり，したがって，質について異なるところはあまりないのかもしれない。また，質の要約測定値は通常，個々の質要素の有無でスコアを加算しているが，研究の総体的な質に各要素が同等に貢献しているかはわからない。例えば，研究の弱点と考えられる1つの側面があまりにも重大で，たとえ他の側面については見本になるほど優れていても，研究全体の妥当性が損なわれてしまいかねないことは想像に難くない。

て行う個々の研究の批判的吟味に代わるものではない。

科学的な質は研究の結果に関連するか？

研究方法がより高い基準を満たす研究は，基準を満たさないものに比べて，その結果はより真実に近いものになるはずである。したがって，レビューを行う者に研究の質と研究結果の間に関連があるかどうかを示すことは有用であろう。要約スコアには制限があるため，これは個々の質の測定値とアウトカムとの関連性を調べることで行われることが多い。

EXAMPLE

あるランダム化比較研究において，貧血がなく原因不明の倦怠感を訴える女性に鉄剤を飲んでもらったところ，倦怠感が改善した[5]。その効果は小さく，10点満点の倦怠感評価スケールでわずか1点の違いであったが，統計学的には有意であった。ランダム化，割り付けの隠匿，標本サイズ，追跡など，この研究の科学的厳密性は高かった。また，鉄剤とプラセボの外見は同じであった。しかしながら，鉄剤では特徴的な副作用（例えば，黒色便や便秘）が起こるため，被験者の中には，どちらの薬を飲んでいるかわかってしまった者もいたであろう。また，アウトカムである倦怠感は"ソフト"な情報であり，鉄剤の効果を信じていると倦怠感に影響が及ぶかもしれない。そのため，たとえ他の面では非の打ち所がなかった（研究全体のスコアが非常に高い）としても，質に関わるこの一点―どちらの治療を受けているのかを患者が知りうることと，そのことによって簡単にアウトカムが影響を受けること―によって観察されたわずかな差は説明でき，実際の治療効果を示しているのではない可能性がある。

EXAMPLE

図13-2は，膝関節あるいは股関節の変形性関節症による疼痛の軽減目的でのコンドロイチン対プラセボ試験において，いくつかの質の指標と効果サイズ（＋信頼区間）の関係を示す[2]。一般的に効果サイズは，質の指標がない臨床試験で大きく，割り付けの隠匿，治療企図解析，規模がより大きな研究については統計学的に有意であった。治療企図解析を行った規模の大きな3つの研究に限って分析したところ，効果サイズは−0.03（信頼区間：−0.13〜0.07）で，効果サイズ−0.30が臨床的に意味のある最低値と考えられた。つまり，臨床的に重要と考えられる効果はなかったということになる。

結果を要約する

システマティックレビューの結果は，対象となった研究一つひとつについて効果の点推定値と信頼区間を示す**フォレストプロット**（forest plot）を用いて報告されることが一般的である。図13-3に，筋肉のこむら返りの治療としてキニンとプラセボを比較した研究の要約を示す[6]。本例で有効性を示す測定値は2週間に起こったこむら返りの回数である。他にも，相対リスクや寄与リスク，その他の効果指標が用いられることがある。点推定値は，研究の規模に比例した大きさの四角（箱）で表される。垂線は，キニンとプラセボの効果に

したがって，研究の質のチェックリストとスコアにはそれなりの意義があるものの，システマティックレビューでの，研究の欠点が研究結果にどれだけ重大な影響を及ぼしているのかに注意し

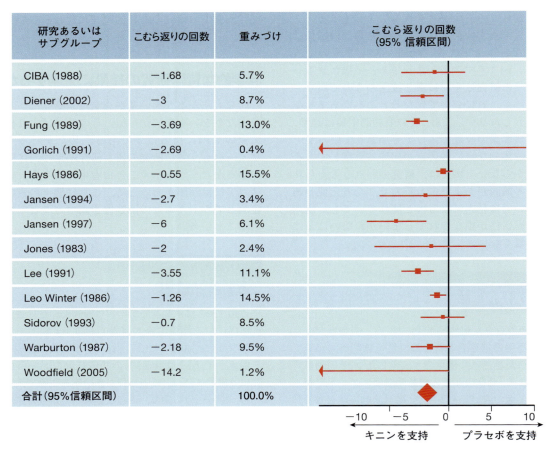

図13-3 フォレストプロットの例
2週間で起こったこむら返りの回数に対するキニンとプラセボの効果に関する13のランダム化比較試験の要約。
〔El-Tawil S, Al Musa T, Valli H, et al. Quinine for muscle cramps. Cochrane Database Syst Rev 2010；(12)：CD005044 より許可を得て引用〕

差がない点を示す。

"フォレストプロット"の語源については，研究者の名前だとするものから，"直線が森の木のように"見えるとするものまで様々で，確かではない[7]．我々は，読者が"森と木を見る"ようにすることに，この名称が由来すると考えている。

フォレストプロットは，これを用いなければ多大な努力を必要とする膨大な量の情報を要約している。

1. 研究の数。各行は厳密な選考基準をクリアした質の高い研究を示し，図13-3では13の研究が示されている。
2. どの研究で，いつのものか。最初の列にはそれぞれの研究の著者名と報告年が示され，読者は，研究がどれほど古いものか，どこで入手できるか知ることができる（詳細な文献の引用情報は，図中ではなく論文を参照）。
3. 効果サイズのパターン。各研究が報告した効果サイズを示す点推定値が，全部で13示されている。この例では，13すべてでキニンがより優れているが，その大きさはばらついている。
4. 推定値の精度。研究の多く（13編のうち6編）が"陰性"であった（それらの信頼区間には，効果に差がない点が含まれる）。"陽性"，"陰性"について，それぞれの研究の数を単に数えるだけで，効果がない，あるいは効果に疑念を抱かせるといった印象を与えるであろう。一方で，フォレストプロットは異なる印象を与える。すべての点推定値はキニンが優れている側にあ

り，陰性の研究は精度は低いが，効果があるという結果に一致する。
5. 大規模研究の効果。大規模で統計学的にも正確な試験（信頼区間が狭く，点推定値を示す四角が大きい）は，規模の小さな研究よりも重要視されて当然である。図13-3では，2つの大規模研究の信頼区間は，"こむら返りの起こる率に違いがない"点を含んではいない（1つは，それに触れてはいる）。

このようにして，ある疑問に対する最良の研究に関する多くの基本的情報を，ひと目で提供する。

メタ分析で研究を統合する

メタ分析（meta-analysis）は，効果サイズを定量的にまとめてもよいほど似ている複数の研究があった場合に，それらの結果を統合（プール，プーリング）する手法である。適切に行われれば，効果サイズの予測値は，個々の研究結果から得られる場合に比べてより正確な値になる。

統合してもよいほど研究は類似しているか？

患者背景，治療介入，用量，追跡，アウトカムなどについて著しく異なる研究については，それらの結果を統合しても意味がない。"リンゴとオレンジ"を単に果物としてまとめてしまえば，有用な情報を台無しにしてしまう。

研究結果を統合してよいかを判断するうえで，研究者は2つの方法を用いる。1つは，臨床研究が扱うクリニカルクエスチョンが同じ（あるいは容認可能な範囲内の類似クエスチョンである）かどうか，十分な情報に基づいて判断する方法である。

> **EXAMPLE**
>
> 抗酸化サプリメントは消化器がんを予防するだろうか？ 研究者らは，このクエスチョンに対する回答をシステマティックレビューによって試みた[8]。抗酸化剤はビタミンA，C，E，B_6，βカロテン（ビタミンAの活性を有する），ミネラルである亜鉛とセレンの，様々な用量の単体か，それらの組み合わせであった。がんは食道，胃，結腸，直腸，膵臓，それに肝臓のがんであった。研究者らは，検索できた14のランダム化臨床試験について相対リスクの統合推定値を計算した。点推定値は1（効果なし）に近く，信頼区間は狭かったことから，全体としては効果がないことを示していた。しかしながら，それらの研究は統合してよいものだろうか？ 一見すると，リサーチクエスチョンは互いに著しく異なる。種々のビタミンとミネラルは共通して抗酸化作用を有する（数えきれないくらい他の食材にも抗酸化作用はある）が，それらの化学構造，代謝上の役割，欠損時の症候などは全く異なる。同様に，消化器がんは，遺伝子，リスク要因，病態発生について著しく異なる。例えば，胃がんは細菌の*Helicobacter pylori*感染に引き続いて起こり，肝がんはウイルス感染の合併症であることが多い。これらのサプリメントとがんを，単にそれぞれ"抗酸化剤"，"消化器がん"とひとまとめに扱って意味のある結果を求めようとすることに妥当性があるほど，共通点があるとは思われない。研究者らが効果を見出せなかったのは研究が異なっていたためであり，個々のがんに対して個々のサプリメントの効果があることを否定するものではない。

どの程度類似していれば研究結果を統合してよいのかについては，識者の間でも意見が分かれるであろう。ある研究のプーリングについて我々が批判的であっても，人によってはそれが妥当で主要雑誌に掲載するべきと考えるかもしれない。

もう1つの方法が，臨床試験の結果が偶然性の程度を超えて異なる範囲である**異質性**（heterogeneity）に対する統計学的検証法の使用である。この場合の帰無仮説は複数の研究結果間に差がないということで，それらの間に統計学的な有意差があるかを知るために統計学的手法を用いる。研究間に差がないという帰無仮説が棄却できない場合は，安心できるが問題は残る。多くのメタ分析は比較的少数の研究についてのもので，したがって統計学的パワーが小さい。結果が偽陰性—実際は異質なのに異質でないという結論—となるリスク

はかなり高い。統計学的パワーは，全研究での全患者数，それに各研究での患者数のばらつきの影響を受ける。もし対象研究のうちの1つが他の研究より抜きんでて多くの患者を対象としていれば，当該クエスチョンに対する情報の大部分がその研究に由来することになる。大規模研究について詳細に検討し，その結果を他の研究と対比させることで，より価値のある情報が得られるであろう。抗酸化剤と消化器がんの例では，統計学的手法では異質性が認められた。

何を統合するのか―研究なのか，患者なのか？

これまでは，メタ分析で通常用いられる研究の統合方法について述べてきた。それよりもずっと強力な方法が，各研究の患者の個々のデータを集め，実質的に1つの大きな研究にしてしまうより強力な方法で，**患者レベルメタ分析**(patient-level meta-analysis)と呼ばれる。多くの異なる研究の著者からそのようなデータすべてを取得することと，変数のコード化が簡単ではないため，この手法でのメタ分析はわずかしか行われてこなかった。しかしながら，患者レベルメタ分析が可能になれば，臨床的に重要なサブグループでの効果を調べることができる。統計学的に安定した推測値を引き出すうえで，個々の研究のサブグループ患者数ではあまりにも少ない場合であっても，複数の研究のデータをプールすれば十分な患者数になる。

> **EXAMPLE**
>
> 吸入酸化窒素は，肺高血圧症と低酸素性呼吸不全を有する満期産児で有効である。しかしながら，酸化窒素が早産児でも有効かどうかは明らかでなかった。研究者らは，早産児での酸化窒素の有効性に関する患者レベルメタ分析を行った[9]。12の臨床試験における3,298名の早産児のデータをプールし，死亡と慢性肺疾患に対する効果は認められなかった（酸化窒素の有効性について59%対61%，相対リスク0.96，95%信頼区間：0.92〜1.01）。患者個人についてのデータが入手できたことから，あたかも1つの大規模臨床試験のように，臨床的に関連性のある早産児サブグループでの有効性を調べることが可能であった。有効性は，妊娠月数，生下時体重，多胎，人種，出生前ステロイド，それ以外の乳幼児の7つの特性などとは無関係であった。

結果はどのようにプールされるのか？

研究結果をプールするにあたって，個々の研究は，その規模（厳密にいうと，分散の逆数）に応じて，統合された効果に寄与する。わずかな情報しかもたらさない研究に比べて多くの情報量をもたらした研究に，より重きが置かれる。このことは，3列目に各報告の重みづけ―全部を足すと100%になる―が記されているキニンの例（図13-3）で明確に示すことができる。4つの大規模研究のほうが，他の9つの小規模の研究よりも統合効果に対する貢献度が大きい。

メタ分析で研究を要約するうえで用いられる数学的モデルが2種類ある。これらは，統合する対象と統合信頼区間の推定を，どの程度保守的に行うのかの点で異なる。

固定効果モデル(fixed effect model，図13-4A)では，各研究がまったく同じリサーチクエスチョンについてのもので，したがって研究結果の相違は偶然性によるものと仮定する。このモデルでは偶然性により個々の研究の結果は異なるものの，すべての研究の根底にある効果サイズは1つのみであると仮定されるため，"固定効果"と呼ばれる。

この方法の最大の問題は，見たところ，複数の研究が互いに再現研究といえるほど非常に似ている（患者，介入，追跡，アウトカムなどについて）ことがほとんどないことである。ビタミンA，C，E，そしてセレンは，それぞれが異なる化学構造と作用機序を有するにも拘らず，単純に"抗酸化サプリメント"と一括りにしてよいのだろうか。あるいは，それらは異なる効果を有するほど，相互に大きな違いがあるのだろうか。リサーチクエスチョンが異なる度合いに応じて，固定効果モデルに基づいて算出された信頼区間の幅は，実際よりも狭く（精度が高く）なる傾向がある。また，似ていない研究を統合することで，それらを対照さ

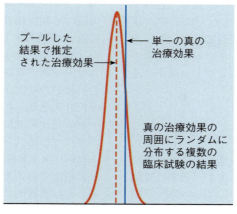
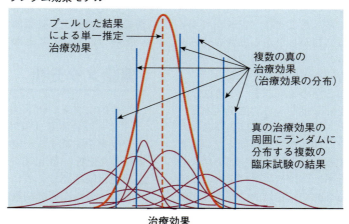

図13-4 メタ分析における研究統合モデル
A．固定効果モデル。B．ランダム効果モデル。(UpToDate, Waltham, MA より許可を得て引用)

せることによって得られる情報が失われてしまう。固定効果モデルは、システマティックレビューで扱われる研究の相同性が明らかに高い場合に用いられる。

ランダム効果モデル(random effect model, 図13-4B)では、個々の研究のリサーチクエスチョンはやや異なってはいるが同様のものであり、密接に関連する一群の研究であると仮定する。それぞれの研究は、当該クエスチョンに関するすべての研究の中からランダムに抽出されたサンプルとみなす。たとえ臨床判断と統計分析に基づいて異質性が示唆された研究であっても、ある程度似通ってさえいれば(明らかに、そこには価値判断

が入る)、ランダム効果モデルを用いてそれらの研究を組み合わせても理屈が通る。ランダム効果モデルによる信頼区間は、固定効果モデルでの信頼区間に比べてより幅広くなり、したがってより現実的であると考えられている。しかしながら、一群の同様な研究をどのように定義するのか、そして対象としている研究が、そのような研究すべての中からランダムに抽出されているのかについては不確定である。とはいうものの、ランダム効果モデルは少なくとも異質性を考慮に入れており、そのために治療の精度を過大評価することが少ないという理由から、異質性が存在する(その頻度は高い)場合にはまず用いるべきモデルであ

る。

統合効果サイズを算出したなら，通常，各研究をフォレストプロットとして示した図の最下段に，統合推定値と信頼区間を菱形で表す（図13-3参照）。統合効果は，フォレストプロットから導かれる結果パターンに基づく結論よりも正確かつ正式な形で示されたものである。

異質性の理由を知る

ランダム効果モデルは，統合効果サイズの算出時に異質性に配慮する方法であるが，効果に変動がある背景にどのような患者や治療の特性が関わっているのかを知る必要がある。

そのための最も直接的な方法はサブグループ分析を行うことである。これは，早産児の酸化窒素を用いた治療の例で述べたように，患者レベルメタ分析で可能である。しかしながら患者のデータではなく，臨床試験のデータがプールされている場合には間接的な方法を用いざるをえない。

異質性の理由を知るためのもう1つの方法が，第7章で述べた感受性分析である。臨床的あるいは統計学的理由により，他の研究とは異なるように見える臨床試験を，加えた場合と加えない場合の統合効果を計算する。例えば，研究間の結果の相違が研究の厳密性あるいは治療薬の用量によるものかどうかを知る目的で，相対的に厳密性が弱い，あるいは薬物用量が比較的小さい臨床試験を除いた後の統合効果（あるいは異質性の有無に関する統計分析）を調べてみるとよい。

患者データではなく，臨床試験のデータがプールされている場合に異質性の理由を調べる場合，多変量分析（第11章参照）に似た**メタ回帰**（meta-regression）と呼ばれるモデル化を用いることができる。独立変数は各臨床試験において報告されている記述統計量（例えば，臨床試験での被験者平均年齢，性別の割合）で，アウトカムは臨床試験それぞれで報告されている治療効果である。観察数は，メタ分析での臨床試験の数である。この方法では，各臨床試験における共変数に関するデータの入手可能性，臨床試験間のデータの比較可能性，少数の観察（メタ分析では臨床試験の数が観察数になる）に基づくモデルの安定性に問題がある。もう1つの問題点が，統計量としてまとめてしまったリスクの研究では，第12章で述べたように"生態学的誤謬"が起こりうることである。

システマティックレビューでは，介入と対照との間の単純な比較ではなく，互いに関連する複数の介入の効果を扱う研究が対象となることが多い。例えば肥満手術には，空腸回腸バイパス術，スリーブ状胃切除術，調整可能胃バンディングなどの複数の術式がある。それらを様々に組み合わせた介入と個々の術式，通常ケアとを比較したランダム化比較試験が行われたが，個々の術式を他のすべての術式と比べた研究は存在しない。**ネットワークメタ分析**（network meta-analysis）は，実際の研究で直接比較されてはいないが，モデルを用いれば間接的に比較できる介入の総体的効果を数学的に推定する方法である。ネットワークメタ分析を用いて，一つひとつの肥満手術術式を通常ケアと比較した際の効果を推定することができ，おのおのの術式が効果的であることとそれら効果の階層づけをすることができた[10]。

累積メタ分析

一般的にフォレストプロットでは，ファーストオーサーの名前でABC順，あるいは出版年の順番で研究を記載する。同じ情報の別の検討法に，**累積メタ分析**（cumulative meta-analysis）がある。各研究は時系列で，古いものから新しいものへ並べられ，新たな研究結果が入手されるたびに，その時点での統合効果サイズと信頼区間を計算する。こうすることで，新たな臨床試験の結果が報告されるごとに，その時点までの統合的数値が示される。これは第11章で述べたように，新たな研究結果が，それ以前に行われた研究によって確立された相対的効果に変更を加えるというベイズ推論である。

次の例は，累積メタ分析で得られるある種の知見を示すもので，メタ分析一般，とりわけ累積メタ分析が有害事象の存在を明確にするうえでいかに有用なのかを示す。効果を検出するための統計学的パワーを備えている臨床試験は，害が起こる確率が効果よりもかなり低いため，害を検出するためには通常，統計学的パワーが足りない。データをプールすることで，有害事象の検出に十分なイベントを集めることができよう。

> **EXAMPLE**
>
> ロフェコキシブは非ステロイド性抗炎症薬（NSAID）であり，初期に開発されたNSAIDに比べて消化管の副作用を引き起こす可能性が低い。この薬を服用している患者の研究で心血管イベントの発生率が高いことが報告されたが，信頼区間の幅が広く，効果もなく，最大規模の臨床試験におけるリスクは比較対照薬ナプロキセンの防御的効果と説明された。研究者らは，ロフェコキシブと対照（プラセボあるいは他のNSAID）を比較したランダム化比較試験16編のメタ分析を行った[11]。1編を除き規模は小さく，1つの臨床試験当たりの心血管イベントは1～6件にすぎなかったが，大規模な試験では24件起こっていた。ロフェコキシブの心筋梗塞に対する統合相対リスクは，大規模試験のデータを含めると2.24（95%信頼区間：1.24～4.02）であった。このリスクはいつわかっていたのだろうか。累積メタ分析（図13-5）では，主として大規模臨床試験で得られた情報のおかげで，2000年に統計学的に有意となっていた。以後行われた研究は，この所見をさらに強固なものにして統計学的精度を高めることに資してきた。ロフェコキシブは，累積メタ分析を行えば，慣習的な統計学的有意差レベルで心血管イベントリスクがあることを示すことができたであろう年から4年後の2004年になって，販売が禁止された。

累積メタ分析は，もしこの方法が用いられていたなら，効果や害をいつ知ることができていたのかを示すために使われてきたが，現在ではリアルタイムでメタ分析の結果を知ることができる。Cochrane共同研究では，新たな研究結果が明らかになるたびに，メタ分析を更新している。新たなメタ分析一つひとつについて，統合効果サイズは，過去のサイズは示されていないものの，更新された時点までのエビデンスの累積結果を表す。

観察研究と診断研究のシステマティックレビュー

これまでランダム化比較試験を例に，システマティックレビューとメタ分析について述べてきた。しかしながら次の観察研究の要約に示すように，システマティックレビューは他の種類の研究についても有用である。

> **EXAMPLE**
>
> 静脈血栓塞栓症に対する抗凝固薬の服用を中止した患者では，再発することがある。研究者らは7つのコホート研究において，抗凝固薬を中止後追跡された2,554名の患者について患者レベルデータを取得した[12]。データが一人ひとりの患者に関するものであることから，発生率をイベントまでの時間分析により推定できる。男性は女性よりも血栓塞栓症リスクが高かった（ハザード比：2.2）。女性でホルモン関連の初回血栓塞栓症について調整を行った後も，男性の過剰リスクは残った。主要リスク要因への曝露後に最初のエピソードが起こった患者群では，再発率に男女差はなかった。研究結果がプールされ，患者レベルデータが入手できたことによってサンプルサイズが大きくなり，一番目のクエスチョン（男女間で再発率に差があるか）と二番目のクエスチョン（女性で更年期ホルモン剤を服用したか，あるいは主要リスクへの曝露後に最初のイベントが起こったかどうかにより発生率が異なるのか）の両方について検証することが可能となった。

リサーチクエスチョンが比較的絞られる診断検査のパフォーマンスも，次の例に示すように，システマティックレビューに適している。

> **EXAMPLE**
>
> 腰痛と下肢痛を有する患者では，脊髄神経根を圧迫する椎間板ヘルニアの可能性がある。プライマリケア医は，病歴と身体診察の所見に基づいて，画像診断と手術の適応になる患者を選択する。膝伸展下肢挙上試験で疼痛が出るかは，椎間板ヘルニアを診断するうえで中核となる診断検査の1つである。この試験はどの程度有用だろう

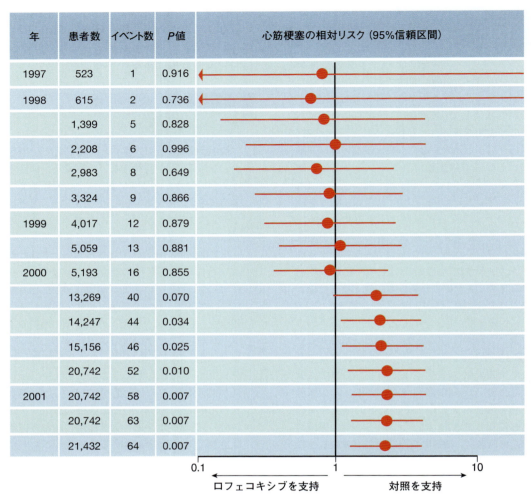

図13-5 心筋梗塞発症に対するロフェコキシブとプラセボの効果を比較する研究の累積メタ分析
(Juni P, Nartey L, Reichenbach S, et al. Risk of cardiovascular events and rofecoxib：cumulative meta-analysis. Lancet 2004；364：2021-2029 より許可を得て引用）

か？ Cochrane 共同研究において研究者らは，膝伸展下肢挙上試験の感度と特異度を記述している研究のシステマティックレビューを行った[13]。手術所見をゴールドスタンダードとした研究が 10 編見出された（図13-6）。感度は一貫して高かったが，対応する特異度は低く，推定値は不正確で，変動幅が大きかった。異質性，とりわけ特異度について異質性があるため，結果をプールしなかった。研究者らは，異質性を 1 つの理由で説明することは不可能で，試験の陽性基準と異常基準値の判断の双方に変動があると報告した。受信者操作特性曲線を作成すると，試験結果を異常と判断するカットオフポイントについて，感度と特異度の間にトレードオフの関係があることが示唆された。ほとんどの研究はあまりにも小規模で，異質性について完全な評価をすることはできなかった。

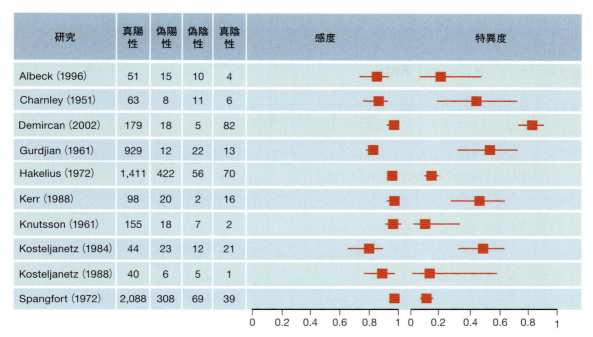

図13-6 診断検査パフォーマンスのシステマティックレビュー
腰痛と下肢痛を有する患者での腰椎椎間板ヘルニアを調べる膝伸展下肢挙上試験の感度と特異度。〔van der Windt DA, Simons E, RiphagenⅡ, et al. Physical examination for lumbar radiculopathy due to disc herniation in patients with low-back pain. Cochrane Database Syst Rev 2010；（2）：CD007431 より許可を得て引用〕

メタ分析の利点と欠点

　メタ分析は，扱った研究の結論が比較的同質なものであれば，システマティックレビューに貢献するところ大となりうる。効果の有無について，個々の臨床試験や効果統合ような他の非公式な方法に比べて，より権威づけされた結果を示すことができる。プーリングによってより正確に効果サイズを推定できるため，医師は真の効果サイズをより正確に理解することができる。メタ分析によって，個々の試験では統計学的パワーが不足するクエスチョンである，サブグループにおける治療の合併症あるいは効果の相違を検出することができる。効果や害の発生時点を知ることは非公式なレビューではかなり難しいが，メタ分析では可能である。

　メタ分析の欠点としては，全く異質な研究をプールしてしまう誘惑にかられることが挙げられ，それによって効果を誤って推定し，効果の異なる原因への注意をそむけてしまう結果となる。メタ分析には，疾患生物学，臨床経験，最良エビデンスの患者ケアへの実応用—薬剤や手技の選択と同様，患者中心のアウトカムに大きな影響を及ぼすケアの他の側面—などの情報は含まれない。

　真実により近い結果をもたらすのは個々の研究だろうか，それともメタ分析だろうか？　これは選択肢が誤っている。メタ分析は，対象とする個々の研究の科学的強度を超えることはできない。ときに，メタ分析における科学的強度のほとんどは単独の臨床試験に帰するものであり，したがって当該臨床試験における情報と，同じクエスチョンを扱うすべての研究を要約した情報との間にはあまり違いがない。ほとんどの場合，これら2つ—大規模な強度の高い研究と全関連研究のメタ分析—は互いに補うものであり，競うものではない。それらの結果が異なる場合に最も重要なことは，どうしてそれらが食い違ったかであり，方法論一般ではなく個々の研究を調べなくてはならない。

復習問題

各設問について，正しいのはどれか。

13.1 抗酸化ビタミンの冠動脈疾患予防効果に関するシステマティックレビューにおいて，12編の観察研究の結果が統合され，統合効果サイズと信頼区間が計算された。研究結果を統合する最大の理由はどれか。
A．より一般化できる結論を得たいから。
B．統計学的に，研究が異質だから。
C．対象となるほとんどの研究で，統計学的に有意差があるから。
D．対象となる研究が，異なる―ある程度相補的な―バイアスを有するから。
E．効果サイズをより正確に推定することができるから。

13.2 アルコールが乳がんのリスクかどうかについて，文献レビューの批判的吟味を行うよう依頼された。レビューアーはMEDLINEを用いて検索し，当該クエスチョンに関するいくつかの観察研究を見出したが，他のデータベースにはアクセスしていなかった。この検索方針に伴う限界と考えられないのはどれか。
A．陰性の結果となった研究は報告されない傾向がある。
B．概してMEDLINE検索では，ある種の文献が検索されない
C．MEDLINEには全世界の雑誌が含まれているわけではない。
D．MEDLINEは，テーマ領域と研究方法の双方について同時に検索できる。

13.3 冠動脈疾患予防目的の抗血小板薬の使用に関するシステマティックレビューで，臨床試験の結果ではなく，個々の患者データが統合された。この手法の利点はどれか。
A．研究者にとって，より効率的である。
B．サブグループ分析が可能である。
C．データをまとめる際に，固定効果モデルとランダム効果モデルのいずれかを選ぶ必要がなくなる。
D．出版バイアスが生じにくい。

13.4 一般的に，ランダム化比較試験で研究対象となるクリニカルクエスチョンを具体的に設定するうえで用いられないのはどれか。
A．考慮の対象となった共変数。
B．介入(曝露，あるいは実験的治療など)
C．対照群(ランダム化比較試験でのプラセボ服用患者など)
D．アウトカム
E．臨床試験での患者。

13.5 研究の質の測定方法について，正しいのはどれか。
A．研究の質の要約測定値の妥当性は十分確立されている。
B．研究の質の記述は，システマティックレビューの有用な一部である。
C．質の要約尺度である研究強度は弱点となりうる。
D．ランダム化や盲検化など，個々の質尺度は研究に影響を与えない。

13.6 研究結果が出版される可能性が最も低い研究の種類はどれか。
A．陽性の結果となった小規模研究。
B．陰性の結果となった大規模研究。
C．陽性の結果となった大規模研究。
D．陰性の結果となった小規模研究。

13.7 システマティックレビューに比較して従来の("ナラティブな")レビューが有利なのはどれか。
A．引用されているエビデンスがバイアスなく選択されているか，読者が確かめることができる。
B．ナラティブレビューでは，ある状態のケアに関する幅広いクエスチョンのレビューができる。

C．当該領域の専門家の経験と判断に依存する。
D．効果の定量的要約を提供できる。
E．引用されている研究の科学的強度を明示的に評価できる。

13.8 必ずしも典型的なフォレストプロットの一部ではないのはどれか。
A．高い質基準を満たす研究の数。
B．信頼区間を伴う統合効果サイズ。
C．個々の研究の効果サイズ点推定値。
D．個々の研究の信頼区間。
E．個々の研究が寄与するサイズあるいは重要度。

13.9 メタ分析を伴うシステマティックレビューにおいて，異質性の原因としての疾病の重症度を調べるうえで用いることができないのはどれか。
A．研究レベルメタ分析での，疾病重症度の制御。
B．疾病の平均重症度とすべての個別研究のアウトカムを関連づける数学的モデル。
C．疾病の平均重症度によって層別化された研究の統合効果サイズの比較。
D．患者レベルデータのサブグループ分析。

13.10 5つの研究結果を1つの統合効果にすることを正当化する最大の理由はどれか。
A．患者，介入，そしてアウトカムが比較的似ている。
B．すべての研究の質が高い。
C．統計学的な検証では異質性が検出されない。
D．ファンネルプロットにより，出版バイアスの可能性が除外された。
E．統合効果サイズを計算するにあたって，ランダム効果モデルが用いられる。

13.11 固定効果モデルに比べてランダム効果モデルが有利なのはどれか。
A．イベントまでの時間分析を行った研究に用いることができる。
B．個々の狭い範囲に限定されたクエスチョンに対する統合効果サイズを記述する。
C．診断検査の性能のメタ分析により適している。
D．研究間に異質性がある時，より現実的な結果をもたらす。
E．信頼区間が狭くなる傾向がある。

➡ 解答は付録を参照。

参考文献

1. Sackett DL, Richardson WS, Rosenberg W, et al. Evidence-based medicine. How to practice and teach EBM. New York；Churchill Livingstone；1997.
2. Reichenbach S, Sterchi R, Scherer M, et al. Meta-analysis：chondroitin for osteoarthritis of the knee and hip. Ann Intern Med 2007；146：580-590.
3. Jadad AR, Moore RA, Carroll D, et al. Assessing the quality of reports of randomized clinical trials：Is blinding necessary? Controlled Clinical Trials 1996；17：1-12.
4. Balk EM, Bonis PAL, Moskowitz H, et al. Correlation of quality measures with estimates of treatment effect in meta-analyses of randomized controlled trials. JAMA 2002；287：2973-2982.
5. Verdon F, Burnand B, Stubi CL, et al. Iron supplementation for unexplained fatigue in nonanemic women：double-blind, randomized placebo controlled trial. BMJ 2003；326：1124-1228.
6. El-Tawil S, Al Musa T, Valli H, et al. Quinine for muscle cramps. Cochrane Database Syst Rev 2010；(12)：CD005044.
7. Lewis S, Clarke M. Forest plots：trying to see the wood and the trees. BMJ 2001；322：1479-1480.
8. Bjelakovic G, Nikolova D, Simonetti RG, et al. Antioxidant supplements for prevention of gastrointestinal cancers：a systematic review and meta-analysis. Lancet 2004；364：1219-1228.
9. Askie LM, Ballard RA, Cutter GR, et al. Inhaled nitric oxide in preterm infants：an individual-level data

meta-analysis of randomized trials. Pediatrics 2011 ; 128 : 729-739.
10. Padwal R, Klarenbach S, Wiebe N, et al. Bariatric surgery : a systematic review and network meta-analysis of randomized trials. Obes Rev 2011 ; 12 : 602-621.
11. Juni P, Nartey L, Reichenbach S, et al. Risk of cardiovascular events and rofecoxib : cumulative meta-analysis. Lancet 2004 ; 364 : 2021-2029.
12. Douketis J, Tosetto A, Marcucci M, et al. Risk of recurrence after venous thromboembolism in men and women : patient level meta-analysis. BMJ 2011 ; 342 : d813.
13. van der Windt DA, Simons E, Riphagen II, et al. Physical examination for lumbar radiculopathy due to disc herniation in patients with low-back pain. Cochrane Database Syst Rev 2010 ; (2) : CD007431.

第14章

知識管理

知識の中に失われた叡智はあるのだろうか？
情報の中に失われた知識はあるのだろうか？
—T. S. Eliot, 1934

KEY WORD

知識管理
利益相反
科学的不正行為
診療時点情報管理
ジャストインタイム学習
臨床実践（診療）ガイドライン
MEDLINE
PubMed
EMBASE
ピアレビュー（同僚審査）
構造化抄録

　ある特定のクリニカルクエスチョンに対する最良の答えを見出すのは、干し草の山の中から針を探し出すようなものである。極めて重要な情報は膨大な量の信頼性の低い"ファクトイド（擬似事実）"や意見と混ざり合っていて、もみ殻と小麦を選別する（価値あるものを峻別する）のは気が遠くなるような作業である。とはいうものの、これは医師が行わなくてはならない作業である。文献の批判的吟味の質は、見出した情報の質を上回ることはありえない。

　知識管理（knowledge management）とは、知識を効果的かつ効率的に組織化し、活用することである。これは、かつて印刷媒体しかない時代には困難な作業であった。しかしながらありがたいことに、電子情報の時代になって知識管理はずっと容易になった。広範囲にわたるクリニカルクエスチョンに関する質の高い研究がより多く行われて、研究結果にアクセスすることが容易になり、トピックや科学的強度ごとに速やかに文献を選り分けることができるようになった。これは、コンピュータ、インターネット、臨床目的の電子情報の幅広い普及によるものである。

　情報検索は、研修中の医師にとっては優先度が低いように見えるかもしれない。彼らは、難なく扱える量をはるかに超えた情報に囲まれているものの、重要な情報と無視してよい情報を見極めるうえで、アドバイスをしてくれる多くの専門家にも囲まれている。しかしながら自分なりの知識管理計画を作成することが、後々、臨床現場であれ学術分野であれ極めて重要となる。

　最近の様々な進歩をもってしても、効果的かつ効率的な知識管理は骨の折れる作業である。本章では、臨床知識管理の最新の手法について概略を述べる。基本的な4つの作業—情報を調べる、専門領域の最新の進歩に遅れをとらない、専門家として医学との繋がりを保つ、有益な健康情報を患者が自らが見出せるよう支援する—を扱う。

基本原理

　知識管理には、あらゆる活動に影響を及ぼす側面がある。

自分自身でやるか，他人に任せるか？

　医師はまず、「臨床研究の結果を見出し判断することを自分自身で行うのか、他人にやってもらうのか？」という問いを自らに投げかける必要が

ある。その答えは，両方である。医師は自分自身で情報を見出し判断できなくてはならず，それは臨床医学の基本技術である。しかし実際のところ，必要とする情報すべてについて，自分ひとりで行うのは不可能である。一日の中でもあまりにも多くの疑問が湧き，自分自身でそれら全部に答えを見出すためにはあまりにも時間が足りない。したがって医師は，知識管理を助けてくれる信頼できる代理人を見つける必要がある。

どのメディアを用いるか？

情報は，豊富なメディアを介して得ることができる。書籍や雑誌といった印刷物から，デスクトップあるいは携帯端末からアクセス可能なウェブ上のデジタル情報まで様々である。オーディオテープやビデオテープ，その他のものもある。情報が偶然飛び込んでくるのは，音に似ている。情報の妥当性はメディアではなく，著者やレビューアー，編集者によって決まる。しかしながら利点と欠点を補い合う様々なメディアが利用可能であり，個々の利用者は容易に自分の好みに合ったメディアを見つけることができる。

最新の知識管理計画とは，インターネットの電子情報に基づくものでなくてはならない。臨床医学の情報基盤はあまりにも早く変化していて，印刷媒体のみでは不十分である。例えば，HIVに対する抗ウイルス療法，革新的なスキャニング技術，最新のがん化学療法などの臨床的に重要な発見が，毎年どころか毎月のようになされている。インターネットはそのような早い変化に追いつくのに有用で，従来の情報源にとって代わるものではないが，それを補うものである。

情報を等級付けする

情報を等級付けすることによって，医師は情報の基本的な価値を直ちに知ることができる。通常，エビデンスの質（効果予測の確信度）と推奨の強さは，それぞれ個々に等級付けされる。表14-1には，広く用いられている等級付けの方法であるGRADE—その基本原則は，一般的に用いられている他の等級付けの方法と同じ—を示す。この方法は介入についてのもので，他の種類の情報についてはあまり開発が進んでいない。推奨は，研究エビデンスの強さを基盤に益と害のバランスによって決まり，また患者に介入をどれだけ強く，そしてどれだけ幅広く勧めるのかが決まることに注意されたい。等級付けの基準は明示されてはいるが，実際には判断によらざるをえない部分もある。

誤解を招く研究報告

ここまで，報告された臨床研究の妥当性を損なうのは，あたかも科学的に強固な研究原理を人の疾病に応用することの困難に由来するかのごとく扱ってきた。つまり，バイアスと偶然性のマネジメントについての妥当性であった。残念なことに，研究結果の妥当性を損なう可能性のあるものは，研究者自身，そして研究者が仕事をする社会，政治，経済環境に関わるものなど，他にもある。つまり，研究結果の報告にあたって，結果への利害関係に由来する世俗的傾向(all-too-human tendency)が見られることである。

研究者の個人的利害がバイアスのない研究者としての責任と反する場合に，**利益相反**(conflict of interest)が存在する。利害が競合しうる場面は多い。

- 経済的利益相反：研究者個人あるいは家族の収入が研究結果によって左右される（通常，この利益相反は最も強力で，コントロールが難しい）。
- 個人的関係：友人を支持し，競争相手を貶める。
- 知的思い入れ：自分自身の考えに沿い，競争相手の考えに反する。
- 組織への忠誠心：自分自身が属する大学，会社，組織の威信を高める。
- 出世：権威ある雑誌に研究結果が報告されることで，より高い学術的評価を受ける。

利益相反は，一般にではなく特定のトピックについて存在するもので，実際に行動変容をもたらしたかは関係ない。

利益相反はどのような形をとるのだろうか。改竄(falsification)，捏造(fabrication)，剽窃(plagiarism)などの**科学的不正行為**(scientific misconduct)は極端な例である。それほど極端でないのは，歓迎されない研究結果を省略（出版バイアス），あるいは"正しい"と思われる結果のみを報

表14-1 エビデンスの質(効果の予想値に関する確信度：A〜C)と推奨の強さ(1，2)に基づく治療に対する推奨の等級付け，およびその意義。GRADEガイドラインによる

推奨の等級付け	リスク/益の明確さ	支持するエビデンスの質	意義
1A. 強い推奨，高質のエビデンス	益がリスクと負担を明らかに上回る，あるいはその逆	厳密に行われたランダム化比較試験による一貫したエビデンス，あるいは他の形式の圧倒的なエビデンス。今後の研究によって益とリスクの予測値に関する確信度が変わる可能性は低い	無条件でほとんどの状況下の大部分の患者に当てはまる強い推奨。医師は，明らかで差し迫った理由により他の手法がある場合以外は，強い推奨に従うべきである
1B. 強い推奨，中等度の質のエビデンス	益がリスクと負担を明らかに上回る，あるいはその逆	重大な制限(一貫性のない結果，方法論上の欠陥，あるいは不正確)のかかるランダム化比較試験によるエビデンス，あるいは他の研究デザインによる非常に強力なエビデンス。今後の研究(もし行われれば)によって益とリスクの予測値に関する確信度が変わる可能性がある	大部分の患者に当てはまる強い推奨。医師は，明らかで差し迫った理由により他の手法がある場合以外は，強い推奨に従うべきである
1C. 強い推奨，低質のエビデンス	益がリスクと負担を上回るように見える，あるいはその逆	観察研究，体系的ではない臨床経験，あるいは深刻な欠点を有するランダム化比較試験によるエビデンス。効果の予測は不確実	大部分の患者に当てはまる強い推奨。推奨を支持するエビデンスの一部の質が低い
2A. 弱い推奨，高質のエビデンス	益がリスクと負担にほぼ同じ	ランダム化比較試験による一貫したエビデンス，あるいは他の形式の圧倒的なエビデンス。今後の研究によって益とリスクの予測値に関する確信度が変わる可能性は低い	弱い推奨。最良の選択肢は，状況や患者，社会的価値観などで異なる可能性が高い
2B. 弱い推奨，中等度の質のエビデンス	益がリスクと負担にほぼ同じで，益，リスク，負担の予測にやや不確実性あり	重大な制限(一貫性のない結果，方法論上の欠陥，あるいは不正確)のかかるランダム化比較試験によるエビデンス，あるいは他の研究デザインによる非常に強力なエビデンス。今後の研究(もし行われれば)によって益とリスクの予測値に関する確信度が変わる可能性がある	弱い推奨。状況や患者によっては，他の方法がより良い可能性が高い
2C. 弱い推奨，低質のエビデンス	益，リスク，負担の予測が不確実で，益がリスクと負担にほぼ同じ可能性がある	観察研究，体系的ではない臨床経験，あるいは深刻な欠点を有するランダム化比較試験によるエビデンス。効果の予測は不確実	非常に弱い推奨。他の代替法も同様に薦められる

Guyatt GH, Oxman AD, Vist GE, et al. for the GRADE Working Group. GRADE：an emerging consensus on rating quality of evidence and strength of recommendations. BMJ 2008；336：924-926 より改変

告するといった，結果の一部の選択的報告である。産業界の研究スポンサーは，ときに出版を妨害したり，報告の方法を変えてしまったりすることがある。このようなことが起こっていると誰もがわかるようにするため，ランダム化比較試験は，データ収集前に公開ウェブサイトに登録されるようになっており，結果が予定どおり報告されたか，報告されたエンドポイントが試験開始時と同じかを追跡することができる[1]。

あまり目立たずより検出が難しいのが，結果を"誘導的に解釈する"記述である。例えば，P 値が非常に小さいにもかかわらず，大勢に反して臨床的に重要，あるいは効果が"大きい"と記述するような場合である[2]。科学雑誌でのこの種の私見の混交を防ぐには，ピアレビューと雑誌編集者の役割に期待するところである。

医師(および患者)が依存する情報に対するこれらのやや胡散臭い影響について言及するのは，これらが，状況によってはあらゆる点で，臨床疫学が扱うのを得意としている信頼区間と絡絡制御の適用と同様に，真実らしく，かつ重要そうに見えるためである。何と言っても研究とその解釈は人間が行うものであり，したがってある程度は自分の都合の良い結果になるのが常である。利益相反に関するバイアスを少なくするための努力は続けられており，主として全情報の公開を迫るだけでなく，論文原稿と助成金申請のピアレビュー，レビュー論文や論説記事，そしてガイドライン作成委員から，明らかな利益相反を有する人々の排除が行われている。

臨床上の疑問への回答を調べる

　医師は，患者をケアする間に湧き上がる臨床上の疑問に対する答えを調べる必要がある。これは知らないことに対してだけでなく，患者ケアの情報は常に変化しているため，知っているつもりでもそうではないかもしれない情報を確認するためにも必要である。

　患者のケアの最中に疑問が湧き上がったその時，その場所で，回答が得られるのがベストである。これは，**診療時点情報管理**（point of care）とそれに関連した**ジャストインタイム学習**（just-in-time learning）と呼ばれている。そうすることで，疑問に対する答えを眼前の患者の臨床決断に用いる。また，教室や講堂，本や雑誌から得られる情報は，診療の現場で特定の患者について得る情報よりも記憶に残る可能性が高い。いずれにしても，疑問の解決を後回しにすると，ずっと答えが得られないままのことが多い。

　ジャストインタイム学習を行うためには，いくつかの条件を満たす必要がある（表14-2）。ほとんどの患者ケア環境では時間に追われているため，答えが直ちに出てこなければならない。ある外来小児科医が指摘したように，"患者1人につき1，2分余分に時間を割く，診療を終えて家に帰るのが1時間遅くなってしまう"。医師にとって必要なのは，疑問に対する正解ではなく，その時々の状況下で入手可能な最良の答えである。患者の置かれている具体的な状況にできる限り近い情報が必要とされ，例えば患者が高齢で複数の疾患を有する場合には，併発疾患を有する高齢患者についての研究情報でなくてはならない。医師は，仕事場から自宅（夜間や週末のオンコール時），病院や老人ホームへ携帯できる情報源を必要とする。

　これらすべてが実現化される─実際，可能であるが─なら，目を見張るほどの強力な結果がもたらされる。

EXAMPLE

　近々，ガーナに旅行する患者がマラリア予防に関するアドバイスを求めてあなたの外来を訪れた。マラリア原虫の抗マラリア薬に対する感受性は国によって異なり，常に変化していることがわかっている。米国疾病予防管理センター（CDC）のウェブサイト（http://www.cdc.gov）には，世界のあらゆる地域への旅行者のための最新情報が提供されている。クリニックのコンピュータを用いれば，この患者がどのような予防薬を旅行前，旅行中，旅行後に，どれくらいの期間服用すべきか，直ちに知ることができる。また同時に，この患者は，ポリオワクチンのブースター接種と，A型肝炎，B型肝炎，腸チフス，黄熱に対する予防接種を受けなくてはならないことを確認できる。このサイトには，上記の予防接種を受けることのできる医療機関が表示されている。さらに，この患者が旅行する予定のガーナ北部は"髄膜炎地帯"であるため，髄膜炎の予防接種も必要である。この情報源は世界中の最良のアドバイスを集めたもので，信頼でき，しかも短時間で入手可能である。

表14-2　診療時点で情報が入手できる条件

条件	理由
迅速なアクセス	ほとんどの場合，診療現場は多忙なため，数分以内に情報が入手できなくてはならない
動向	臨床決断の最良の情報基盤は常に変わりつつあるため，通常，情報は電子化（事実上，インターネットに掲載）される必要がある
特定のクエスチョンに合わせる	医師は，個々の患者の実際の状況にできるだけ合った情報を必要とする
科学的強度で選択する	ほとんどのクリニカルクエスチョンに対して膨大な量の情報が存在するが，科学的に強固で臨床に関連している情報はそのうちのごくわずかなものである
臨床現場で入手できる	医師は，回答を調べる目的で診療現場を離れることはできないため，まさに診療現場において回答を見出さなくてはならない

対応策
同僚

　様々な分野の専門性を補い合う同僚のネットワークは，ケア提供時点で情報を得るための昔からの情報源である。医師の多くは，テーマごとに，

地域におけるオピニオンリーダーを知っている。もちろんそのようなオピニオンリーダーたちは，彼ら自身の情報源，おそらく他の同僚が有する一般的な情報源以上のものを持っているはずである。

電子教科書

医科大学や医療施設，専門学会では，教科書は言うに及ばず図書館でさえ，インターネットで医師が利用することができる。例えば，UpToDate（http://www.uptodate.com）は医師のための電子情報源であり，紙媒体では―印刷されたとしたら―90,000 ページに相当する 9,000 項目が数千人に上る医師―著者や編集者*―により提供されている。情報は絶えず更新され，ピアレビューされ，原著論文を検索できるようリンクが張られていて，推奨は等級付けされている。UpToDate はコンピュータや携帯端末が利用できれば世界中どこでも，診療のその時点で利用可能である。

EXAMPLE

著者の 1 人は 2001 年の炭疽菌騒動の時期，ボストンで診療に携わっていた。その当時，テロリストが全米の郵便システムを介して炭疽菌嚢胞を撒き散らし，何十人もの人が発病し 5 名が死亡した。若い女性が，最近気づいた皮膚の異常が炭疽菌によるものではないかと心配になって救急室を訪れた。診察の結果，医師が炭疽菌によるものではないと説明したものの，彼女は不服そうに「あなたは炭疽を見たことがないのに，どうしてわかるんですか？」と言った。それに対して医師は「もちろん見たことはありませんが，どのような所見かはわかります。こちらにいらっしゃって下さい。お見せしますので」と答えた。診察室のコンピュータで UpToDate を用いて炭疽の皮膚病変―彼女の皮膚病変と全く異なっている―の写真を何枚か示したところ，彼女自身，炭疽の被害者でないことを確信することができた。

『ACP Medicine』，『ハリソン内科学』，その他

---

*Robert Fletcher と Suzanne Fletcher は，UpToDate の数百人の編集者の一員である。

多くの専門分野の教科書も電子的媒体で入手することができる。

診療ガイドライン

臨床実践（診療）ガイドライン（clinical practice guideline）は，特定の病態を有する患者のケアに関して医師に助言（推奨）を与えるものである。優れたガイドラインは，推奨の提示に加えてそれら推奨の基盤となるエビデンスと論拠を明示する。根拠に基づく医療（EBM）と同様に，ガイドラインとは個々の患者に関する臨床決断の出発点であり，臨床的判断による修正がなされること，つまり"指針"であって"規則"ではないことを意味している。質の高いガイドラインは，研究で実証されたエビデンスを現実の臨床場面にうまく応用する方法を示しているが，ガイドラインの質は様々である。表 14-3 に，米国医学研究所によって作成された，信頼できるガイドラインの基準をまとめた。インターネット（http://www.guideline.gov/）上の National Guideline Clearinghouse には，比較的広範囲にわたるガイドラインが掲載されている。

Cochrane ライブラリ

世界中の臨床科学者が，ボランティアで特定の臨床上のクエスチョンに関する世界中の文献をレビューし，その情報を統合し，ホストコンピューターに保管して最新版に更新し続けている。これらのレビュー集は http://www.cochrane.org/ で閲覧可能である。Cochrane ライブラリは不完全ではあるが，膨大な数のクエスチョンが対象となっていることを考えると，介入の効果や，最近では診断検査の性能などに関するシステマティックレビュー―妥当なメタ分析を含む―の優れた供給源となっている。

引用データベース（PubMed など）

MEDLINE は米国国立医学図書館によって編集された文献データベースであり，生物医学及び健康分野の 5,000 を超える文献―主として英語の出版物―を網羅している。検索エンジン―通常は **PubMed**（http://www.ncbi.nlm.nih.gov/pubmed）―を用いれば，無料で利用できる。MEDLINE では，トピック，雑誌名，著者，発行年，研究デザインについて検索できる。文献の引用だけでなく，抄録が閲覧できるものもある。MED

表14-3 信頼できる診療ガイドラインの規格

規格	説明
透明性	ガイドラインの作成および資金獲得の経緯が明示され，公開されている
利益相反	作成に関わったメンバーの，ガイドラインに関する経済的活動や知的活動，組織的活動，診療上ないし社会的な活動などの側面に係る利益相反が公開されている
作成メンバーの構成	作成メンバーの専門分野は，方法論の専門家と臨床医を含み学際的でバランスがとれていて，ガイドラインの影響が及ぶと考えられる集団を反映する
システマティックレビュー	推奨は，質の高いシステマティックレビューに基づく
エビデンスと推奨の強さ	各推奨には，その背景，エビデンスの確信度，推奨の強さについての説明を付ける
推奨の記述	ガイドラインには，推奨する行動とそれがどのような状況下で行われるべきかについて明確に記述されている
外部評価	ガイドラインは，すべての利害関係者(科学面および臨床面での専門家，組織，患者など)によって見直し(再検討)がされている
更新	ガイドラインには，いつ出版されたのか，エビデンスレビュー，そしてガイドラインの内容にかなりの変更を要する新たなエビデンスが出てきた際の更新計画などが記載されている

Institute of Medicine. Clinical Practice Guidelines We Can Trust. Washington, DC : National Academies Press ; 2011 より改変。この基準はガイドラインの作成に寄与しており，また信頼に足るものであるべく見直しが行われている

LINEで検索した情報を，**EMBASE**(http://www.embase.com/)で補うこともできる。それら2つ以外にも，より専門化した目的別に，多くの文献データベースが存在する。

PubMed検索では，2種類の誤分類による制限が生じる。第1に，検索には偽陰性の結果，つまり実際は必要な論文が見つけられない場合があるということである。第2は，検索によって偽陽性の結果，つまり科学的根拠のレベルや臨床的関連性に基づいて，実際に必要な論文よりもずっと多くの論文を見つけてしまうことである。例えば，カナダの腎臓専門医がPubMedを用いて当該分野のクリニカルクエスチョンに答えるよう求められた際に，関連する論文の46%を検索できたものの，関連性のない論文に対する関連論文の比は1/16であった[3]。検索テクニックを向上させることでこれら2つの問題を減らすことはできるが，完全に解決することはできない。

PubMedでの検索は，最新の注意を払って検索して見出した論文を選別する時間のある研究者や教育者にとっては頼みの綱ともいえるほど重要なものであるが，臨床医にとって，特に日々湧き上がる疑問にすばやく答えを見出す必要がある医師にとって，PubMed検索はあまりにも非効率で，実際はあまり役に立たない。ただ，まれな事例の報告を調べる場合には非常に有用である。

EXAMPLE

あなたの診断ではネコひっかき病と思われる患者が，今，腹痛を訴えている。他の原因を除外したあと，あなたは，腹痛がはたしてリンパ節障害から生じるものかと疑問に思った。このような事例が過去に報告されているかどうかを知る目的でPubMed検索を行ったところ，猫ひっかき病と腹部リンパ節障害の症例報告を1つ見つけ出した[4]。たった1例の報告ではあるが，その情報を知ることによって，あなたは診断とその後の治療に自信を持って臨むことができる。

その他のインターネット情報源

膨大な量の健康情報がインターネット上に掲載されているが，そのうちの一部は医療専門職にとって非常に役立つ。GoogleあるいはGoogle Scholarといった検索エンジンを用いて，またMedlinePlus(http://www.nlm.nih.gov/medlineplus/)，健康情報に関するHealthFinder(http://healthfinder.gov/)，そしてHealth Hotlines(http://healthhotlines.nlm.nih.gov/)といった米国政府の支援によるサイトで検索が可能である。独自のインターネット情報源を有する国もある。

新たな展開への目配り

どの臨床分野でも，新たな展開に遅れをとらないことは大きな負担となっている．診療を変化させる発見のスピードが手に負えないというわけではない．むしろ，関連情報が多くの雑誌に広く分散して掲載されていて，しかも膨大な量の重要でない論文と混ざり合っていることが問題である．

EXAMPLE

ある分野の質の高い論文が，どれくらい多くの雑誌に分散して掲載されているのだろうか．ACP Journal Club の編集者たちは，定期的に 100 以上の雑誌に目を通し，内科分野で科学的に厳密で臨床的に適切な論文を選んで，毎月雑誌に掲載している．この作業によって，少なくとも内科領域における重要な論文がどの程度雑誌に分散して掲載されているのかを知ることができる．図 14-1 に，読者が読む雑誌の数によって，重要な論文の何パーセントが目に触れるのかを，その数値が最も高い雑誌から降順に示した．内科分野で重要な論文の 50% を読むためには定期的に 4 誌を，75% を読むためには 8 誌を，90% を読むためには 20 誌を購読する必要がある．

したがって，どんなに努力しても，ある分野のすべての重要な論文を 1 人で見出すことは不可能である．その作業を信頼できる代理人，つまり多くの雑誌に目を通し，あらかじめ同意した基準に基づいて論文を選択する人に任せる必要がある．

ありがたいことに，救いの手はさしのべられている．ほとんどの臨床分野の専門学会は，当該分野における主だった論文の概略をまとめた出版物を発行している．これらの出版物の，論文選択における基準の明確さや厳密さは様々である．1 つの極端な例として，ACP Journal Club は，個々の論文（例えば，予防，治療，診断，予後など）それぞれに対して基準を示し，そこで取り上げている論文について批判を行っている．もう一方の極端な例はニュースレターである．ニュースレター

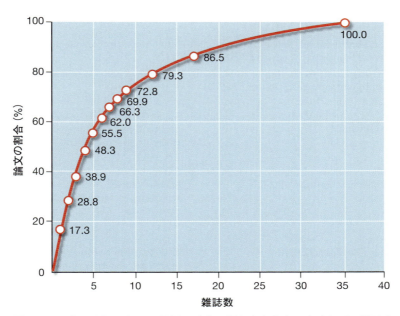

図 14-1 専門分野における最新の論文に遅れをとらないためには，雑誌を何誌購読する必要があるのだろうか？
雑誌数に対して，科学的に強力で臨床的に適切な内科分野の論文の割合を降順に示す．（ACP Journal Club, 2011 より）

は，どのように論文を選び，選んだ論文の科学的な強さや限界については明確にしないまま，要約版を提供している。

関心を寄せている分野における新たな情報—既報の研究論文，ガイドライン，白書，新たな論文—は，様々な方法で入手できる。1つは，トピックを特定し，RSSフィードやその他の媒体を介して，それらに関する新たな情報を自動的に送ってもらう方法である。もう1つの方法は，フェイスブックやブログなど，あなたが知りたいと思う情報を他の人が見つけて選び，あなたに送ってくれる，そしてあなたもそのように他の人と関わるソーシャルメディアに参加することである。きちんと組織化されていない例としては，研究チームでの仕事に関わる論文やニュースの共有，教育病院におけるレジデント・学生・指導医からなる病棟チームの担当患者の問題に関する論文の共有が挙げられる。ソーシャルメディアは選んだ相手が適切であれば，効果的かつ効率的でありうる。

雑誌

雑誌は，医療従事者の間では中心的な役割を果たしている。これまで述べてきた臨床疫学と知識管理のあらゆることは，ピアレビュージャーナルに報告された原著論文を土台としている。

研究報告は，掲載すべきか，どのようにすれば原稿（出版前の論文）を改善できるのかについて，論文内容の分野や方法論に関する専門家によるコメントである**ピアレビュー**（peer review，**同僚審査**）を参考に，編集者による批判的レビューを含む厳密なプロセスを経て，出版に先立って選択され，推敲される。レビューアーは編集者（あるいは編集チーム）へのアドバイザーであって，原稿の採択を直接決める者ではない。ピアレビューと編集作業は，その根拠と根本原理とともに，世界医

表14-4 研究論文の報告に関するガイドライン

研究のタイプ	名称	引用
ランダム化比較試験	Consolidated Standards of Reporting Trials (CONSORT)	http://www.consort-statement.org/
診断検査	Standards for Reporting of Diagnostic Test Accuracy (STARD)	http://www.stard.org
観察研究	Strengthening the Reporting of Observational Studies in Epidemiology (STROBE)	http://www.strobe-statement.org/
教育，行動，公衆衛生に係る介入の非ランダム化試験	Transparent Reporting of Evaluations with Nonrandomized Design (TREND)	http://www.cdc.gov/trendstatement/
ランダム化比較試験のメタ分析	Quality of Reporting of Meta-analyses (QUOROM)	Moher D, Cook DJ, Eastwood S, et al. Improving the quality of reports of meta-analyses of randomized controlled trials: the QUOROM statement. Lancet 1999; 354: 1896-900.
観察研究のメタ分析	Meta-analyses of Observational Studies in Epidemiology (MOOSE)	Stroup DF, Berlin JA, Morton SC, et al. Meta-analysis of observational studies in epidemiology: a proposal for reporting. Meta-analysis Of Observational Studies in Epidemiology (MOOSE) group. JAMA 2000; 283: 2008-2012.
診断精度に係る研究のシステマティックレビュー	Quality Assessment of Diagnostic Accuracy Studies (QUADAS)	Whiting PF, Rutjes AWS, Westwood ME, et al. QUADAS-2: a revised tool for the quality assessment of diagnostic accuracy studies. Ann Intern Med 2011; 155: 529-536.
遺伝学的リスク予測研究	Genetic Risk Prediction Studies (GRIPS)	Janssens AC, Ioannidis JP, van Duijn CM, et al. Strengthening the reporting of genetic risk prediction studies: the GRIPS statement. Ann Intern Med 2011; 154: 421-425.

Janssens AC, Ioannidis JP, van Duijn CM, et al. Strengthening the reporting of genetic risk prediction studies: the GRIPS statement. Ann Intern Med 2011; 154: 421-425.

学編集者協会（World Association of Medical Editors, http://www.wame.org/）と国際医学雑誌編集者委員会（International Committee of Medical Journal Editors, http://www.icmje.org/）のウェブサイトにまとめられている。ピアレビューと編集により原稿の質は高まるものの，出版された論文はとても完全とはいえない[5]。したがって読者は，論文をより良いものにしようとする雑誌側の努力に感謝すべきであるが，出版された論文の質に対する健全な懐疑精神を持ち続けなくてはならない。

研究のタイプ（ランダム化比較試験，診断検査の評価，システマティックレビューなど。表14-4）ごとに，完全な論文で記載が求められる情報を規定した。それらのチェックリストを用いれば，研究者が論文の完全性を確かめる時のように，読者も必要な情報すべてが論文に記載されているかを知ることができる。

知識管理のある要素については，雑誌そのものはあまり有用ではない。ある分野の新たな科学的発展に遅れないようにする方法として，あるいはクリニカルクエスチョンに対する答えを探す方法としては，雑誌の個別購読は良い方法とはいえない。

しかし雑誌は，専門分野の全体像を読者に披歴するという，異なる意味で有用である。現代医学の歴史的，社会的，政治的な枠組みなどについての記述だけでなく，意見，読みもの，未検証の仮説，掲載論文に対する論評，専門職としての価値観の表明などが，専門職の本質をあまねく反映している（表14-5）。この情報の豊富さによって，多くの読者の臨床像が満たされたものとなっている。例えば，Annals of Internal Medicine で "On Being a Doctor" という連載を始めると[6]，「研究報告や総説はなくてはならないが，医師としての経験は最大の関心事である」という読者が多かった。

雑誌を"読むこと"

自分自身で研究を批判する能力は，医師にとって必須の技術である。しかしながら，医師の必須の技術の1つである病歴聴取や身体診察が，診る患者によってどのくらい完全に行われるのかが異なるのと同様に，この技術は選択的に，そして異なる度合いで用いられる。新聞を一面から最後まで読む人がいないように，雑誌全ページを読む必要はない。むしろ，使える時間と個々の論文の科学的強度，抱いている疑問や問題との関連性に応じて拾い読み―階層的に読む―すればよい。

能率的な読み方への取り組みは様々である。自分自身にとってどの論文が最も重要なのかを決める目的で，雑誌の論文すべてのタイトル（新聞の見出しに相当する）を少なくとも概観することが勧められる。そして，重要な論文についてはより詳細に―その度合いは読み進むとともに調整しながら―読むとよい（図14-2）。最初に読む部分としては抄録が最適であり，賢明な読者の多くはここまでにとどめる。結論が興味のあるものであった場合，次に "方法" の部分に移る。方法には，結論の信頼性に関わる基本的な情報が記載されている。どのような発見があったのかさらに詳しく知るために，結果を読みたくなるであろう。主要な図（例えば，ランダム化比較研究のおもな結果を示す生存曲線）は，結論の最重要事項（"bottom line"）を効率的に伝えることになろう。論文のいくつかは自分にとってとりわけ重要であり，ジャーナルクラブへの参加時などには，一字一句丹念に読む価値がある。

構造化抄録（structured abstract）は，論文の結果が信頼できるかを決めるために批判的に論文を読もうとする読者が必要とする情報の種類に応じて整理されたものである。表14-6には，抄録の見出しと関連する情報の種類（はじめに，方法，結果，考察などの見出しからなる従来の抄録は簡略版である）を構造化様式で示す。これらの見出しによって，読者は必要とする情報を見出しやすくなり，また，論文著者にはこれらの情報―きちんと構造化されていなければ省かれてしまったであろう情報もある―を抄録に含めるよう促すことになる。

残念なことに医師の多くは，雑誌を読むにあたって，自分の能力を超えた目標を設定してしま

表14-5　一般医学雑誌の内容の多様性

科学として	専門職として
原著論文	医学教育
予備的研究	歴史
総説	社会政策
論説（まとめや意見）	本の紹介
投書	ニュース
仮説	読みものや詩

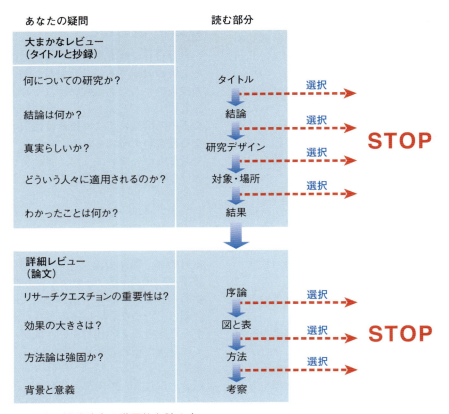

図14-2　雑誌論文の階層的な読み方
読者は論文の科学的強度や自分にとっての重要性に従って，論文を深く読み進めたり，途中で読むのを止めて他の論文に移ったりすることができる。

表14-6　構造化抄録のしくみ

見出し	読者にとっての有用性
背景	疾患負担，当該臨床問題が重要な理由，すでにわかっている事柄
目的設定	研究者が解明しようとした事柄
場所	結果を敷衍できる場（地域社会，プライマリケア，医療センターなど）
参加者（対象者）	対象患者（普遍性に関わる），人数（統計学的パワーや精度に関わる）
デザイン	研究の科学的堅牢性．リサーチクエスチョンへの適合性
介入（もしあれば）	介入の最新性，現場での実効性
主要アウトカム指標	アウトカムの臨床的重要性
結果	わかった事柄
制限	結論の妥当性を低くする可能性のある事柄
結論	結果がリサーチクエスチョンの回答になっているとの著者らの信念，説得力の強さ

う．彼らは雑誌に掲載されている論文について，一つひとつ詳細に読まなくてはならないと信じており，そうすると雑誌各号について膨大な時間が必要になる．結果としてしばしば論文を読むことを先送りし，おそらく改めて読むことはなく，不安感と自責の念を引き起こして職場を乱雑にすることとなろう．雑誌の購読にそのようなマイナスな気分を伴っているとすると，何かが間違っている．

健康情報を求める患者をガイドする

患者は健康情報をインターネットで読むことができる．その結果，医師はそのような患者の教育上，これまでとは異なる責務を負うことになる．
責務の1つは，最も信頼できるウェブサイトへの患者の誘導である．片頭痛や体重減少といった

表14-7 ウェブ上の健康情報を患者が評価するうえで用いることのできる基準

1. 出資者
   - サイトの出資者を簡単に見出すことができるか？監修者とコンサルタントが記載されているか？
   - ウェブのアドレス（gov＝行政機関，edu＝教育機関，org＝専門機関，com＝民間団体）は？
2. 最新性
   - サイトは最近更新され，その時期が明記されていなくてはならない
3. 事実情報
   - 情報は，意見ではなく事実についての情報であり，専門論文などの一次情報から確認できるものでなくてはならなない
   - 意見を掲載する場合は，その出典（資格を有する専門家あるいは専門組織）
4. 視聴者
   - ウェブサイトには，情報が一般の人々のためのものなのか，医療専門職のためのものなのかが明示されていなくてはならない（サイトによっては，一般向けと専門職向けを分けているものもある）

Medical Library Association. A User's Guide to Finding and Evaluating Health Information on the Web. Available at http://mlanet.org/resources/userguide.html. Accessed August 1, 2012 より改変

簡単な検索には多くのサイトが現れ，その内容は，世界中でベストのものから熱狂的でミスリードするもの，さらには利益を当て込んだものまである。医師は患者が抱いている具体的な疑問については，優れたウェブサイトを紹介できなくてはならない。政府や医科大学，専門学会，患者支援グループなどがスポンサーとなったサイトが多々ある。医師はまた，医学図書館協会によって作成された基準（表14-7）に則り，患者がウェブ上で得られる最良の情報を認識できるよう支援することもできる。

もう1つの責務は，患者が見出した情報について，その価値判断を手助けすることである。臨床疫学，疾患生物学，病気の徴候，個々の観察と一貫したエビデンスのパターンの違い，そしてそれ以上の知識に基づいて，医師が手助けできることは多い。これらすべてが，患者自身が有するもの—特定のクリニカルクエスチョンに関する強い興味と長時間を費やしても答えを知ろうとする意欲—を助ける貴重なものである。

知識管理を診療に役立てる

これまで本書で述べてきたように，臨床疫学の目的は，医師の専門職としての仕事をより快適に，そしてより満足できるものにすることである。臨床情報の妥当性と普遍性を判断するにあたり，その拠り所となる原則について健全な基礎知識を身につけることによって，主張の背後にある科学的基盤が厳格なものかどうか，速やかに正確に判断することができる。例えば，信頼区間が臨床的に重要な効果もしくは害と一致する場合や，臨床介入の効果を調べる研究でランダム化や交絡を扱うための対応がとられていない場合などを判断できる。また，患者ケアの方針について専門外の医師と話し合う際によい準備ができ，彼らが必要とする情報のどの部分について彼らに任せればよいのかを決めるうえで，よい基準が得られる。医師は仕事により自信を持つことができ，知的側面に関する満足感をより大きいものにすることができる。

それ以上に，医師は誰もが，自分自身のニーズとリソースに合った知識管理の計画を立てるべきである。インターネットは，他のメディアよりもずっと包括的で最新性，柔軟性を備えていることから，計画の重要な部分を占めるはずである。患者ケアに係る決断を導くうえで必要な情報のうちの大部分は，診療中の患者に役立てることができるよう，診療時点で入手できなくてはならない。インターネットへのアクセスが可能な環境に居る限り，利用する情報がその時点で世界最良のエビデンスでなくてもよいと容認する理由は存在しない。

知識管理法は，常に実行可能な状態にしておかなければならない。管理計画を再検討し，新たな機会が生じるごとに学び，必要に応じて新たな技術を習得するために，定期的に時間をとる必要がある。臨床医学の基盤となるエビデンスがこれほど強力で，かつアクセスしやすい時代はこれまでになかった。それを最大限活用しない手はない。

復習問題

各設問について，正しいのはどれか。

14.1 あなたは卒後臨床研修（レジデンシー）を修了し，開業する予定である。そこでは，あなたが専門とする分野の同僚はほとんどいないが，専門分野の最新の進歩に遅れをとらないよう計画を立てたいと思っている。下記の方法はすべて有用と考えられるが，その中でも最も有用なのはどれか。
　A．良質な雑誌を数誌購読する。
　B．最新版の教科書を購入する。
　C．専門分野の論文を概説してくれるサービスを契約する。
　D．定期的にMEDLINEを検索する。
　E．あなたと同じ研修プログラムの同僚と電子メールや電話で連絡を取り合う。

14.2 専門分野における最も質の高い医学雑誌を頼りにする目的は何か。適切と思われるものを1つ選べ。
　A．臨床上の疑問に対する答えを得るため。
　B．自分が医学の発展に遅れていないことを確認するため。
　C．雑誌の情報が正しいことを保証するため。
　D．自分の仕事の多くの側面に関連しているため。

14.3 あなたの診療現場では，中耳炎に罹っている子供が多い。あなたは，最も質が高く入手しやすいエビデンスに基づいて管理したいと考えている。この問いに関する情報源として信頼性が最も低いのはどれか。
　A．主要医学会によって作成された診療ガイドライン。
　B．主要雑誌に報告されているシステマティックレビュー。
　C．システマティックレビューを集めたCochraneデータベース。
　D．当該クエスチョンに対応する最新研究論文。

14.4 MEDLINE検索が最も有用な場面はどれか。
　A．臨床問題に関連する最も質の高い論文すべてを調べる。
　B．優れた論文を見出すための効率的な戦略として用いる。
　C．まれな症例報告を探す。
　D．最新の医学文献に遅れないようにする。
　E．全般的な医業に精通する。

14.5 出版前に行われる，研究報告の原稿のピアレビューで達成されるのはどれか。
　A．利益相反の立場にある著者による論文を除外するため。
　B．正確で信頼できる論文を出版するため。
　C．読者が研究に疑念を抱く必要がなくなるようにするため。
　D．雑誌の編集者に代わって，論文原稿を掲載するかどうか決定するため。

14.6 他の方法に比べて，大腸内視鏡検査を用いたスクリーニングのほうが大腸がん検出上有用であることを示す論文の著者が利益相反の立場にないのはどれか。
　A．大腸内視鏡検査の実施による収入。
　B．大腸内視鏡を製作する会社への出資。
　C．医療機器全般への出資。
　D．大腸内視鏡検査が最良のスクリーニングであることを一貫して主張している論文の出版。
　E．他のスクリーニング検査を主張している学者との競争関係。

14.7 診察時点でのクリニカルクエスチョンに対する答えを調べる方法として最も有用性が低いのはどれか。

A．数種類の雑誌を定期購読し，診察室に備えておく。
　　B．ウェブサイト（http://www.guidelines.gov）で診療ガイドラインを調べる。
　　C．インターネットでCochraneライブラリを調べる。
　　D．電子教科書を常に更新する。

14.8 HIVに関する情報を提供するウェブサイトの質について，患者が最も不安感を抱くのはどれか。
　　A．サイトが行政機関の支援によるもので，顧問メンバーの名簿を掲載している。
　　B．サイトには意見ではなく，事実が記載されている。
　　C．情報源が記載されている。
　　D．著者が，当該分野ではよく知られた専門家である。
　　E．最終改訂日が記載されていて，その日付が最近である。

14.9 GRADEガイドラインを用いて臨床上の推奨を等級付けする方法でないのはどれか。
　　A．診断検査を使うかどうかを決定する。
　　B．益と害のバランスに配慮する。
　　C．科学的エビデンスの質を個別的に評価する。
　　D．治療を推奨する強さを示唆する。
　　E．エビデンスの強さと推奨の強さを個別に評価する。

14.10 あなたの専門分野における知識管理の包括的方法に含まれるのはどれか。
　　A．いくつかの雑誌を定期購読し，拾い読みする。
　　B．診療時点で情報を検索する計画を立てる。
　　C．当該専門分野での新たな展開に遅れをとらないよう出版物を見つける。
　　D．患者に勧めることができるようなウェブサイトを見つける。
　　E．上記のすべて。

➡　解答は付録を参照。

参考文献

1. Laine C, Horton, R, DeAngelis CD, et al. Clinical trial registration：looking back and moving ahead. Lancet 2007；369：1909-1911.
2. Fletcher RH, Black B. "Spin" in scientific writing：scientific mischief and legal jeopardy. Med Law 2007；26（3）：511-525.
3. Shariff SZ, Sontrop JM, Haynes RB, et al. Impact of PubMed search filters on the retrieval of evidence for physicians. CMAJ 2012；184：303.
4. Losanoff JE, Sauter ER, Rider KD. Cat scratch disease presenting with abdominal pain and retroperitoneal lymphadenopathy. J Clin Gastroentrol 2004；38：300-301.
5. Goodman SN, Berlin J, Fletcher SW, et al. Manuscript quality before and after peer review and editing at Annals of Internal Medicine. Ann Intern Med 1994；121：11-21.
6. Lacombe MA, ed. On Being a Doctor. Philadelphia：American College of Physicians；1995.

復習問題の解答

第1章　序論

1.1　D
サンプルは，とりわけその数が少ない場合，母集団の状況について誤った印象を与える可能性がある。

1.2　E
男性を対象とした研究結果を女性患者の診療に敷衍（ふえん）する場合，腰痛に対する外科治療の効果は男性でも女性でも同じであるという仮定に基づいていることになる。

1.3　B
2つの治療群で，疼痛を測定される機会が同じではなかった。

1.4　A
外科的治療を受けた患者と内科的治療を受けた患者との間での回復の差は，外科的治療自体によるものではなく，年齢差など，2群間で異なるその他の要因によって生じることがある。

1.5　B
これは，アウトカム（疼痛からの回復）の測定に関するバイアスである。

1.6　C
他の医療状況が治療とアウトカムの関係に交絡をもたらす。つまり，治療法の選択と回復の度合いの双方に関連する要因が，観察されたアウトカムの差異の原因となりうる。

1.7　C
ヒスタミンが枯草熱における炎症を引き起こす伝達物質であるとの観察結果は，ヒスタミンの働きをブロックする薬が症状を改善するであろうという有望な仮説を導きはするものの，その仮説は枯草熱患者を対象とした研究で検証されなくてはならない。他の選択肢は，症状の原因について，実際に記述されている以上の仮定を立てている。例えば，枯草熱では炎症伝達物質は多く，ヒスタミンはそのうちの1つにすぎない。

1.8　C
特にサンプル数が少ない場合，偶然性によりサンプルが母集団を誤って代表する可能性がある。

1.9　A
若年患者から高齢患者に一般化するのは，高齢患者が若年患者と同様に治療に反応するかどうかに関するあらゆる事実に基づいた個人判断の問題である。内的妥当性は，研究内の患者に対して結果が適切であるかであり，他の患者で適切であるかではない。

1.10　B
ボランティアが非ボランティアと同じ量の運動をしていたなら，それによって冠動脈疾患発生率の差異を説明することはできないであろう。群間の特性の差異（選択バイアス）あるいは冠動脈疾患診断方法の差異（測定バイアス）によって，この研究結果が説明できよう。

1.11　C
薬物の死亡率への効果が最も重要である。抗不整脈薬の中には，突然死の発生率を

高めるものもありうる(実際，そうであった)。そのような状況下では，不整脈の減少という中間的生物学的アウトカムは，最終的臨床アウトカム―突然死―の指標としては信頼できない。

1.12 **B**
病気と関連している可能性のある事柄について患者に尋ねる場合，当該疾患を有する患者は，病気と関連しているかもしれないと自ら考えている先行イベントを想起する可能性が高いため，測定バイアスがしばしば問題となる。

1.13 **B**
避妊薬の使用に関する質問(測定)が，2群間で同様でなかった。

1.14 **D**
対象患者数が少ないと，偶然性によって群間の差異が説明される可能性が高くなる。

1.15 **A**
地域が異なると，多くの健康アウトカムと関連する社会経済的変数が異なることが少なくないため，地域が異なる集団では重要な共変数に関して異なることがありうる。

第2章 頻度

2.1 **C**
リスクを有する集団は動的である―絶え間なく人々が出たり入ったりする―ことから，がん登録制度による比率は，人-年として報告されなくてはならない。

2.2 **A**
この事例は人生の一時点における比率を表していることから，点有病率である。

2.3 **A**
有病率研究では，追跡はされない(時間の次元がない)。

2.4 **D**
無作為標本あるいは確率標本は，標本数が十分であれば，長期的にみれば母集団を代表する。

2.5 **B**
定常状態では，疾患持続期間＝有病率／発生率であることから，1/100を40/10万／年で割って25年となる。

2.6 **D**
すでに病気を発症している患者について，過去の経過を調べる研究はコホート研究ではない。コホート研究では，何らかの共通要因(例えば，疾患の新規発症)を有する患者を同定することから始まり，時間軸に沿って，結果として起こる健康イベントの有無について追跡する。

2.7 **C**
10人目ごとに1名ずつ患者を登録して得られる標本は，母集団を代表することもあるが，無作為な選択ではなく，母集団の代表としてはゆがんだものとなることがある。

2.8 **C**
痙攣を再発する小児は全員，痙攣初発小児からなるコホートの一部である。

2.9 **E**
より大規模な標本ではランダム変動が少なくなるため，発生率の予測値はより真実に近いものとなる。選択肢A〜Dの場合には発生率に体系的な差異は起こらない。

2.10 **A**
特定の地域に限定されていることから，風土病である。

2.11 **E**
3か月間のどこかの時点で存在する事例を

いう。

2.12 C
ノースカロライナ州の住民のような動的母集団では，出生と死亡により，また移入と移出により，人々が常に出入りしている。

2.13 A
このコホートの子供たちは共通して2012年のノースカロライナ州生まれで，時間経過とともに側弯症が起こったかどうか追跡される。

2.14 D
有病率研究は，ある一時点における患者数がわずかなため，持続期間の短い疾患には役立たない。有病率研究では発生率は測定せず，原因についてのエビデンスも提供しない。

2.15 E
分母を有さない80万人といった数字は比率ではなく，したがって選択肢A〜Dの発生率や有病率のどれにも当てはまらない。

第3章 異常

3.1 D

3.2 B

3.3 A

3.4 E

3.5 C

3.6 C
この方法は構成妥当性と呼ばれ，測定値の妥当性を確定するための１つの方法である。選択肢BとDは妥当性ではなく，信頼性に関する記述である。

3.7 D
選択肢D以外は１人の患者での測定変動の理由であり，Dは患者間での変動について述べている。

3.8 D
臨床上の事象は正規分布に従うとは限らないことから，異常を正規分布に従うかどうかによって定義するべきではない。

3.9 A
自然現象の分布は正規分布に似ることもあれば似ないこともある。

3.10 C
スタチンによる治療を始めるかどうかはどこかの時点で決めなくてはならないが，急いで決めなくてはならない状況ではない。高い値が出た検査を繰り返すと低い値になることが多いことから，コレステロール値を再度測定すべきである。運動と減量によってコレステロール値を下げることもできる。高コレステロール血症以外には健康で，10年以内の心血管疾患罹患リスクが10％未満の患者では，通常，コレステロール降下薬を直ちに処方することはしない。

3.11 B
図は１つのモード（峰，こぶ）を示す。メディアン（中央値）と平均値はともに4,000g未満で，同様の値である。

3.12 C
2標準偏差以内に全体の95％が含まれる。分布は偏っていない。範囲は極値の影響を強く受ける。

3.13 B
1標準偏差には，平均値の上下約2/3が含まれる。図を見ると，平均値の上下2/3は3,000〜4,000g程度であろう。

3.14　D
図Aは，真の値の上下にほぼ同様の分布を示していて，偶然性による変動を示唆する。観察者が異なることの影響（観察者間変動）も加わっている可能性がある。

3.15　G
図Bは，真の値の右側に偏った分布を示す。言い換えると，病院スタッフは，電子モニターでの胎児心拍数が少ない場合，聴診による測定値を過大評価して正常な心拍数，つまりバイアスの入った測定値を記録する傾向があった。すべての測定値が同じでないことから，偶然性と観察者間変動も加わっている可能性がある。

3.16　G
図Cは，バイアスが反対方向に作用していること，つまり聴診による測定値を過小評価した点を除けば，図Bと同様である。図BとCはともに，電子モニター上の異常値を，病院スタッフは"正常化"する傾向があったことを示す。

第4章　リスク：基本原理

4.1　A
集団内でのリスク要因の頻度が高い場合，疾患を有する人での有病率と疾患を有さない人での有病率を比較することが重要である。この例では，比較がなされていない。肺がんの頻度は高く，喫煙はがんの強い―弱くない―リスク要因である。肺がんのリスク要因は他にもあるという事実は関係ない。

4.2　B
HIVの場合のように，新たな疾患が出現するとリスク要因が探索される。

4.3　D
リスク予測モデルは上記のすべての状況下で用いられる。

4.4　C
低リスク層にかなり多くの女性が割り付けられているため，大多数の症例はこのグループから生じる可能性が高い。リスク予測モデルは確率を提供するものの，グループ内のどの人に起こるのかを予測するものではない。図からは，特定の層に誤って割り付けられたかどうかについての情報は得られない。

4.5　C
患者は，低確率の集団の一員であることから，これから5年間に結腸直腸がんを発症する可能性は低いものの，結腸直腸がんを発症する2%のうちの1人になる可能性は残っている。頻度の高いがんについても，発症する可能性の低い下位グループは存在する。例えば，若年者で結腸直腸がんを発症する者はほとんどいない。

4.6　B
うまく作られたリスクモデルは，識別力（集団内のどの個人が疾患を発症するのかを予測する能力）よりも較正精度（集団での疾患発症割合の予測能力）が高い傾向がある。

4.7　A
マーカーは疾患のリスクが高い人を見出すのに役立つが，疾患の原因ではないため，それを取り除いても疾患の予防には繋がらない。マーカーは，通常，疾患の原因と交絡している（第1章，第5章参照）。

4.8　B
一般的に，疾患の診断には，症状と身体診察所見，検査所見のほうがリスク要因よりも重要である。

4.9　D
2グループ間に重なりがあることは，5年間に乳がんを発症した女性と発症しなかった女性を識別できないことを示す。図は，キャリブレーションと層別化に関

する直接の情報を提供するものではない。乳がんを発症した女性のほとんどが高リスクでなかった。

4.10 C

キャリブレーションの精度が高いことは識別力を損なうわけではない。しかしながら、本文中の例が示すように、リスクモデルはたとえ高い精度でキャリブレーションされていたとしても、識別力は低い。

第5章　リスク：疾病への曝露

5.1 C

後ろ向きコホート研究では、研究者が前もって収集するデータを決めておくことはできない。研究が開始される前に収集されていたデータの中から選び出すことしかできない。また、それらのデータの多くは臨床上の必要性があって収集されていたものであり、体系立った手順で同じ方法で収集されたものでないことがある。選択肢 A, B, D は、前向きコホート研究と後ろ向きコホート研究の双方について正しい。

5.2 B

相対リスクとは、非曝露群に対する曝露群でのアウトカム（疾患）発生率の比率である。したがって、40歳代における非喫煙者に対する喫煙者での脳卒中発症比率は、29.7÷7.4＝4.0 となる。

5.3 D

寄与リスクとは、リスク要因による疾患リスクであり、曝露群での絶対リスク（発生率）から非曝露群での絶対リスクを引いた値となる。したがって、60歳代において、非喫煙者に比べて喫煙者での脳卒中寄与リスクは、110.4−80.2＝30.2 となる。

5.4 C

発生率に関する情報は、相対リスクではもたらされないが、寄与リスクではもたらされることから、選択肢Cの文章は正しくない。他の選択肢はすべて正しい。人口寄与リスクを計算するためには、人口中の発生率を知る必要があるが、問いにはその数値が示されていない。60歳での喫煙者における脳卒中発生率は、40歳代喫煙者での脳卒中発生率よりも高い。60歳代喫煙者での相対リスク1.4に対して、40歳代喫煙者での相対リスクは4.0である。相対リスクがより高い場合、因果関係のより強いエビデンスとなる。この研究の分析では、年齢は交絡変数であって調整対象として扱うこともできれば、この問いに示されたように、喫煙による影響が年齢とともに変化する効果修飾因子として扱うこともできる。

5.5 A

絶対リスクは、発生率ともいう。ほとんどの女性にとって深部静脈血栓症はまれな事象であり、この研究によると、遺伝子変異がなく経口避妊薬を服用しない女性での発生率は 0.8/10,000 人-年であった。

5.6 C

問5.5～5.10 について考えを整理するためには、経口避妊薬服用の有無による深部静脈血栓症発生率と変異の有無による深部静脈血栓症発生率について 2×2 分割表を作るとよい。

経口避妊薬服用と第V因子ライデン変異の有無による深部静脈血栓症発生率（10,000人-年）

		経口避妊薬服用	
		あり	なし
第V因子ライデン変異	あり	28.5	5.7
	なし	3.0	0.8

この表から、第V因子ライデン変異がない女性では、経口避妊薬を服用しない場合に比べて、経口避妊薬を服用していることによる寄与リスクは 3.0/10,000−0.8/

10,000 = 2.2/10,000 となる。

5.7 E
経口避妊薬を服用している女性の中で，第Ⅴ因子ライデンのキャリアの場合，そうでないほとんどの女性に比べて深部静脈血栓症の寄与リスクはかなり大きくなり，28.5/10,000 − 3.0/10,000 = 25.5/10,000 となる。

5.8 B
人口寄与リスク＝寄与リスク(25.5/10,000人-年)×第Ⅴ因子ライデンの有病率(0.05)＝1.3/10,000人-年となる。

5.9 C
相対リスクは，第Ⅴ因子ライデン変異を有し経口避妊薬を服用している女性での深部静脈血栓症発生率を，経口避妊薬を服用しているものの第Ⅴ因子ライデンの変異を有さない女性での深部静脈血栓症発生率で割って得られる(28.5/10,000人-年÷3.0/10,000人-年＝9.5)。

5.10 A
遺伝子変異がない女性において，経口避妊薬を服用している場合の深部静脈血栓症発症相対リスクは，経口避妊薬を服用していない女性での発生率で割って得られる(3.0/10,000人-年÷0.8/10,000人-年＝3.8)。

5.11 C
ヘテロ接合体変異を有する女性での経口避妊薬の服用は，相対リスクがかなり高い例である（遺伝子変異を有する女性に経口避妊薬を処方することは，当該女性での深部静脈血栓症発症相対リスクを5.0高める）が，絶対リスクは1年間に10,000名中28.5名と，比較的小さい。この患者でより関連があるのは，絶対リスクが10,000名中約6名から約28名へと上昇することである。ヘテロ接合体変異を有する女性が経口避妊薬服用を希望する場合，当該女性が，深部静脈血栓症発症のリスクが高まること，そしてどのくらいリスクが高まるのかを絶対値で理解することが重要である。賢明な医師ならば，年齢や喫煙歴，そして血栓の家族歴や既往歴などを尋ねて，血栓症発症リスクを増すような他の要因がないことを確かめるであろう。この種の決断には，患者と医師の双方に慎重な判断が求められる。しかしながら，臨床上の帰結について話し合う際，患者にとっては，相対リスクよりも絶対リスクや寄与リスクを用いるほうが，リスクについて明確になるであろう。

5.12 B
この研究では，疾患の重症度が交絡因子となっていて，より重症な患者ほどアスピリンを服用している可能性が高い。この可能性を調べ，もし交絡が存在する場合に調整する方法の1つが，アスピリンの服用者と非服用者を，アスピリン処方の適応が同様な群に層別化したうえでの，両群間の死亡率比較である。

第6章 リスク：疾病から曝露へ

6.1 B
もし経口避妊薬への曝露の有無についての記録が心筋梗塞発症直後になされたとすると，原因にはなりえない。他の選択肢はすべて，症例での曝露率を上げる方向に作用し，結果としてオッズ比を誤って高く算出してしまう。

6.2 E
症例対照研究の見本のような本研究でさえ，測定されていない交絡因子が存在する可能性があるため，因果関係を示したということはできない。

6.3 E
症例対照研究が示すことができるのはオッズ比のみであり，オッズ比は相対リ

スクの予測に用いることができる。

6.4 C
流行曲線は，流行時期の症例数の増加と減少を示す。

6.5 A
コホート研究では必ず粗相対リスクを算出できる。しかしながら，コホートデータに制御すべき変数のすべてが含まれている場合を除けば，コホート研究の症例対照分析は，全コホートではなく症例と対照についてのみデータを収集すればよいことから，付加的データを組み込むうえではより効率的な方法である。

6.6 D
曝露あるいは疾患が短時間で変化している場合，あるいは対照が症例の疾患発症時にマッチされていない場合には特に，症例と対照を，動的母集団からではなくコホートから抽出するほうがよい。

6.7 E
複数の対照群（症例1人につき対照者を複数設定することとは異なる）は，症例対照研究の結果が，選択された対照群の種類に敏感かどうか（つまり，異なる対照群を用いると異なる結果となり，結果に疑念が持たれるかどうか）を調べる目的で，設定される。

6.8 C
症例対照研究では発生率の情報は提供できない（コホート研究内症例対照研究では可能である）。

6.9 B
マッチングは，曝露あるいは疾患に強く関連していると想定される変数を制御し，少なくともそれらの変数については，症例と対照で異ならないことを確認するために行われる。

6.10 C
粗オッズ比は，症例数と対照者数，曝露者数と非曝露者数を示す2×2分割表を作成し，クロス積を割ることで算出できる。この場合，オッズ比は$(60 \times 60)/(40 \times 40) = 2.25$ となる。

6.11 E
症例対照研究は1つの疾患の有無から始めるため，複数のアウトカムについての研究は不可能で，発生率の算出もできない。症例は発生者（新規）であり，有病者ではない。

6.12 D
有病症例のオッズ比により，発生（新規）症例についてのリスクの比較ではなく，大まかな関連性の有無を示すことができる。

6.13 D
流行の初期には，通常，原因となっている細菌あるいは毒素が判明しているが，たとえ判明していない場合でも，解決に最も急を要する疑問は伝播様式である。それがわかれば，流行を止め，源を断つことが可能となる。

6.14 C
症例対照研究が，母集団あるいはコホートからの症例（全標本あるいは無作為標本）と対照（無作為標本）に基づく場合，曝露以外の特性については，症例と対照で互いに同様となるはずである。

6.15 D
症例対照研究では発生率を算出できない。

6.16 E
疾患の頻度がまれ（目安としては<1/100）な場合，オッズ比は相対リスクに相当する。

第7章　予後

7.1 A
ゼロ時とは，疾患の開始時（この例では，バレット食道）を言い，アウトカム事象（この例では，食道がん）が起こった時をいうものではない。

7.2 C
脱落率の違いは，脱落した小児の予後が脱落しなかった小児の予後と体系的に異なる場合にのみ，研究結果にバイアスが入る。

7.3 E
選択肢A〜Dはすべて測定バイアスの理由となりうるが，手術を受けた患者と内科的治療を受けた患者との間での尿失禁割合の真の違いは系統的誤差とはいえない。

7.4 E
選択肢A〜Dはすべて臨床予測ルールの特徴である。

7.5 C
症例シリーズは，コホートの臨床経過を記述するものではなく，症例対照研究のように相対リスクを算出することもなく，また有病症例の代表標本の研究でもなく，混合研究法（hybrid research strategy）である。

7.6 C
患者は，どのような理由であれ，研究対象として3年間の期間を満たさなければ打ち切りとされる。アウトカムが生存の場合，他の致死的疾患に罹患したとしても，死亡していなければイベントとしては扱われない。

7.7 A
予後とは，時間軸での疾患アウトカムであり，有病率研究は時間軸でのイベント発生を測定できない。

7.8 B
生存曲線は，打ち切り患者を考慮したコホートの生存率を予測するもので，開始時コホート中の生存者の割合を直接測定するものではない。

7.9 E
リサーチクエスチョンによって異なるため，選択肢はすべて正しい。例えばプライマリケアの場における患者の予後を知ることも，また専門医に紹介された患者についての予後を知ることも有用であろう。

7.10 B
対象患者は臨床試験の厳格な適格基準を満たしていることから，通常ケアに割り振られたこの患者の臨床経過は，一般人口中，あるいは他の特徴を有する臨床状況下での患者を代表するものとはならないであろう。したがってこの研究の結果は，一般的に見られる多発性硬化症患者には当てはまらないであろう。

7.11 B
臨床予測ルールが最善の方法で作成されたとしても，予測能力が最良の試験は，作成時に対象となった患者群とは異なる患者群で同様の予測能力があるかどうかである。

7.12 D
ハザード比は，生存曲線の情報から計算され，相対リスクに似た情報を提供するが，同じではない。

7.13 C
事象までの時間分析におけるアウトカム事象は，一度だけしか起こらない事象の二者択一である。

第8章　診断

まず，図8-2(2×2分割表)の4つのマス目のそれぞれに入る数字を決める。a＝49，b＝79，c＝95－49(すなわち46)，d＝152－79(すなわち73)。列と行の合計を計算して数値を加える。

8.1 C
感度＝49/95＝52％。

8.2 B
特異度＝73/152＝48％。

8.3 A
陽性予測値＝49/128＝38％。

8.4 D
陰性予測値＝73/119＝61％。

8.5 A
この診療場面における副鼻腔炎有病率＝95/247＝38％。

8.6 A
1. 検査が陽性時(顔面痛あり)の尤度比(LR)を計算する。
$$陽性尤度比(LR+) = \frac{49/(49+46)}{79/(79+73)} = 1.0$$
2. 検査前確率を検査前オッズに変換する。
検査前オッズ＝有病率/(1－有病率)
　　　　　　＝0.38/(1－0.38)
　　　　　　＝0.61
3. 検査前オッズに尤度比を掛けて，検査後オッズを計算する。
検査後オッズ＝0.61×1.0
　　　　　　＝0.61
4. 検査後オッズを検査後確率に変換する。
検査後確率＝検査後オッズ(1＋検査後オッズ)
　　　　　＝0.61/(1＋0.61)
　　　　　＝0.38(38％)
別の簡潔な方法は，
検査後確率＝陽性予測値
陽性予測値＝49/128
　　　　　＝38％

8.7 D
副鼻腔炎"高確率"に相当する尤度比は4.7で，検査前確率(有病率)は38％であった。副鼻腔炎"高確率"患者での副鼻腔炎検査後確率は次の3つの方法のどれを用いても計算できる。(1)図8-8(またはウェブサイト)に概略が示されている数学的方法，(2)ノモグラムの利用，あるいは(3)表8-3に概略が示されているベッドサイド"経験則"の利用。
1. 数学的方法
検査前オッズ＝0.38/(1－0.38)＝0.61
陽性尤度比×検査前オッズ
　　　　　　＝4.7×0.61＝2.9
検査後確率＝2.9/(1＋2.9)
　　　　　＝0.74(74％)
2. ノモグラム
定規を有病率38％と尤度比4.7に当てて，検査後確率と交差する点を見ると約75％になる。
3. ベッドサイド"経験則"
尤度比4.7(ほぼ5)は，副鼻腔炎の確率をおよそ30ポイント高め，38％から68％に上がる。

8.8 C

8.9 B

8.10 C
有病率が低くなるにつれ，検査の予測値は低下する(図8-7参照)。医師が副鼻腔炎の確率75％の患者で治療を開始する可能性は，20％の患者で治療を差し控える可能性よりも高い(後者では，副鼻腔X線撮影などの検査が必要となろう)。副鼻腔炎が"中間確率"の場合の検査後確率は45％で，コインを投げた時と近くなる。

8.11 D
独立した検査2種類の双方が異常値となって異常とみなす，つまり，2つの検査を直列的に用いると，特異度と陽性予測値が高くなる(137頁の例と表8-4参照)。

しかし，この場合は感度が下がることから，選択肢Bは不正解である．並列的に用いると，感度が高くなる（したがって，選択肢Aは不正解）が，陽性予測値は通常低くなる（したがって，選択肢Cは不正解）．図8-2と8-3を理解できるよう学ばれたい．

8.12　A
複数の検査を用いる場合の最も重要な要件は，各検査が，すでに行われた検査で明らかになっていない，独立的情報をもたらすことである．直列的に用いる場合，特異度が最も高い検査を最初に行うと最も効率的になり，両検査を受ける患者がより少なくて済む．並列的検査では，感度が最も高い検査を用いると最も効率的になる．

第9章　治療

9.1　A
この試験では，比較するのは通常用いられる薬であり，広い適格基準を用いて，被験者を盲検化せず，通常のケアが受けられるようにし，アウトカムとして検査測定値ではなく患者中心の指標を用いることで，可能な限り実際の診療場面に近くなるようあらゆる努力が払われた．試験は効能についてのものではあるものの，実践的とするのが相応しく，大規模とするほどの規模ではない．

9.2　D
治療企図解析では，患者が実際に受けた治療ではなく，患者が最初にランダム割り付けされた治療群に属するものとしてアウトカムを算出し，提示された治療の影響が検証される．したがって，通常ケアのような普通の状況下における有効性と効果指標は脱落の影響を受けることとなり，観察される治療効果は，割り付けされた治療を必ず受けた場合よりも小さくなる．

9.3　A
疾患の重症度のように，ランダム化時点におけるあらゆる患者特性は，無作為に割り付けられる．滞留率や治療への反応，コンプライアンスのような，ランダム化後に出現する特性は割り付けられない．

9.4　D
観察試験に比べると，ランダム化試験の最大の利点は交絡を予防できることである．介入の影響がないとすると，ランダム化によって，平均すると同様のアウトカム率をもたらすような比較群が作られる．

9.5　E
この研究の適格基準と除外基準は広範にわたっている．したがって，試験に登録された患者は互いに著しく似た特性を有することとなり，わずかな治療効果の差さえ検出できるようになるが，同時に，得られた研究結果が上記の基準を満たさない普通の患者のケアに適用できるという普遍性は損なわれる．

9.6　A
治療企図解析は，必ずしも実際に受けた治療ではなく，提示された治療の効果を記述するものである．実際に受けた治療の効果を知るためには，データがあたかもコホート研究から得られたように扱い，交絡を制御するためにあらゆる方法を用いる．

9.7　B
層別ランダム化は交絡を制御する方法の1つであり，特に特性の1つがアウトカムと強く関連している場合，そして同様の予後を有する群をランダム化で作ることができないのではないかと懸念されるほど研究が小規模な場合に有用である．

9.8 **C**
実行説明解析では，患者が割り付けされた治療群ではなく，患者が実際に受けた治療群でのアウトカムを扱う。患者が割り付けされた治療群のアウトカムを扱うのは治療企図解析である。

9.9 **B**
薬物の副作用―自覚症状であれ徴候であれ―が起こると，どの患者が実薬を服用しているのか患者にも医師にもわかってしまうが，薬物の服用を始める前に行われるランダム割り付けには影響を及ぼさない。

9.10 **C**
ランダム化比較試験が倫理的であるためには，実験的薬物の1つが他の実験的薬物よりも優れている，あるいは劣っているとの確定的エビデンスがあってはならない。つまり，当該課題について，科学界が"均衡"状態でなければならない。どちらかが優れているとの意見はあってもよいが，合意は存在しない。ある程度の比較エビデンスはあっても，確定的なエビデンスであってはならない。

9.11 **D**
新薬は旧薬に比べて利点を有しているものの，効果の優劣がわかっていないことから，これら2種類の薬物を比較する適切なランダム化比較試験は，効果について新薬が旧薬よりも劣っていないことを示す非劣性試験ということになる。

9.12 **A**
臨床試験の主要アウトカムを，臨床的に重要で互いに関連しているアウトカムの統合アウトカムにすることで，アウトカム事象の起こる頻度が高くなり，したがって，わずかな有効性を検出できる可能性が高くなる。欠点は，介入が個々のアウトカムに与える影響に差があり，統合アウトカムにのみ依存すると，その差が覆い隠されてしまうことがある。

9.13 **C**
ランダム化の不運と割り付け隠蔽の破綻（誤った方法あるいは不正）の双方が，臨床試験での患者基本特性の差異をもたらしうる。わずかな差異の存在はしかたないが，懸念を抱くにはどの程度の大きさの差異でなくてはならないのかを決めるのは容易でない。

9.14 **C**
臨床文献に報告される通常の薬物試験は"第Ⅲ相"試験であり，効能あるいは効果のあることを確定するために行われる。その後の研究である市販後調査は，まれな副作用の検出に必要である。選択肢AとDは，第Ⅰ相試験と第Ⅱ相試験の目的とするところである。

9.15 **B**
ランダム化比較試験のおもな利点は交絡の予防にあり，倫理的に複雑で，時間がかかり，費用がかかるなどといった欠点にも拘らず，高く評価される理由である。通常の診療に似ているかどうかは，個々の臨床試験のデザインによって決まる。

第10章　予防

10.1 **A**
結腸直腸がんによる死亡の相対リスク減少率は，絶対リスク減少率を対照群での結腸直腸がんによる死亡率で割った値である（第9章参照）。
スクリーニング検査群における結腸直腸がんによる死亡率 = 82/15,570 = 0.0053
対照群における結腸直腸がんによる死亡率 = 121/15,394 = 0.0079
したがって，
絶対リスク減少率 = 0.0079 − 0.0053 = 0.0026
スクリーニングを施行したことによる結腸直腸がんによる死亡率の相対リスク減少率 = 0.0026/0.0079 = 0.33（33％）

もう1つの方法は、相対リスクの補数の計算である。この例では、対照群に対するスクリーニング群の結腸直腸がんによる死亡の相対リスクは 0.0053/0.0079 = 0.67 となり、0.67 の補数 = 1.00 − 0.67 = 0.33 (33%) となる。

10.2 C
スクリーニングを施行する必要のある患者数は絶対リスク減少率の逆数であり、1/0.0026 = 385 となる。

10.3 C
スクリーニングを受けた人の30%にポリープが見つかったことから、少なくとも 4,671 (0.3×15,570) 名で偽陽性ということになる。感度が90%でがん患者が82名見つかったことから、真陽性は約 74 (0.9×82) 名となる。したがって陽性予測値は、およそ 74/(74 + 4,671) = 1.6% となる (著者らは正確な数値を用いて、陽性予測値を2.2%と計算している)。陰性予測値は計算されていないが、13年間でのがん発生率が低く (323/15,570 = 21/1,000)、検査の90%は陰性であったことから、高いと考えられる。

10.4 B
リードタイム (スクリーニングで疾患が見つかった時点と、通常、自覚症状が現れた医療施設を受診して疾患の診断がついたであろう時点との時間差) が、一見生存期間が延びたと見える原因となりうる。このランダム化比較試験で、スクリーニング後の死亡率が改善しなかったという事実は、結果の背後にリードタイムバイアスが存在する可能性を示す。この所見のもう1つの原因は過剰診断である。

10.5 A
問 10.4 の解説を参照のこと。

10.6 C
20年後でさえも、対照群のがん患者数はスクリーニング群のがん患者数よりも少ないままであることから、臨床的に問題となるような自覚症状や疾病には至らなかったであろう病変を検出した—過剰診断—可能性が高い。スクリーニング群で喫煙者がより多ければスクリーニング群でのがん患者は多くなるであろうが、この研究ではランダム化が行われていることから、その可能性は低い。

10.7 D
新しいワクチンを評価するにあたり、以下のような、いくつかの重要な疑問に配慮する必要がある。(1) ワクチンの効能 (介入群では全員がワクチン接種を受け、同等の対照群では1人もワクチン接種を受けていないという、理想的な状況下で有効であったかどうか) が示されていて、効果 (介入群の一部の者はワクチン接種を受けないという、一般的な状況下での有効性) があるかどうか、(2) 安全かどうか、(3) ワクチンの対象となっている疾患の苦痛負担は、予防的措置を考えなければならないほど重大かどうか、(4) 費用対効果があるか。ワクチンのコストは、費用効果分析の一要素にすぎない。

10.8 C
疾患有病率は、症状を有する人々 (診断群) よりも健康であると想定されている人々 (スクリーニング群) において低い。その結果、スクリーニング群での陽性予測値はより低くなる。スクリーニングでは疾患を早期に検出することが目的であり、ほとんどの検査は、疾患が進行した患者群に比べて、スクリーニング群で感度が低くなる。過剰診断は、疾患が進んだ段階で症状を有する患者が対象となる、診断目的の場では起こりにくい。

10.9 C
予防的ケアを自発的に受ける人々は、医療上のアドバイスにより従順で、通常、健康アウトカムについて、予防的ケアを拒否する人々に勝っている。この影響は非常に強く、プラセボを服用する時にさえ

も観察される。

10.10 B
スクリーニング検査の感度を計算する場合，発生法は過剰診断の可能性に配慮できることから，とりわけ有用である。スクリーニング検査のゴールドスタンダードには，ほとんど常に，追跡期間が含まれる。初回のスクリーニングでは発生症例だけでなく有病症例も検出するため，その後のスクリーニングに比べて検出症例が多くなる。

10.11 E
費用対効果は，社会的視点から予防活動に係る費用を決定するために，予防活動のすべての費用と，あらゆる場での診断と治療にかかるすべての費用を考慮して概算すべきである。予防活動が行われなかった時にかかる費用を，予防活動が行われた時にかかる費用から引いて，当該健康効果をもたらすのにかかる費用を概算値とする。

第11章 偶然性

11.1 C
サブグループ解析には偽陽性と偽陰性のリスクを伴うが，そのような注意事項を念頭に置いている限り，医師にとって有用な情報を提供する。

11.2 C
P 値は偽陽性の結果をもたらすリスクを表し，バイアスや統計学的パワー，あるいは一般化，所見の臨床的重要性とは直接の関係はない。

11.3 E
P 値は，治療効果があると断定できるほど小さくはなく，統計学的パワーが不十分であり，臨床的に重要な効果を見逃しているかどうかについての情報は提供していない。

11.4 D
相対リスク 1.0 を除外できたことから，偶然性の考え方に基づくと，結果は統計学的に有意であった。選択肢 D は，信頼区間が提供する情報を記述している。

11.5 B
$P \leq 0.05$ を"統計学的に有意"と呼ぶのは慣習的に有用ではあるが，それ以外には数学的ないし臨床的に特別な意味があるわけではない。

11.6 A
モデルはデータに関する前提で変わり，決まりきった方法があるわけではなく，層別分析にとって代わるのではなくそれを補完する目的で行われる。モデルは大規模ランダム化比較試験で用いられることがあるものの，その状況下では，多数の患者のランダム割り付けによって交絡の起こる可能性がすでに非常に小さくなっていることから，あまり有用ではない。

11.7 C
臨床試験の 12,000 名のうち，およそ 6,000 名は化学予防の群に割り付けられることになろう。本章で言及した経験則を適用すると（標本サイズではなく，事象発生率を求める），6,000 を 3 で割って，1/2,000 の事象発生率を，6,000 名の観察により検出できる。〔訳注：設問と解説の数値に齟齬があるが，原書のまま訳出した〕

11.8 E
統計学的パワーは，選択肢 A〜D に記述されているすべての要因の組み合わせで決まる。それは，どの統計学的方法で計算するのかにより少々異なるものの，標本サイズの決定要因として主要なものではない。

11.9 B
ベイズ推論は，最新の情報がいかに事前

信念に影響を与えるかに関するもので，推計統計学あるいはランダム化臨床試験の倫理的論拠とは関係ない。

11.10 D
結果は，死亡率が1〜46％の範囲（最も可能性の高い予測値が22％）で高く，ハザード比1.0（効果なし）を除外できることを示しており，したがって"統計学的に有意"である。信頼区間は，点予測値だけでなく，真の効果を含む可能性の高い値の範囲を示すことから，同じデータについてのP値よりも多くの情報を提供する。

第12章　原因

12.1 B
害をもたらす可能性のある活動に無作為に割り付けることは非倫理的であり，携帯電話の利用の長期にわたる制限は受け入れられないであろう。

12.2 E
すべての選択肢はBradford Hill基準を反映しており，携帯電話が脳腫瘍発生を引き起こすかどうかを決めるうえで有用であろうが，選択肢Eの特異性の欠如は他の選択肢より関連性が弱い（喫煙がどれだけ多くの疾患の原因となっているのかを考えてみてほしい）。

12.3 C
図12-1は，いくつかのリスク要因が互いに作用しあって冠動脈疾患を引き起こすことを示している。ほとんどすべての疾患は，遺伝子と環境の影響が組み合わさって引き起こされる。図12-3は，1950年代に，結核に対する効果的な治療法が開発される前から発症率が大幅に低下したことを示している。

12.4 B
バイアスが存在しなければ，統計学的有意差は，関連性が偶然性による可能性が低いこと支持するが，Bradford Hill基準はそれを超えて，関連性が因果関係によることを支持するものである。

12.5 C
費用効果分析は，代替検査や治療について，本例での余命延長のように，臨床効果に対する経済的コストを記述するものである。

12.6 D
曝露と疾患が個人ではなく集団で測定される時，疾患に罹患する人が必ずしも曝露した人とは限らず，曝露した人が必ずしも疾患に罹患するとは限らず，この問題点は"生態学的誤謬"と呼ばれる。

12.7 B
時系列研究では，介入後に観察された疾患発生率の変化は，現場で同じ頃に起こった他の変化による可能性がある。この可能性は，研究で測定した曝露がアウトカムの原因であることを確信する前に，除外される必要がある。

12.8 B
ランダム化比較試験は，うまくデザインされ実行されるなら，因果関係の存在を示す最強のエビデンスとなる。しかし，害の研究で人を対象とするのは非倫理的であり，かつそのような臨床試験では協力する人はいないであろうことから，疑われる原因の多くについては，ランダム化比較試験を行うことは不可能である。

12.9 E
Bradford Hill基準のすべてを満たすエビデンスは，Bradford Hill基準のどれか1つを満たすエビデンスよりも強力である。

12.10 D
信頼区間が広く，害をもたらす可能性もあれば益をもたらす可能性もあり，携帯電話が原因であることどころか，携帯電

話の利用と脳腫瘍との関連性さえ確定的に示すものではない。

第13章　エビデンスの要約

13.1 E
システマティックレビューで研究結果を統合（プール）するおもな利点は，標本サイズを大きくし，その結果として，予測効果サイズをより信頼でき正確なものとすることにある。時間的にも場所的にも複数点での結果をまとめるものであり，やや一般化の範囲が広がると考えられてはいるものの，一般化が主要な利点ではない。

13.2 D
MEDLINEは内容と方法に関する用語を用いて検索することができるものの，世界中の雑誌すべてをカバーするものではなく，MEDLINE中の文献を検索できないこともあり，引用論文がすべて出版されていて出版バイアスを避けることができるというわけでもない。そのような制限があるため，レビューアーは，MEDLINE以外の他の相補的な検索方法を用いる必要がある。

13.3 B
通常，個々の研究結果の統合後のサブグループ解析では統計学的パワーに限りがあるが，複数の研究―研究結果ではなく，患者データ―の統合によりこの問題を克服できる。

13.4 A
選択肢B～Eは，特定のリサーチクエスチョンの中核構成要素であるPICOの個別項目である。共変数は，特に観察研究について，また臨床研究での効果修飾を同定するためには研究の重要な側面であるが，クエスチョン自体ではなく，クエスチョンにいかにうまく答えられるかに関するものである。

13.5 B
システマティックレビューには，研究の結果がどのくらい頑健なものであるか読者の理解を助けるための，研究の方法論の強度の記述が含まれる。質の各要素を要約指標に組み込むことについては，各要素に同じ重みづけをすることは無意味であり，確立されてはいない。

13.6 D
通常，有効性が見出された小規模研究に比べて，陰性の結果（有効性が見出されなかった研究）の小規模研究が出版される可能性は低い。大規模研究は，結果の如何に拘らず，出版される可能性が高い。

13.7 B
ナラティブレビューは，患者マネジメント上，医師が答えなくてはならない一連の疑問に対する包括的アプローチをとることができるが，それは引用されているエビデンスに対する透明性のある科学的基盤の記述を犠牲にしてのものである。

13.8 B
フォレストプロットは，システマティックレビューでの生のエビデンスの要約である。統合効果サイズと信頼区間は，研究結果の統合の適否により，システマティックレビューに含まれることもあれば含まれないこともある。

13.9 A
親研究あるいは患者レベルメタ分析では共変数についての制御ができるが，研究レベルメタ分析では不可能である。

13.10 A
プーリング（統合）は，患者，介入，そしてアウトカムに関する公開レビューによって決定される異質性が，研究間に比較的存在しない場合，正当化される。異質性に関する統計学的検証は一般的に有用であるが，研究数が少ない場合は，統計学的パ

ワーが小さくなり有用でない。

13.11　D
異質性は，少なくとも極端な異質性でなければ，ランダム効果モデルで考慮されており，したがって信頼区間が広くなり，固定効果モデルで得られるより狭い信頼区間に比べて正確度が高まる。

第 14 章　知識管理

14.1　C
あなたの専門領域で，出版物からの支援なくして，科学的に頑健で，臨床的に関連性のある新しい研究すべてに遅れずについていくのは，事実上不可能である。

14.2　D
雑誌は，医師のあり方—歴史，政治，科学，考え方，経験など—の様々な側面に関する豊富な情報源であるが，眼前のクエスチョンに対してすぐに役立つ回答や読者の専門領域の新たな展開の紹介について特に優れているものではない。

14.3　D
クリニカルクエスチョンへの回答を見出すために，選択肢 A～C は優れた情報源となるが，最新研究論文は，同じクエスチョンを扱う他の論文とは異なるもので，先行する他の論文より科学的に頑健でない限り，その価値は限られている。

14.4　C
PubMed 検索は，まれな事象がすでに報告されているかどうか見出すためには欠くことができない。特定のクリニカルクエスチョンに関わる報告論文すべてを見出すための重要な方法の1つであるが，ケア提供時点での多くのクエスチョンに対しては，あまりにも非効率である。

14.5　B
ピアレビューと編集によって論文は良くなる（より読みやすく，内容がより正確に，完全なものとなる）ものの，その手順が完了し出版されると，また多くの欠陥が見つかる。

14.6　C
利益相反は特定の行為に関わるものであり，大腸内視鏡に特別に関わっていない医療機器全般に出資している場合には無関係である。

14.7　A
ケア提供時点でのクリニカルクエスチョンに対する回答を調べる方法としては，選択肢 B～E はすべて価値ある情報源である（コンピュータと関連するプログラムが使用可能であれば）。他の理由から，医学雑誌の価値は大きいが，この目的ではあまり役立たない。

14.8　D
患者も臨床医も同様に，有名な専門家を尊敬するのは当然として，彼らの意見を信じられるかどうか決めるためには，より堅牢な科学的論拠—それらの支援組織，事実とそのような事実が依拠するところ—を検索しなくてはならない。

14.9　A
GRADE は，治療を推奨するかどうかというクリニカルクエスチョンに対して開発されたものであり，その他のクリニカルクエスチョンに対するものではない。

14.10　E
本章に記述したように，すべての選択肢は包括的知識管理の基本要素である。

推奨文献

第1章 序論

臨床疫学

Feinstein AR. Why clinical epidemiology? Clin Res 1972；20：821-825.

Feinstein AR. Clinical Epidemiology. The Architecture of Clinical Research. Philadelphia：WB Saunders；1985.

Feinstein AR. Clinimetrics. New Haven, CT：Yale University Press；1987.

Hulley SB, Cummings SR. Designing Clinical Research. An Epidemiologic Approach, 3rd ed. Philadelphia：Lippincott Williams & Wilkins；2007.

Riegelman RIC. Studying and Study and Testing a Test, 5th ed. Philadelphia：Lippincott Williams & Wilkins；2005.

Sackett DL. Clinical epidemiology. Am J Epidemiol 1969；89：125-128.

Sackett DL, Haynes RB, Guyatt GH, et al. Clinical Epidemiology：A Basic Science for Clinical Medicine, 2nd ed. Boston：Little, Brown and Company；1991.

Weiss NS. Clinical Epidemiology：The Study of the Outcomes of Illness, 3rd ed. New York：Oxford University Press；2006.

根拠に基づく医療

Guyatt G, Rennie D, Meade M, et al. User's Guide to the Medical Literature：Essentials of Evidence-Based Clinical Practice, 2nd ed. Chicago：American Medical Association Press；2008.

Hill J, Bullock I, Alderson P. A summary of the methods that the National Clinical Guideline Centre uses to produce clinical guidelines for the National Institute for Health and Clinical Excellence. Ann Intern Med 2011：154：752-757.

Jenicek M, Hitchcock D. Evidence-Based Practice：Logic and Critical Thinking in Medicine. Chicago：American Medical Association Press；2005.

Straus SE, Glasziou P, Richardson WS, et al. Evidence-Based Medicine：How to Practice and Teach It, 4th ed. New York：Elsevier；2011.

疫学

Friedman GD. Primer of Epidemiology, 5th ed. New York：Appleton and Lange；2004.

Gordis L. Epidemiology, 4th ed. Philadelphia：Elsevier/Saunders；2009.

Greenberg RS, Daniels SR, Flanders W, et al. Medical Epidemiology, 4th ed. New York：Lange Medical Books/McGraw Hill；2005.

Hennekins CH, Buring JE. Epidemiology in Medicine. Boston：Little, Brown and Company；1987.

Jekel JF, Elmore JG, Katz DL. Epidemiology, Biostatistics and Preventive Medicine, 3rd ed. Philadelphia：Elsevier/Saunders；2007.

Rothman KJ. Epidemiology：An Introduction. New York：Oxford University Press；2002.

関連分野

Brandt AM, Gardner M. Antagonism and accommodation：interpreting the relationship between public health and medicine in the United States during the 20th century. Am J Public Health 2000；90：707-715.

Kassirer JP, Kopelman RI. Learning Clinical Reasoning. Baltimore：Williams & Wilkins；1991.

Sox, HC, Blatt MA, Higgins MC, et al. Medical Decision Making. Philadelphia, American College of Physicians, 2006.

White KL. Healing the Schism：Epidemiology, Medicine, and the Public's Health. New York：Springer-Verlag；1991.

第2章 頻度

Morgenstern H, Kleinbaum DG, Kupper LL. Measures of disease incidence used in epidemiologic research. Int J Epidemiol 1980；9：97-104.

第3章 異常

Feinstein AR. Clinical Judgment. Baltimore：Williams & Wilkins；1967.

Streiner DL, Norman GR. Health Measurement Scales—A Practical Guide to Their Development and Use, 3rd ed. New York：Oxford University Press；2003.

Yudkin PL, Stratton IM. How to deal with regression to the mean in intervention studies. Lancet 1996；347：241-243.

第4章 リスク：基本原理

Diamond GA. What price perfection? Calibration and discrimination of clinical prediction models. J Clin Epidemiol 1992；45：85-89.

Steiner JF. Talking about treatment：the language of populations and the language of individuals. Ann Intern Med

1999 ; 130 ; 618-622.

第5章　リスク：疾病への曝露
Samet JM, Munoz A. Evolution of the cohort study. Epidemiol Rev 1998 ; 20 ; 1-14.

第6章　リスク：疾病から曝露へ
Grimes DA, Schulz KF. Compared to what? Finding controls for case-control studies. Lancet 2005 ; 365 ; 1429-1433.

第7章　予後
Dekkers OM, Egger M, Altman DG, et al. Distinguishing case series from cohort studies. Ann Intern Med 2012 ; 156 ; 37-40.

Jenicek M. Clinical Case Reporting in Evidence-Based Medicine, 2nd Ed. New York ; Oxford University Press ; 2001.

Laupacis A, Sekar N, Stiell IG. Clinical prediction rules ; a review and suggested modifications of methodologic standards. JAMA 1997 ; 277 ; 488-494.

Vandenbroucke JP. In defense of case reports. Ann Intern Med 2001 ; 134 ; 330-334.

第8章　診断
McGee S. Evidence-Based Physical Diagnosis. New York ; Elsevier ; 2007.

Ransohoff DF, Feinstein AR. Problems of spectrum and bias in evaluating the efficacy of diagnostic tests. N Engl J Med 1978 ; 299 ; 926-930.

Whiting P, Rutjes AWS, Reitsma JB, et al. Sources of variation and bias in studies of diagnostic accuracy ; a systematic review. Ann Intern Med 2004 ; 140 ; 189-202.

第9章　治療
Friedman LM, Furberg CD, DeMets DL. Fundamentals of Clinical Trials, 3rd ed. New York ; Springer-Verlag ; 1998.

Kaul S, Diamond GA. Good enough ; a primer on the analysis and interpretation of noninferiority trials. Ann Intern Med 2006 ; 145 ; 62-69.

Pocock SJ. Clinical Trials ; A Practical Approach. Chichester ; Wiley ; 1983.

Sackett DL, Gent M. Controversy in counting and attributing events in clinical trials. N Engl J Med 1979 ; 301 ; 1410-1412.

The James Lind Library. http://www.jameslindlibrary.org

Tunis SR, Stryer DB, Clancy CM. Practical clinical trials ; increasing the value of clinical research for decision making in clinical and health policy. JAMA 2004 ; 291 ; 1624-1632.

Yusuf S, Collins R, Peto R. Why do we need some large, simple randomized trials? Stat Med 1984 ; 3 ; 409-420.

第10章　予防
Goodman SN. Probability at the bedside ; the knowing of chances or the chances of knowing? Ann Intern Med 1999 ; 130 ; 604-606.

Harris R, Sawaya GF, Moyer VA, et al. Reconsidering the criteria for evaluation proposed screening programs ; reflections from 4 current and former members of the U. S. Preventive Services Task Force. Epidemiol Rev 2011 ; 33 ; 20-25.

Rose G. Sick individuals and sick populations. In J Epidemiol 30 ; 427-432.

Wald NJ, Hackshawe C, Frost CD. When can a risk factor be used as a worthwhile screening test? BMJ 1999 ; 319 ; 1562-1565.

第11章　偶然性
Concato J, Feinstein AR, Holford TR. The risk of determining risk with multivariable models. Ann Intern Med 1993 ; 118 ; 201-210.

Goodman SN. Toward evidence-based statistics. 1 ; the P value fallacy. Ann Intern Med 1999 ; 130 ; 995-1004.

Goodman SN. Toward evidence-based statistics. 2 ; the Bayes factor. Ann Intern Med 1999 ; 130 ; 1005-1013.

Rothman KJ. A show of confidence. N Engl J Med 1978 ; 299 ; 1362-1363.

第12章　原因
Buck C. Popper's philosophy for epidemiologists. Int J Epidemiol 1975 ; 4 ; 159-168.

Chalmers AF. What Is This Thing Called Science?, 2nd ed. New York ; University of Queensland Press ; 1982.

Morganstern H. Ecologic studies in epidemiology ; concepts, principles, and methods. Ann Rev Public Health 1995 ; 16 ; 61-81.

第13章　エビデンスの要約
Goodman S, Dickersin K. Metabias ; a challenge for comparative effectiveness research. Ann Intern Med 2011 ; 155 ; 61-62.

Lau J, Ioannidis JPA, Schmid CH. Summing up the evidence ; one answer is not always enough. Lancet 1998 ; 351 ; 123-127.

Leeflang MMG, Deeks JJ, Gatsonis C, et al. Systematic reviews of diagnostic test accuracy. Ann Intern Med 2008 ; 149 ; 889-897.

Norris SL, Atkins D. Challenges in using nonrandomized studies in systematic reviews of treatment interventions. Ann Intern Med 2005 ; 142 ; 1112-1119.

Riley RD, Lambert PC, Abo-Zaid G. Meta-analysis of individual participant data ; rationale, conduct, and reporting. BMJ 2010 ; 340 ; c221.

第14章　知識管理
Cook DA, Dupras DM. A practical guide to developing

effective Web-based learning. J Gen Intern Med 2004 ; 19 : 698-707.

Shiffman RN, Shekelle P, Overhage JM, et al. Standardized reporting of clinical practice guidelines : a proposal from the conference on guideline standardization. Ann Intern Med 2003 ; 139 ; 493-498.

索 引

1人の患者を対象とした試験　159
5Ds　2

αエラー　194
βエラー　194
$χ^2$検定　197

【欧文】

absolute risk　73
accuracy　37, 128
adherence　152
adjusted odds ratio　96
aggregate risk study　222
allocation concealment　153
antagonism　82
attributable risk　74

baseline characteristic　151
Bayesian inference　209
behavioral counseling　168
best-case analysis　113
bias　7, 124
biological science　5
blinding　153

calibration　61
case-cohort design　71
case-control study　88
case fatality rate　22
case report　109
case series　109
censored　107
central tendency　42
chance　11
chemoprevention　168
clinical course　102

clinical epidemiology　3
clinical evidence　4
clinical practice guideline　251
clinical prediction rule　110
clinical prediction rule　137
clinical science　3
clinical trial　146
cluster randomized trial　158
Cochrane ライブラリ　251
cohort　24, 68
cohort study　24, 68
comorbidity　147
comparative effectiveness　145
compliance　152
compliance bias　177
complication rate　22
composite outcome　154
concordance statistic　61
confidence interval　202
conflict of interest　248
confounder　77
confounding　9, 77
confounding by indication　160
confounding variable　77
construct　37
construct validity　38
content validity　37
continuous data　37
control　89
controlling　79
convenience sample　28
cost-benefit analysis　225
cost-effectiveness analysis　5, 188, 225
covariate　6, 77
Cox proportional hazard model　81
criterion standard　118

criterion validity　38
cross-over　153
cross-over trial　158
cross-sectional study　23
crude measure of effect　77
crude odds ratio　96
cumulative incidence　24
cumulative meta-analysis　240
cutoff point　123
C統計　61

decision analysis　5, 225
denominator　20
dependent variable　6
detection method　180
diagnostic decision-making rule　137
diagnostic test　117
dichotomous　36
discrete data　37
discrimination　61
dispersion　42
distant cause　57
double-blind　154
dropout　112
duration of disease　22
dynamic population　24

ecological fallacy　222
ecological study　222
effect modification　82
effectiveness trial　155
efficacy trial　155
EMBASE　252
endemic　29
epidemic　28
epidemic curve　28, 97
epidemiology　4

equipoise 146
estimated relative risk 96
estimation 194
event 106
evidence-based medicine (EBM) 4
exclusion criteria 147
experimental study 145
explanatory analysis 157
exposed group 68
exposure 56
external validity 12
extraneous variable 6, 76

fabrication 248
false negative 118
false positive 118
false-positive screening test result 182
falsification 248
fixed effect model 238
forest plot 235
frequency distribution 42
funnel plot 233

generalizability 12
gold standard 118
grab sample 28

Hawthorne effect 150
hazard ratio 109
health-related quality of life 154
health services research 5
health status 154
heterogeneity 237
historical cohort study 69
hypothesis 143
hypothesis testing 194

immediate cause 57
immunization 168
inception cohort 104
incidence 20
incidence density 24
incidence method 180
incidence screen 175

incidence study 24, 68
incidentaloma 185
inclusion criteria 147
independent variable 6
infant mortality rate 23
inference 7
inferential statistics 195
inferiority margin 157
intention-to-treat analysis 157
interaction 82
intermediate outcome 77
internal validity 12
interpretability 40
interval cancer 179
interval data 37
intervention 145
item 37

just-in-time learning 250

Kaplan-Meier analysis 107
knowledge management 247
Kochの原則 214

labeling effect 183
large simple trial 147
latency period 56, 87
lead-time bias 176
length-time bias 176
likelihood ratio 132
logistic regression 81

marker 58
masking 153
matching 79, 92
measure of effect 73
measurement bias 8, 112
MEDLINE 251
meta-analysis 237
meta-regression 240
migration bias 112
misclassification 93
multiple comparison 205
multiple time-series study 223
multivariable analysis 81

multivariable modeling 208

narrative review 229
natural history 102
negative predictive value 127
nested case-control study 91
network meta-analysis 240
nominal data 36
non-inferiority trial 157
non-parametric test 196
normal distribution 43
null hypothesis 196
numerator 20

observational study 68
odds 132
odds ratio 95
one cause-one disease 214
one-tailed test 198
open label 154
ordinal data 36
overdiagnosis 184
overmatching 92
oversample 28

pandemic 28
parallel testing 136
patient-level meta-analysis 238
peer review 254
perinatal mortality rate 23
period prevalence 20
per-protocol 157
person-time 24
phase I trial 161
phase II trial 161
phase III trial 162
PICO 231
placebo 150
placebo adherence 177
placebo effect 150
plagiarism 248
point estimation 201
point of care 250
point prevalence 20
population 6

索　引　283

population at risk　27
population-attributable fraction　75
population-attributable risk　75
population-based case-control study　91
population science　4
positive predictive value　127
posterior probability　127
postmarketing surveillance　162
posttest odds　133
posttest probability　127
practical clinical trial　149
pragmatic clinical trial　149
precision　38
predictive value　127
predisease　185
pretest odds　132
pretest probability　128
prevalence　20, 128
prevalence odds ratio　96
prevalence screen　175
prevalence study　23
preventive care　167
primary prevention　168
prior probability　128
probability　132
probability sample　28
prognosis　101
prognostic factor　101
prognostic stratification　111
prospective cohort study　69
publication bias　232
PubMed　251
P 値　195

quality adjusted life year (QALY)　186
quantitative decision making　5

random allocation　150
random effect model　239
random sample　27
random variation　11
randomization　150
randomized controlled trial　146
range　39

recall bias　10, 93
receiver operating characteristic (ROC) curve　62, 123
reference standard　118
regression to the mean　50
relative risk　74
reliability　38
reproducibility　38
residual confounding　82
responsiveness　39
restriction　79
retrospective cohort study　69
reverse causation　160
risk　55
risk difference　74
risk factor　56
risk prediction model　59
risk prediction tool　59
risk ratio　74
risk stratification　59
ROC 曲線　62, 123
run-in period　153

sample　7
sample size　199
sampling bias　111
sampling fraction　28, 40
scale　37
scientific misconduct　248
screening　168
secondary prevention　169
selection bias　8
sensitivity　62, 122
sensitivity analysis　113
serial testing　136
shared decision making　13
single-blind　154
skewed distribution　42
social science　5
specificity　62, 122, 221
spectrum　124
stage migration　104
standardization　80
statistical power　199
statistical precision　202

statistical significance　194
statistical test　196
statistical testing　195
statistically significant　195
stratification　80
stratified randomization　151
structured abstract　255
superiority trial　157
surveillance　170
survey　23
survival analysis　107
survival rate　22
synergy　82
systematic review　230

tertiary prevention　169
test set　111
The Last Well Person　182
time-series study　222
time-to-event analysis　107
training set　111
treatment　145
trials of $N = 1$　159
true negative　118
true positive　118
two-tailed test　198
type I error　194
type II error　194

umbrella matching　92
unexposed group　68
unmeasured confounder　82
UpToDate　251

validation　111
validity　37
variable　6
variation　40

web of causation　215
Will Rogers 現象　104
worst-case analysis　113

zero time　104

【和文】

【あ行】
アンブレラマッチング　92

異質性　237
異常　35, 44
一原因一疾患　214
一次予防　168
一致度統計　61
移動バイアス　112
因果関係の網　215
インシデンタローマ　185
陰性予測値　127

後向きコホート研究　69
打ち切り　107

疫学　4
エビデンスの要約　229
遠隔原因　57

横断研究　23
オッズ　132
オッズ比　94, 95
オーバーマッチング　92
オープンラベル　154

【か行】
改竄　248
解釈性　40
外的妥当性　12
外的変数　6, 76
ガイドライン　251
カイ二乗検定　197
介入　145, 149
ガウス分布　43
カウンセリング　173
科学的不正行為　248
化学予防　168
可逆的関連性　220
確率　132
確率標本　28
過剰診断　184
過剰標本　28

仮説　143
仮説検定法　194
カットオフポイント　123
合併症率　22
カプラン-マイヤー分析　107
間隔変数　37
観察研究　68, 160, 172
患者基本特性　151
患者レベルメタ分析　238
感受性分析　113
感度　62, 121, 122

偽陰性　118
既往コホート研究　69
期間有病率　20
基準標準　118
期待値　197
拮抗作用　82
帰無仮説　196
逆原因　160
キャリブレーション　61
偽陽性　118
協働臨床決断　13
共変数　77
共変量　6
寄与リスク　74
均衡　146

偶然性　11, 127, 193
偶発腫　185
クラスターランダム化試験　158
クロスオーバー　153
クロスオーバー試験　158
訓練セット　111

傾斜分布　42
系統的誤差　7
決断分析　5, 225
原因　213
　　間接的根拠　217
　　―と結果の相関　219
健康関連QOL　154
健康状態　154
検査後オッズ　133
検査後確率　127

検査前オッズ　132
検査前確率　128
検出法　180
検証　111
検証セット　111
限定　79

効果試験　155
効果尺度　73
効果修飾　82
交互作用　82
較正　61
構成　37
構成妥当性　38
構造化抄録　255
行動カウンセリング　168
効能試験　155
項目　37
交絡　9, 77
交絡因子　77
交絡変数　77
コックス比例ハザードモデル　81
固定効果モデル　238
誤分類　93
コホート　24, 68
コホート研究　24, 68
コホート内症例対照研究　91
ゴールドスタンダード　118
根拠に基づく医療　4
コンプライアンス　152
コンプライアンスバイアス　177

【さ行】
最悪事例分析　113
再現性　38
最善事例分析　113
サブグループ解析　205
サーベイランス　170
参照基準　118
三次予防　169
散布度　42
サンプリング　147
サンプル　7
サンプルサイズ　199
残余交絡因子　82

索引　285

識別　61
時系列研究　222
事後確率　127
事象　106
事象までの時間分析　107
システマティックレビュー　230
事前確率　128
自然歴　102
疾患のアウトカム　2
実験研究　145
実行説明解析　157
実行説明試験　155
実践臨床試験　149
質調整余命　186
疾病負担　171
実用臨床試験　149
市販後サーベイランス　162
社会科学　5
尺度　37
ジャストインタイム学習　250
周産期死亡率　23
従属変数　6
集団科学　4
受信者操作特性曲線　62, 123
出版バイアス　232
遵守　152
順序変数　36
準備期間　152
症例コホート研究　71
症例シリーズ　109
症例対照研究　88
症例報告　109
除外基準　147
真陰性　118
人口寄与リスク　75
人口寄与リスク割合　75
診断　117
診断決断ルール　137
診断検査　117
真陽性　118
信頼区間　202
信頼性　38
診療時点情報管理　250

推測統計学　195

推定　194
推定相対リスク　96
推論　7
スクリーニング　168
スクリーニング検査
　　意図しない効果　178
　　特性　178
ステージ移動　104
スペクトル　124

正確度　37, 128
正規分布　43
制御　79
生存曲線　107
生存分析　106, 107
生存率　22
生態学的研究　222
生態学的誤謬　222
精度　38
生物科学　5
生物学的妥当性　220
絶対リスク　73
ゼロ時　104
前疾患　185
選択バイアス　8
潜伏期　56, 87

想起バイアス　10, 93
相乗効果　82
相対的有効性　145
相対リスク　74
層別化　80
層別ランダム化　151
粗オッズ比　96
測定されない交絡因子　82
測定バイアス　8, 112
粗効果測定　77

【た行】
第Ⅰ相試験　161
第Ⅱ相試験　161
第Ⅲ相試験　162
大規模単純試験　147
対照　89
代表値　42

タイプⅠエラー　194, 200
タイプⅡエラー　194, 200
多重時系列研究　223
多重比較　204, 205
脱落　112
妥当性　37
多変量解析　81
多変量モデル化　208
単一盲検　154

知識管理　247
致命率　22
中間期がん　179
中間的アウトカム　77
抽出標本　7
調査研究　23
調整オッズ比　96
直接原因　57
直列検査　136, 138
治療　143, 145
　　効果　171
治療企図解析　157
治療企図試験　155
治療効果　155

掴み標本　28

定量的決断　5
適応による交絡　160
点推定　201
点有病率　20

統計学的検定　196
統計学的検定法　195
統計学的精度　202
統計学的に有意　195
統計学的パワー　199
統計学的有意性　194
統合アウトカム　154
統合リスク研究　222
動的母集団　24
同僚審査　254
特異性　221
特異度　62, 121, 122
独立変数　6

度数分布図　42
取り込み基準　147

【な行】
内的妥当性　12
内容妥当性　37
ナラティブレビュー　229

二重盲検　154
二次予防　169
二値変数　36
乳児死亡率　23
人-時　24

捏造　248
ネットワークメタ分析　240

ノモグラム　134
ノンパラメトリック検定　196

【は行】
バイアス　7, 124, 126
白衣高血圧　8, 9
曝露　56
曝露群　68
ハザード比　109
発生法　180
発生密度　24
発生率　20
発生率研究　24, 68
発生率スクリーニング　175
パープロトコル　157
範囲　39
反応性　39
汎流行　28

ピアレビュー　254
非対称分布　42
非曝露群　68
費用効果分析　5, 188, 225
標準化　80
剽窃　248
費用便益分析　225
標本バイアス　111
標本比　28, 40

非劣性試験　157
頻度　19

ファンネルプロット　233
風土病　29
フォレストプロット　235
普遍性　12
プラセボ　150
プラセボ効果　150
プラセボ遵守　177
分子　20
分布　42
分母　20
分類妥当性　38

平均への回帰　50
ベイズ推論　209
併存疾患　147
並列検査　136
ヘルスサービス研究　5
変域　124
便宜的標本　28
変数　6
片側検定　198
変動　40

母集団　6, 27
母集団に基づく症例対照研究　91
ホーソン効果　150
発端コホート　104

【ま行】
前向きコホート研究　69
マーカー　58
マスク化　153
マッチング　79, 92

無作為抽出標本　27

名義変数　36
メタ回帰　240
メタ分析　237
　　利点と欠点　243

盲検化　153

【や行】
優越性試験　157
尤度比　132
有病率　20, 128
有病率オッズ比　96
有病率研究　23
有病率スクリーニング　175
陽性予測値　127
用量反応関係　220
予後　101
予後層別化　111
予後要因　101
予測値　127
予防　167
予防接種　168
予防的ケア　167

【ら行】
ラベリング効果　183
ランダム化　79, 150
ランダム化比較試験　146, 172
　　限界　159
ランダム効果モデル　239
ランダム変動　11
ランダム割り付け　150

利益相反　248
離散変数　37
リスク
　　基本原理　55
　　疾病から曝露へ　87
　　疾病への曝露　67
リスク差　74
リスク集団　27
リスク層別化　59, 62
リスク比　74
リスク評価ツール　59
リスク要因　56
リスク予測ツール　59
リスク予測モデル　59
リードタイムバイアス　175
罹病期間　22
流行　28
流行曲線　28, 97

両側検定　198
臨床疫学　3
臨床エビデンス　4
臨床科学　3
臨床経過　102
臨床試験　146
臨床実践ガイドライン　251
臨床予測ツール　59

臨床予測ルール　110, 137

累積発生率　24
累積メタ分析　240

劣性誤差　157
レングスタイムバイアス　176
連続変数　37

漏斗状プロット　233
ロジスティック回帰　81

【わ行】
割り付けの隠匿　153

臨床疫学
EBM 実践のための必須知識　第 3 版　定価：本体 5,000 円＋税

1999 年 4 月 5 日発行　　第 1 版第 1 刷
2006 年 10 月 10 日発行　　第 2 版第 1 刷
2016 年 5 月 26 日発行　　第 3 版第 1 刷 ©

著　者　　ロバート H. フレッチャー
　　　　　スザンヌ W. フレッチャー
　　　　　グラント S. フレッチャー

訳　者　　福井次矢
　　　　　ふく　い　つぐ　や

発行者　　株式会社 メディカル・サイエンス・インターナショナル
　　　　　代表取締役　若松　博
　　　　　東京都文京区本郷 1-28-36
　　　　　郵便番号 113-0033　電話 (03) 5804-6050

印刷：三報社印刷／表紙装丁：GRID CO., LTD.

ISBN 978-4-89592-853-3　C3047

本書の複製権・翻訳権・上映権・譲渡権・公衆送信権（送信可能化権を含む）は（株）メディカル・サイエンス・インターナショナルが保有します。
本書を無断で複製する行為（複写，スキャン，デジタルデータ化など）は，「私的使用のための複製」など著作権法上の限られた例外を除き禁じられています。大学，病院，診療所，企業などにおいて，業務上使用する目的（診療，研究活動を含む）で上記の行為を行うことは，その使用範囲が内部的であっても，私的使用には該当せず，違法です。また私的使用に該当する場合であっても，代行業者等の第三者に依頼して上記の行為を行うことは違法となります。

JCOPY 〈（社）出版者著作権管理機構　委託出版物〉
本書の無断複写は著作権法上での例外を除き禁じられています。複写される場合は，そのつど事前に，（社）出版者著作権管理機構（電話 03-3513-6969，FAX 03-3513-6979，info@jcopy.or.jp）の許諾を得てください。